新生儿学疑难病例

Challenging Cases in Neonatology

［美］ 达拉·布罗茨基
Dara Brodsky

编　著

［美］ 约瑟夫·诺伊
Josef Neu

段　江　钟庆华　主　译

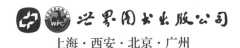

世界图书出版公司

上海·西安·北京·广州

图书在版编目（CIP）数据

新生儿学疑难病例/（美）达拉·布罗茨基，（美）约瑟夫·诺伊编著；段江，钟庆华译. —上海：上海世界图书出版公司，2021.3
ISBN 978-7-5192-8046-8

Ⅰ.①新… Ⅱ.①达…②约…③段…④钟… Ⅲ.①新生儿疾病—疑难病—病案—分析 Ⅳ.①R722.1

中国版本图书馆 CIP 数据核字（2020）第 231888 号

本出版物是 Challenging Cases in Neonatology：Cases from NeoReviews™ Index of Suspicion in the Nursery and Visual Diagnosis 的翻译版，原版由美国儿科学会（American Academy of Pediatrics，AAP）于 2018 年出版。
本书原出版物反映了美国儿科学会最初出版之日美国的现行做法。美国儿科学会没有将原出版物翻译为本出版物中使用的语言。对于本出版物中因翻译原因造成的任何错误、遗漏，或其他可能的问题，美国儿科学会对此不负任何责任。

书　　名	新生儿学疑难病例	
	Xinsheng'erxue Yinan Bingli	
编　　著	［美］达拉·布罗茨基　［美］约瑟夫·诺伊	
主　　译	段　江　钟庆华	
责任编辑	芮晴舟	
出版发行	上海世界图书出版公司	
地　　址	上海市广中路 88 号 9-10 楼	
邮　　编	200083	
网　　址	http：//www.wpcsh.com	
经　　销	新华书店	
印　　刷	上海景条印刷有限公司	
开　　本	890 mm×1240 mm　1/32	
印　　张	13	
字　　数	360 千字	
印　　数	1—2 000	
版　　次	2021 年 3 月第 1 版　2021 年 3 月第 1 次印刷	
版权登记	图字 09-2020-665 号	
书　　号	ISBN 978-7-5192-8046-8/R·574	
定　　价	120.00 元	

译 者 名 单

主　译：段　江　钟庆华

副主译：王　莉　齐志业

译　者（按姓氏笔画排列）：

万春梅　王　莉　齐志业　孙冬梅

钟庆华　段　江　高卓怡

中文版前言

现代新生儿临床医学自 20 世纪 50 年代初算起发展已逾 70 年，中国则自 20 世纪 90 年代开始追赶，在近 10 年随着全国性母婴健康系统的建立和孕产妇及婴儿医保的实施，正在实现围产新生儿临床医学现代化，并伴随着产科即围生医学的发展而形成和完善，体现在救治复杂危重疾病的成功与大量超不成熟新生儿的长期存活。这带来新生儿及婴儿死亡率的显著下降，且这个过程也将在未来继续下去，以缩小与国际新生儿临床医学之间的差距。其中，国际交流合作起到显著作用。

这本《新生儿学疑难病例》源于美国儿科学会（American Academy of Pediatrics，AAP）会刊《儿科学》（*Pediatrics* ® ）杂志的子刊《新生儿科评论》（*NeoReviews*™）历年发表的疑难病例讨论的案例分析汇编。译者段江等医师将其介绍到国内儿科临床界，成为沟通我国与欧美发达国家的重要桥梁和交流平台，有助于提升我国各层儿科及新生儿专科医师护士在临床医疗、继续医学教育、专科教学等的水平，也是对国内及国际新生儿医学的重要贡献。

尽管目前学术界更强调用循证医学［Evidence-based medicine（neonatology）］理念和方法，作为设定及评价临床各大类疾病的诊疗标准及路径（常规

Guideline），但在日常工作中，判定各个病案的疾病类型、诊断、病程等特征，仍然依赖日常的经验积累及对文献的检索和分析利用，或基于本地化的常规，使实践经验与理论相结合。这些构成了现代儿科临床新生儿学的认知与实践的主体。

在针对是否能够准确、及时地对临床状况做出判别，并对特殊表现及掌握的信息达到疾病的正确诊断和处理，一直是对临床及实验（检验）医学工作者的挑战。对于单个个体疾病的理解认识过程，一个正确的对疾病发生、发展的诊断和干预策略，需要多维度、多角度的信息汇集及分析：从多种学科信息（产科、新生儿、影像、检验技术、治疗手段）的汇集；从个体—群体—个体的比较及个案病例病情发展过程的解析其规律性和特异性；从历史发展的长线中，学习理解诊断及干预的技术方法学的发展演进及个体病例的受益及潜在危害风险。这本病例集并不提供包罗万象的经典病例，也不提供特殊病例的标准答案，但是可以帮助读者学习及养成上述科学分析的方法及理念。同时加强对大量第一手临床科研文献的阅读和检索，使其相得益彰，得到完整准确的临床科学知识。

愿此书能得到读者的肯定，并希冀中国医护人员通过实践经验积累，整理出国内临床上的大量典型和不典型病案，在国际国内医学专业期刊发表，为新生儿临床医学与科学知识大厦增砖添瓦。

孙波（复旦大学儿科学特聘教授）

复旦大学附属儿科医院，上海

2020 年 7 月

前　言

我们很荣幸能出版第一版《新生儿学疑难病例》。《新生儿科评论》（*NeoReviews*™）杂志"目视诊断及质疑提示"栏目中发表的杰出文章激发了我们编撰本书的动机。我们相信，收集整理的这本病例集将总结 2004 年以来发表的最令人感兴趣和最重要的新生儿病例。

在本书中，我们使用以下标准甄选病例：诊断具有挑战性，临床常见但治疗存有争议，以及临床表现较为罕见。对于其中一些过时的诊断或治疗方式，我们增加了评论以提供最新的文献信息。如果可能并有必要，原作者还提供了有关患者临床过程的最新信息。

当然，如果没有许多才华横溢的学者的帮助，出版这样的书是不可能的。首先，我们要感谢原文作者们所付出的艰辛努力。我们还要感谢以下人员的帮助：时任《新生儿科评论》总编辑阿利斯泰尔·菲利普（Alistair Philip）的出色领导，美国儿科学会（American Academy of Pediatrics, AAP）期刊出版总监约瑟夫·普斯卡兹（Joseph Puskarz）的缜密监管，《新生儿科评论》主编卢安娜·赞佐拉（Luann Zanzola）提供的宝贵的指导，以及《新生儿科评论》编辑助理萨拉·斯特兰德（Sara Strand）和拉万达·塔克（Lawanda Tucker）

的奉献和辛勤工作。还要感谢 AAP 的数字策略和产品开发经理彼得·林奇（Peter Lynch）和数字出版编辑伊文·阿塞韦多（Evonne Acevedo）对本书的编辑工作做出的重要贡献。最后我们要诚挚感谢我们的患者和他们的家人，如果没有他们的支持，这一切都将不可能完成。他们将继续激励我们不断努力以提高临床诊疗技能。

我们希望临床医师能够享受阅读本书，并在面对相似临床病例时，通过本书获得有用的知识。

达拉·布罗茨基，医学博士

乔·诺伊，医学博士

目　录

第一部分

心血管系统疾病

病例 1

难以安抚的喂养时哭闹

病例报告

新生儿重症监护室的护士报告，一名 5 周龄大的男婴呼吸急促。在过去一周喂哺配方奶时，患儿出现急性发作的烦躁症状。因胎儿晚期胎心减速，患儿于胎龄 29 周时剖宫产出生。出生时出现轻度呼吸窘迫，给予持续气道正压辅助呼吸 48 h。出生后曾接受静脉输液，后逐渐开始经口喂养。尽管在过去一周患儿已经达到全母乳亲体哺乳喂养，但其体重并未相应增加。在病程初期，患儿的烦躁不安症状被归咎于胃食管反流。

当日体格检查情况，体温 36.5 ℃，心率 178 次/min，呼吸 76 次/min，血压 56/28 mmHg，未氧疗下氧饱和度为 98%。体重 2 kg，身长 42 cm，头围 30 cm。无明显的面部畸形。毛细血管再充盈时间延长（5 s），脉搏弱，四肢端凉，鼻翼扇动，吸气性三凹征阳性。

心脏听诊闻及奔马律和向左腋下传导的 4/6 全收缩期杂音。肝肋缘下 5 cm 可触及。胸部检查发现双侧湿啰音。余体格检查未见明显异常。

全血细胞计数和血液生化学检查结果正常。胸部 X 线片显示心脏轮廓扩大（图 1-1）。12 导联心电图（ECG）如图 1-2 所示。

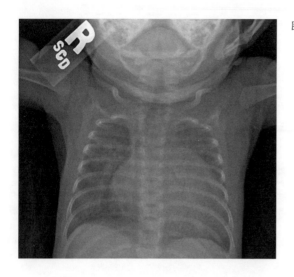

图1-1 胸片检查提示心影增大

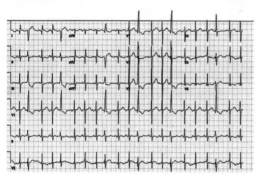

图1-2 5周龄时心电图

思考一下，患儿的诊断是什么？

讨论

诊断

临床诊断为充血性心力衰竭，开始使用静脉输液和米力农。超声心动图显示左心室扩大，收缩力减弱，射血分数为25%并伴有二尖瓣中等度反流。

4

左心房扩大，并出现房间隔弓样弯曲。右冠状动脉起源于右主动脉尖，而较细小的左冠状动脉（left coronary artery，LCA）则来自肺动脉（pulmonary artery，PA）。彩色血流成像显示 LCA 血流逆行流入 PA。基于上述发现，最终诊断是由于左冠状动脉异常起源于肺动脉（anomalous origin of the left coronary artery from the pulmonary artery，ALCAPA）而引起的左心室心肌病。

鉴别诊断

婴儿心力衰竭常见原因于下述疾病：左向右分流心脏病（如室间隔缺损）、左心阻塞性病变、心肌炎、代谢紊乱（低钙血症）、心律不齐、动静脉畸形（盖伦静脉，肝、肺静脉）、冠状动脉缺血（ALCAPA，川崎病）或急性高血压。心电图检查有助于确定婴儿心力衰竭的原因[1]。

疾病概况

左冠状动脉异常起源于肺动脉，可能是孤立的缺陷，也可能与其他先天性心脏缺陷（例如动脉导管未闭，法洛四联症或永存动脉干）有关。该病也被称为 Bland-White-Garland 综合征。其发病率约为 1/300000 活产婴儿。在胚胎学上，ALCAPA 是由于圆锥动脉干分隔异常或肺动脉冠状动脉芽持续发育异常以及主动脉冠状动脉芽的异常退化引起[2]。

病理生理学

ALCAPA 患者的临床表现通常在出生后 2 ~ 3 个月时就已很明显。在新生儿期间，由于新生儿的肺血管阻力（pulmonary vascular resistance，PVR）较高，血流由 PA 向 LCA 灌注，此时，虽然肺动脉内血流为非氧饱和血，但 LCA 供血的心肌并不会发生缺血。大约在 6 ~ 8 周龄时 PVR 下降，流向 LCA 的血流量下降，左右冠状动脉之间发生代偿性吻合。随着 PVR 进一步下降，血流从 LCA 反向流入 PA。这种现象称为冠状动脉窃血综合征，此时可发生心肌缺血。二尖瓣反流是常见的并发症，由乳头状肌梗死和二尖瓣环扩张引起。

临床表现

ALCAPA 初始症状包括喂养困难、面色苍白、阵发性哭闹、烦躁不安或由于心绞痛导致的出汗。需要高度警惕婴儿哭闹，因其可能经常被错误地解释为婴儿肠绞痛或胃食管反流。充血性心力衰竭通常并发于病毒性呼吸道感染，感染可进一步增加心肌的氧耗。体检发现奔马律或者全收缩期杂音（由于二尖瓣关闭不全）。也有较少病例直到儿童晚期，青春期甚至成年才出现症状，这种情况提示冠状动脉之间有大量血管吻合[3,4]。这类患者体检时可发现连续性心脏杂音，症状多为运动诱发的胸痛，晕厥甚至猝死。

辅助检查结果

胸部 X 线片显示心脏肥大，心电图检查提示侧壁心肌缺血，包括 I、aVL，V4 到 V6 导联可见深 Q 波。左室导联（V4 至 V6）可能显示 ST 段抬高和 T 波倒置。二维超声心动图有助于诊断，多普勒彩色血流图可进一步提高诊断的准确性，并可显示左冠状动脉的逆行血流。右冠状动脉近端的异常扩张是广泛侧支循环建立的标志。心脏导管检查行冠状动脉造影是诊断的金标准，但仅在诊断不明确时才需要。超声尚可发现左心室乳头肌回声异常。

治疗

外科手术行血管重建是标准的治疗方法，包括将从 LCA 从 PA 上移除并重新植入主动脉。在异常起源处将 LCA 结扎或将冠状动脉异常开口通过主-肺动脉窗连接至主动脉（Takeuchi 手术），这两种术式现已基本放弃使用[5]。

若无手术干预，婴儿期的死亡率超过 90%。能存活超过婴儿期的患者通常会发生广泛的冠状动脉间吻合。对于患有严重心肌梗死的婴儿，应该考虑进行心脏移植。

远期预后可变性较大，取决于手术干预前心肌梗死的程度。

临床启示

　　左冠状动脉异常起源于肺动脉，是婴儿扩张型心肌病的重要原因之一。症状包括喂养困难、面色苍白、阵发性哭闹、激惹不安，或出汗等心绞痛样发作。不同年龄患者的表现可能会有所不同。发作形式与婴儿肠绞痛，胃食管反流或病毒性细支气管炎相类似，需要认真鉴别。心电图可提示心肌缺血的特征。二维超声心动图可以提示诊断的可能性，需要多普勒彩色血流图鉴别以提高诊断准确性。外科血运重建是确定的治疗方法。

卡马克夏・P. 帕特拉（Kamakshya P. Patra），医学博士，罗伯特・D. 杰克逊（Robert D. Jackson），医学博士，欧内斯特・基尔（Ernest Kiel），医学博士，路易斯安那州，什里夫波特市，路易斯安那州立大学健康科学中心

参考文献

［1］Patra KP, Jackson RD, Reddy S, et al. Index of suspicion in the nursery：case 1：rapid breathing and a large heart. NeoReviews, 2010；11（2）：e93 – e97.

［2］Heifetz SA, Robinowitz M, Mueller KH, et al. Total anomalous origin of the coronary arteries from the pulmonary artery. Pediatr Cardiol, 1986；7（1）：11 – 18.

［3］George JM, Knowlan DM. Anomalous origin of the left coronary artery from the pulmonary artery in an adult. N Engl J Med, 1959；261：993 – 998.

［4］Matherne GP. Congenital anomalies of the coronary vessels and the aortic root// Allen HD, Gutgesell HP, Clark EB, et al. Moss and Adams' Heart Disease in Infants, Children and Adolescents：Including the Fetus and Young Adult. Vol 1. 6th ed. Philadelphia, PA：Lippincott Williams & Wilkins, 2001；675 – 706.

[5] Takeuchi S, Imamura H, Katsumoto K, et al. New surgical method for repair of anomalous left coronary artery from pulmonary artery. J Thorac Cardiovasc Surg, 1979; 78 (1): 7-11.

评论

贝斯以色列执事医疗中心，达拉·布罗茨基（Dara Brodsky）博士

本病例自 2010 年发表以来，诊断 ALCAPA 的新方法不断被探索。心脏计算机断层扫描是诊断新生儿 ALCAPA 的一种有价值、快速、无创的方法，可以识别血管解剖的变化[1]。心脏磁共振成像可用于成人诊断，而由于较快的心率可能影响成像，降低空间分辨率，并且存在麻醉要求，检查时间较长等因素，目前该项检查还不适用于新生儿[2]。

[1] Duan X, Yu T, Wang F, et al. Anomalous origin of the left coronary artery from the pulmonary artery in infants: Imaging findings and clinical implications of cardiac computed tomography. J Comput Assist Tomogr, 2015, 39 (2): 189-195.

[2] G upta D, Chandran A. Cardiac magnetic resonance imaging and computed tomography in newborns with congenital heart disease. NeoReviews, 2015, 16 (6): e362-e377.

病例 2

新生儿无心音

病例报告

男婴，出生体重 2216 g，其母 34 岁，G2P1 孕 37 周分娩。妊娠过程都很顺利，直到分娩前一天，发现胎儿生物物理评分为 4/8 分，胎心率下降至 80 次/min，并监测到多次晚期胎心减速，计划急诊剖宫产。在进入手术室前突然分娩启动而顺产，产后发现明显胎盘早剥。婴儿出生时四肢松弛，有自主呼吸，呼吸频率为 60 次/min。轻度三凹征。股动脉搏动微弱，心率 130 次/min。听诊时不能闻及心音。Apgar 评分 1 min、5 min 和 10 min 时分别为 7 分、7 分和 8 分。

短暂初步评估后，给予 4 ~ 5 cmH$_2$O 的持续气道正压通气（continuous positive airway pressure，CPAP），将婴儿转运至新生儿重症监护病房。监测血压 44/16 mmHg（平均动脉压 27 mmHg），氧饱和度 98%（使用 CPAP），面色差，肌张力低下。给予储气囊面罩加压通气，经外周静脉输注 10 ml/kg 生理盐水。经上述处理患儿面色和肌张力未改善，给予阿托品、吗啡和琥珀酰胆碱后用 3.0 号气管导管插管。初始机械通气参数设置：呼吸频率 40 次/min，PIP 12 cm H$_2$O；PEEP 4 cm H$_2$O，FiO$_2$ 0.6。放置脐静脉和动脉管路，给予多巴胺输注，速度为 10 μg/（kg·min）。尽管给予血管收缩药物治疗，血压和灌注并未明显改善。脐动脉 pH 为 7.15，初始血细胞计数显示 WBC 计数 15.5×10^9/L，血红蛋白 149 g/L，血小板 131×10^9/L。气管插管后动脉血气 pH 为 7.32，PCO_2 36 mmHg；PaO_2 64 mmHg，HCO_3 18 mmol/L。分娩后 1 h 行胸部 X 线片检查，如图 2-1 所示，心电图检查提示全导联低电压。

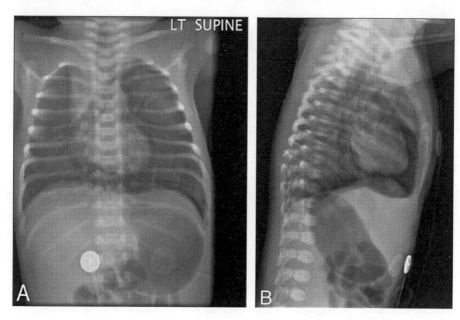

图 2-1　前后位胸片及侧位胸片

思考一下，患儿的诊断是什么？

讨论

新生儿休克的鉴别诊断较多，包括低血容量性休克（例如，胎盘早剥），脓毒症休克（例如，B 组链球菌感染），甚至是窒息或先天性心脏病引起的心源性休克。该病例临床表现独特，出生时听不到心音，心电图电压低，低灌注状态，对扩容和多巴胺的治疗反应很差。分娩后 1 h 的胸部 X 线片（图 2 - 2）提示出生后自发性心包积气（pneumopericardium，PPC）。

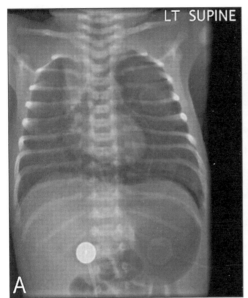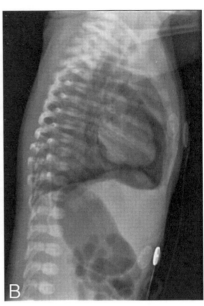

图 2 - 2 A. 分娩后 1 h 的前后位胸部 X 线片显示心包积气，可见晕轮征，心包线和心下积气。 B. 侧位片清楚地显示出心脏周围空气环绕的晕轮征

病因和发病机制

PPC 的确切病因仍未知，但许多作者推测可能是肺间质内气体进入纵隔，在心包膜和肺血管交接区域进入心包腔。在对 50 例新生儿 PPC 的回顾性研究中发现，最常见的危险因素是早产、低体重儿、呼吸窘迫综合征以及使用机械通气。其他危险因素包括需要心脏内用药的心肺复苏和气管插管导管位置放置不当。有几例报道在没有机械通气的情况下发生新生儿 PPC 病例，通常伴有明显的肺部疾病或在临床恶化前持续气道正压通气。然而，也

有报道出生后的自发性 PPC，其特征是无心音并且在产房即出现灌注不良的临床表现。

临床表现

该患者具有典型的 PPC 临床表现，发绀、心音低沉、低血压、毛细血管再充盈不良是快速诊断的关键体征。52% 的新生儿 PPC 伴有心动过缓。PPC 导致的严重后果是心脏压塞和心脏停搏。另一种情况是，患儿无症状，即使经影像学检查确诊，也从未进展到心脏压塞。实际上，早在 1974 年瓦拉诺（Varano）发表的系列案例中就已经报道："尽管影像学检查显示存在大量的心包积气，但未发生心脏压塞（血压维持稳定），并且心包积气自发吸收"[1]。

影像学特征

PPC 最典型的影像学表现被描述为经典的"晕轮"征，即出现与心脏形状吻合的连续透亮带。在某些情况下，还可观察到心包线，从大血管处与心包交界区向下延伸。有时很难鉴别 PPC 和其他类型的气漏，如纵隔气肿或气胸。PPC 时心包内的气体可能延伸至心脏下方，而纵隔气肿或气胸不会发生此种情况，可据此进行鉴别。

治疗

PPC 的治疗取决于患儿的临床表现。无症状的婴儿通常不需要直接干预治疗。有心脏压塞的患儿，需立即行心包减压治疗（图 2-3）。埃默里（Emery）和他的同事报道，若 PPC 新生儿患有严重呼吸道疾病，PPC 复发率高达 100%，提示放置心包内吸引导管是成功治疗的谨慎之选[2]。然而心包导管引流可因心包积血而变得复杂化，可导致因心脏压塞致死[3]。因此，心包导管引流可能更适于那些 PPC 伴有复发性心脏压塞的婴儿，此种情况下放置引流管是挽救生命的关键。

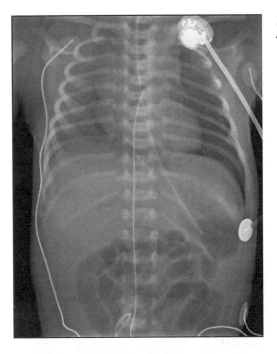

图2-3 心包穿刺术后胸片证实心包气肿已消失

临床启示

新生儿休克的鉴别诊断中应考虑心包积气的可能性,尤其是心音消失和液体复苏后临床表现未改善的新生儿。通过胸片上典型的"晕轮"征,做出快速临床诊断。对于血流动力学不稳定的婴儿,行心包穿刺术排出心包内气体是关键治疗手段。

阿达姆·陈(Adam Cheng),医学博士,安东尼·亚科卢奇(Anthony Iacolucci),注册呼吸治疗师,希拉里·怀特(Hilary Whyte),医学博士,加拿大,安大略省,多伦多市儿童医院

参考文献

［1］Varano LA, Maisels MJ. Pneumopericardium in the newborn: diagnosis and pathogenesis. *Pediatrics*, 1974; 53（6）: 941－945.

［2］Emery RW, Foker J, Thompson TR. Neonatal pneumopericardium: a surgical emergency. *Ann Thorc Surg*, 1984; 37（2）: 128－132.

［3］Heckmann M, Lindner W, Pohlandt F. Tension pneumopericardium in a preterm infant without mechanical ventilation: a rare cause of cardiac arrest. *Acta Paediatr*, 1998; 87（3）: 346－348.

评论

贝斯以色列执事医疗中心，达拉·布罗茨基博士

欲寻求其他有关心包穿刺术专业知识，请参阅: Ruoss JL, Smith-Raska M, Doherty EG. Emergent pericardiocentesis. NeoReviews, 2016; 17: e627－e629. 观看示范教程视频网址: http://neoreviews.aappublications.org/content/17/10/e627.

病例 3

出生后呼吸音异常

病例报告

一名 4 周大的男婴因"出生后呼吸音异常"病史就诊。其母亲诉患儿呼吸时的异常响声不受哭泣、进食、兴奋或体位的影响。并否认孩子有发热、青紫、呕吐、窒息、出汗、心脏杂音或癫痫病史。患儿为足月出生，出生时体重 3600 g。其母亲为初产妇，顺产，无围产期并发症。家族史无异常。出生后配方奶喂养，体重增长良好。

经体格检查，营养良好，没有明显异常。体温：37.0 ℃，心率：127次/min，呼吸：36 次/min，血压：66/44 mmHg。氧饱和度为 96%。毛细血管再充盈时间为 2 s，外周脉搏搏动良好，肢端温暖。无明显的面部畸形或皮肤血管瘤。可闻及明显粗糙的吸气性喘鸣音，胸部所有听诊区均闻及粗糙响亮的呼吸音。其余体格检查正常。胸片检查可提示喘鸣发生的部分线索（图 3 - 1）。

思考一下，患儿的诊断是什么？

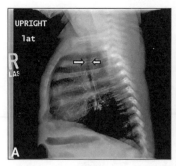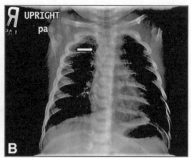

图 3-1 A. 胸部侧位片 B. 胸部后前位片

讨论

胸片显示了右侧主动脉弓和在动脉弓水平处的气管凹痕（图3-1）。心脏轮廓正常，并且肺野清晰。因怀疑血管异常，行胸部磁共振血管造影，如图所示为右位主动脉弓的镜像分支（图3-2），可见明显的科梅雷尔憩室

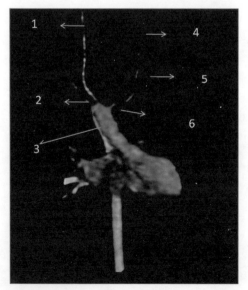

图3-2 磁共振胸部血管造影（正视图）。箭头3为右位主动脉弓；箭头6为从主动脉弓发出的第一个分支——无名动脉；箭头4为从主动脉弓左侧发出形成的左颈动脉；箭头5为左锁骨下动脉。还可看到右颈动脉（箭头1）和右侧锁骨下动脉（箭头2）单独从主动脉弓发出

（Kommerell 憩室），从主动脉弓处水平到主支气管近端水平可见气管狭窄（图
3-3）。与胸腔入口处的近端气管相比，狭窄程度约为 40%。超声心动图显示
了同样的血管异常与心脏结构正常。喉镜检查排除了声带的任何异常。

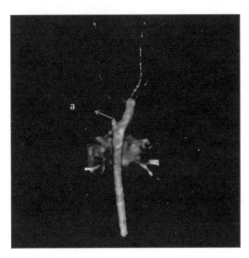

图 3-3　磁共振血管造影（后视图）
显示右位主动脉弓和 Kommrell 憩室
（a 所示），形成血管环的一部分

在 4 月龄时行择期手术，经由左侧开胸行动脉韧带分离及切除术解决血
管环。术后行乳糜胸引流，患儿术后临床过程平稳。

鉴别诊断

很多原因会导致婴儿喘鸣。它可能是由于喉阻塞（例如，喉软化、乳头
状瘤、喉蹼、异物、声带麻痹），支气管阻塞（例如，气管软化、声门下狭
窄、声门下血管瘤），感染（例如，喉炎、气管炎、会厌炎），非喉部来源的
外部肿块（例如，甲状腺肿大、纵隔肿块、血管环、肺叶气肿），低血钾或神
经源性异常（例如，Chiari 危象）[1]。

疾病概况

血管环是围绕气管和食管的主动脉弓畸形，后者形成完整或部分的环状

结构。它包括双主动脉弓，右位主动脉弓（right aortic arch，RAA），永存第五主动脉弓，主动脉弓离断，颈位主动脉弓和左肺动脉异常起源于右肺动脉（肺动脉吊带）。其发病占比不足所有心血管畸形的 1%。它们还可表现为喘鸣，咳逆，或吞咽困难，以及类似哮喘[2,3]。

在胚胎学上，主动脉弓是由 6 对鳃弓（Ⅰ 至 Ⅵ）连接胚胎心管的主动脉干囊和 1 对背主动脉（随后融合形成降主动脉）形成。左、右主动脉弓与它们交叉的支气管相对应。弓是由鳃囊细胞分化和选择性凋亡退化而来。左、右动脉导管均可在发育早期发现。正常情况下，右动脉导管萎缩，右弓在右锁骨下动脉远端终止。22q11 染色体微缺失与主动脉弓异常相关。神经嵴细胞的迁移干扰被认为是主动脉弓发育异常的潜在机制[4]。

右主动脉弓有四种主要类型：右主动脉弓合并头臂血管"镜像分支"，合并左锁骨下动脉异常，合并食管后憩室，合并左降主动脉。第一种类型总是与发绀型心脏病有关，以法洛四联症和永存动脉干居多。该婴儿很特别，尽管有 RAA 合并镜像分支，但他没有任何心脏病变。已有关于镜像分支的 RAA 且无潜在心脏病变的极少数病例报道[5]。若右侧第四鳃弓持续存在，左侧主动脉弓（left aortic arch，LAA）在左侧锁骨下动脉外终止，则可形成 RAA 合并镜面成像。左背主动脉持续存在构成 Kommerell 食管后憩室，与形成左侧锁骨下动脉的左侧第七节段间动脉相连。弓的第一个分支是无名动脉，代表近端 LAA 的一部分。无名动脉发出左锁骨下动脉和左颈动脉。主动脉弓随后向右延伸并发出右侧颈动脉和右侧锁骨下动脉。血管环由连接降主动脉和左肺动脉的动脉导管或动脉韧带构成[6]。

对于有喘鸣声的孩子，当胸片显示可疑 RAA 影像时应怀疑存在右位主动脉弓。诊断依靠磁共振血管造影成像，治疗方式为手术治疗，包括结扎肺动脉韧带。胸部影像学也能提供其他动脉弓发育异常的线索。举例来说，双动脉弓常显示 RAA 造成的气管压痕要比 LAA 造成的压痕更为明显。肺吊带的侧位胸片则显示在隆突水平气管和食管之间存在软组织间隙。食管钡餐造影显示食管前方的压痕通常来说都是提示主动脉弓仅存在单一弓发育异常[6]。

临床启示

新生儿喘鸣的鉴别诊断中应考虑到异常血管环形成。胸部影像有助于诊断异常血管环。磁共振血管造影是诊断动脉弓发育异常的金标准。

卡马克夏·P. 帕特拉（Kamakshya P. Patra），医学博士，美国路易斯安那州，什里夫波特，路易斯安那州立大学

希梅什库马尔·维亚斯（Himeshkumar Vyas），医学博士，威廉·R. 莫罗（William R. Morrow），医学博士，美国阿肯色州，小石城市，阿肯色州儿童医院

参考文献

[1] Holinger LD. Congenital anomalies of the larynx, trachea, and bronchi// Kliegman RM, Behrman RE, Jenson HB, et al. *Nelson Textbook of Pediatrics*. 18th ed. Philadelphia, PA: Saunders, 2007: 1767 – 1769.

[2] Van Son J, Julsrud P, Hagler D, et al. Surgical treatment of vascular rings. The Mayo Clinic experience. Mayo Clin Proc, 1993; 68 (11): 1056 – 1063.

[3] Morrow WR. Aortic arch anomalies// McMillan JA, Feigin RD, De Angelis CD, et al. Oski's Pediatrics: Principles & Practice. 4th ed. Philadelphia, PA: Lippincott Williams & Wilkins, 2006; 1605 – 1611.

[4] Weinberg PM. Aortic arch anomalies// Allen HD, Driscoll DJ, Shaddy RE, et al. Moss and Adams' Heart Disease in Infants, Children and Adolescents: Including the Fetus and Young Adult. Vol 6th ed. Baltimore, MD: Lippincott Williams & Wilkins, 2007; 730 – 760.

[5] McElhinney DE, Hoydu AK, Gaynor JW, et al. Patterns of right aortic arch and mirror-

image branching of the brachiocephalic vessels without associated anomalies. Pediatr Cardiol. 2001; 22 (4): 285 - 291.

[6] Pickhardt PJ, Siegel MJ, Gutierrez FR. Vascular rings in symptomatic children: frequency of chest radiographic findings. Radiology, 1997; 203 (2): 423 - 426.

病例 4

出生后持续心动过缓

病情报告

一名 41 岁女性，系 G5P2022（G5P2，其中早产 0，流产 2，健存 2），常规产检和 B 组链球菌筛查均无异常，妊娠 39^{+2} 周分娩一男婴。因皮肤青紫其 Apgar 评分 1 min 和 5 min 时分别是 8 分、9 分，无复苏治疗史。出生后第一天即发现觉醒状态下孩子心率可下降至 80 次/min 以下，但无其他异常临床表现，无发绀或呼吸窘迫。

查体：体温 98.4 ℉（36.9 ℃），心率 92 次/min，呼吸频率 35 次/min，血压 69/30 mmHg，未吸氧下，脉搏 SPO_2 100%。无三凹征，无鼻翼扇动，双侧呼吸音对称，无异常呼吸音。心脏检查提示心率和心律正常，整个心前区可闻及Ⅰ/Ⅵ收缩期杂音，在胸骨左缘下段处杂音最响，双侧股动脉和肱动脉搏动正常。肌张力正常，前囟平软。

回顾母孕史发现宫内有胎儿心动过缓史，胎心变异正常。母亲行风湿病和系统性红斑狼疮相关检查，结果均为阴性。妊娠 32 周时胎儿超声心动图检查正常。患儿超声心动图和心电图检查如图（图 4-1）。

思考一下，患儿的诊断是什么？

21

讨论

超声心动图显示右心室和左心室轻度扩张，室间隔肌部多发性小缺损伴少量左向右分流。

心电图检查提示心动过缓（约 60 次/min），完全性房室传导阻滞或莫氏 Ⅱ 型传导阻滞（图 4-1），但存在明显延长的 QT 间期。

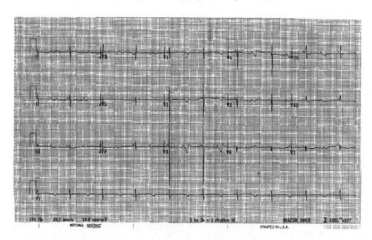

图 4-1　出生后第一天的心电图

以上发现提示诊断为长 QT 综合征伴假性 2：1 房室传导阻滞。由于 QT 间期明显延长，当下一个心房冲动到达心室时，心室继续去极化，导致仅每隔 1 s 就将心房冲动传导至心室，因而形成假性房室传导阻滞造成心动过缓的心电图表现。

鉴别诊断

该婴儿在胎儿期出现心动过缓，有潜在的致命风险。虽然长 QT 综合征是已知导致胎儿心动过缓的原因之一，但最常见的原因还是生理性窦性心律过缓或传导阻滞。通常可通过 M 型超声心动图检查诊断出胎儿心脏传导阻滞，表现为心房和心室率完全分离，心房收缩与心室收缩不一致性。

发现胎儿心动过缓，应进行二维超声心动图检查，其中大约 40% ~ 60% 的受检者发现心脏异常。胎儿超声心动图还有助于评估胎儿是否发生水肿，虽然在孤立的心脏传导阻滞病例中水肿并不多见。一些常见引起心脏传导阻滞的异常包括左心房异构，房、室间隔缺陷和大动脉移位。心肌炎也可能引起心动过缓，特别是与先天性红斑狼疮相关的情况。在这种情况下，尽管心脏结构正常，但母体抗体可诱发胎儿发生心肌炎，心肌传导纤维被破坏。

由于短暂胎头或脐带受压导致的窦性心动过缓短暂发作在胎儿中很常见，这属于生理性反应，但新发窦性心动过缓可能导致缺氧性死亡，需严谨对待。产妇低血压、癫痫发作、心室旁阻滞麻醉，以及胎盘早剥所致的胎儿氧合异常、子宫破裂或脐带脱垂也可能引起胎儿心动过缓。

病理生理学

该案例中，长 QT 综合征在生命早期就被成功诊断，然而在很多情况下，直到错过治疗时机时诊断才得以明确。长 QT 综合征是导致不明原因猝死的原因之一。有些病例是在出现晕厥症状后被诊断为长 QT 综合征，这些晕厥发作可能与运动或者药物诱发有关，也可能发生于无法解释的癫痫发作之后。从分子机制的角度来看，长 QT 综合征常由控制离子通道和膜蛋白的分子缺陷引起。在遗传性长 QT 综合征中，已证明有 4 条关键心脏离子通道中的 50 多个基因出现突变[1]。Jervell 综合征和 Lange-Nielson 综合征是长 QT 综合征的特殊遗传形式，属常染色体隐性遗传，并与先天性听力丧失有关。因此，诊断为长 QT 综合征者必须接受听力筛查。

治疗

虽然该患儿表现为心动过缓，但我们还是首选以 β 受体阻滞药作为治疗方案。长 QT 综合征的标准治疗选择包括 β 受体阻滞药，起搏器植入，除颤，以及左颈胸交感神经节切除术。在该例患儿使用 β 受体阻滞药的原因是我们认为它会延迟从房室结释放到心室的冲动，从而增加房室间一对一传导的可能性。经治疗后心脏传导阻滞现象消失，治疗 1 周后 QT 间期略有缩短，但仍相对延长（图 4-2）。

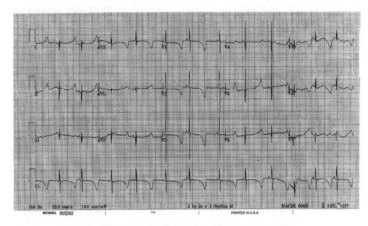

图 4-2　心电图追踪记录 QT 间期略有缩短

该患儿经普萘洛尔治疗后出院，但他在年长后接受心脏起搏器治疗的可能性仍然存在。

临床启示

病理性心动过缓很少发生。虽然通常心动过缓是窦性和生理性的，但也可能是疾病的征兆，尤其是当婴儿在觉醒时依然出现心率缓慢。心电图是成本较低但有重要价值的诊断工具。长 QT 综合征并不常见，但其发病率是儿童急性淋巴细胞白血病的 3 倍，并对远期预后有影响。有趣的是，虽然这类心动过缓婴儿的心率最初是缓慢的，但其最好的治疗方法却往往是使用减缓心率的药物，这是由婴儿的生理机能所决定的。

普拉桑特·K. 苏拉（Prashant K. Sura），医学博士，威斯康星州，密尔沃基市，威斯康星大学医学院

参考文献

[1] Dubnov-Raz G, Jurlink DN, Fogelman R, et al. Antenatal use of selective serotonin-reuptake inhibitors and QT interval prolongation in newborns. Pediatrics, 2008; 122: e710 - e715.

评论

佛罗里达大学医学院，约瑟夫·诺伊（Josef Neu）博士

在回顾文献时，我发现了一篇有趣的文章，是关于产前使用选择性5-羟色胺再摄取抑制药（SSRIs）和胎儿及新生儿QT间期延长的关系。文章的研究是针对一所在三级医院出生的新生儿的单中心研究。比较了52名宫内暴露于SSRIs的婴儿与52名胎龄相匹配的健康对照组的新生儿的心电图。与对照组相比，宫内暴露于抗抑郁药物的新生儿平均校正QT间期明显延长。所有复极异常的表现在随后的追踪中都趋于正常。作者建议，暴露于SSRIs与QT间期延长的关系需要通过进一步运用标准化的研究方案来验证[1]。

目前，先天性长QT综合征的治疗主要集中在减少症状发作和预防危及生命的心脏事件。最新的一些研究进展正在识别不同类型基因突变对临床的影响，这些研究为发展个体化的基因诊断方法提供了可能性。

[1] Bohnen MS, Peng G, Robey SH, et al. Molecular pathophysiology of congenital long QT syndrome. Physiol Rev, 2017; 97 (1): 89 - 134.

第二部分

皮 肤 疾 病

病例 5

22 日龄男婴，皮疹、喂养困难、腹泻

病例报告

新生儿，男，22 日龄，因"喂养困难、腹泻、烦躁不安"就诊于急诊科。G3P2，足月顺产，出生体重 3700 g。母亲 29 岁，孕期体健，产前检查梅毒血清学和乙型肝炎表面抗原阴性，风疹和弓形虫病抗体阳性，B 组链球菌的筛查结果不详。出生时无窒息复苏史，Apgar 评分 1 min 时为 8 分、5 min 时为 9 分。出生后纯母乳喂养，5 天前因母亲患双侧乳腺炎口服阿莫西林-克拉维酸治疗，故停止母乳喂养，改为婴儿配方奶粉喂养。

3 天前，患儿开始出现频繁的（每日大于 7 次）解稀水样大便，无血便。患儿喂养量进行性减少，烦躁不安，出现尿布疹。未到医院就诊，其母亲自行给患儿口服了草药（茴香），并将奶粉稀释配比（原配比 1 勺奶粉配 60 ml 水，改为 1 勺奶粉配 80 ml 水），她认为这些措施可以改善患儿的食欲并补充水分。今日患儿出现嗜睡及烦躁、激惹交替，尿布皮疹的范围扩展到下肢和腹部，其母亲多次在皮疹上涂搽氧化锌膏。就诊时发现患儿有抽搐，表现为双眼上翻、右侧肢体的强直-阵挛性抽动，静脉推注两剂地西泮后抽搐停止。

入院时体格检查：体温 36.5 ℃，呼吸 65 次/min，心率 170 次/min，血压

29

50/30 mmHg，经皮血氧饱和度 95%（未吸氧下）。急性病容、昏睡、囟门正常、口唇皲裂、草莓舌、口干、心音正常、无杂音、双侧胸廓对称、轻度吸气性三凹征、腹软不胀、肝脾不大。吮吸、握持、拥抱反射均减弱。下肢、腹部皮肤可见大量红色皮疹，部分融合成斑片块，边界清楚，伴水肿、触痛，阴囊中度水肿（图 5-1）。双足可见大量皮疹，无囊泡、大疱、紫癜及硬肿。脐部可见黄色分泌物（脐带残端已在 10 天前脱落）。

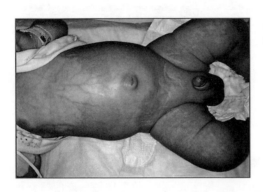

图 5-1 下肢、腹部红色皮疹，边界清楚，伴水肿，阴囊水肿

　　入院时治疗：入院后予以补液、吸氧，静脉滴注头孢噻肟、万古霉素、阿昔洛韦及苯巴比妥，10 μg/（kg·min）的多巴胺维持静滴。完善脑脊液（cerebrospinal fluid，CSF）分析和培养，粪便分析和培养，脐带分泌物拭子培养。

　　完善肝功能、电解质、血糖、肌酐、血尿素氮、钙、磷、镁等血液检查。实验室结果显示：血常规白细胞（WBC）2.9×10^9/L，N 45%，L 47%；C 反应蛋白 180 mg/L（18 mg/dl）［正常值 <5 mg/L（<0.5 mg/dl）］；钠离子 109 mmol/L。血小板计数、凝血酶原时间（prothrombin time，PT）、部分凝血活酶时间（partial thromboplastin time，PTT）等其他实验室检查均正常。加用 3% NaCl 静脉滴注纠正低钠血症。

　　患儿转入新生儿重症监护病房（NICU），在接下来的几个小时，皮疹急剧恶化，并具有典型特征。

讨论

进入 NICU 后数小时，经过氧疗、补液治疗后呼吸、循环稳定。患儿腿部皮肤出现紫癜样皮疹，双腿外侧可见 2 枚大疱，大疱底部及周围皮肤呈黑色坏死性样改变（图 5-2），这些病变与坏死性筋膜炎较为相似，并且皮疹范围扩大，扩展到乳头平面。入院第 3 天，病变部位包括手、足皮肤出现广泛脱屑（图 5-3）。

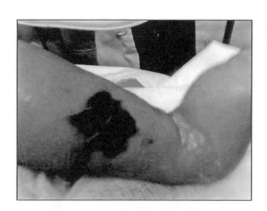

图 5-2　大腿外侧有大疱，大疱底部有黑色坏死性病变

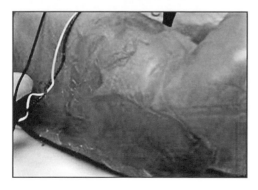

图 5-3　入院第 3 天出现广泛的皮肤脱屑

此时，血及脐部分泌物培养均培养出 A 组链球菌（group A streptococcus，GAS），对青霉素、头孢噻肟和万古霉素均敏感；脑脊液检结果均阴性。临床上，婴儿表现稳定但仍然易激惹。血常规：白细胞计数 18×10^9/L，N 80%，L 17%，血小板 7×10^9/L；凝血及纤溶：PT 20 s（正常 11.9 s），APTT 84 s（正常 30.4 s），存在高 D - 二聚体和低纤维蛋白原血症；白蛋白正常；为预防弥散性血管内凝血功能障碍（disseminated intravascular coagulation，DIC），输注维生素 K，血小板和新鲜的冰冻血浆 2 次。

患儿存在低血压、特征性皮疹、DIC、血培养发现 GAS，这些情况均证实诊断为链球菌毒性休克综合征（streptococcal toxic shock syndrome，STSS）。尽管这些表现是连续发生，而非同时发生。2 天后复查血小板计数、PT、APTT 均恢复正常。

入院第 8 天，脱皮的皮肤部位出现多个结节（图 5 - 4），通过外科手术切开，引流的脓液培养出表皮葡萄球菌，对万古霉素敏感。对腿部的坏死性病变进行了清创，术中证实存在坏死性筋膜炎。尽管经过积极治疗仍有弥漫的新发脓肿出现，但其范围始终局限于先前出现蜂窝织炎病变的皮肤区域。为了排外免疫缺陷病，完善了免疫球蛋白测定及外周血流式细胞仪检测等免疫学分析，结果均正常。皮肤活检也未发现异常。

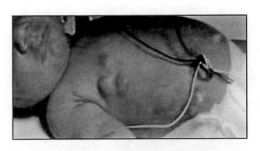

图 5 - 4 皮肤结节

　　7周后，患儿治愈出院，出院前一周未再出现新的脓肿。出院后3周，患儿已3月龄，尽管存在明显的陈旧脓肿和坏死性筋膜炎切开后遗留的瘢痕（图5-5），但患儿健康，没有新的皮肤病变发生。脓肿的产生原因，最可能是由于严重的蜂窝织炎和脱皮导致皮肤的正常屏障功能被破坏后感染所致。建议父母进行密切的随访。在6月龄后反复测定血清IgE值，排外了高免疫球蛋白E综合征（Job综合征，是已知的复发性皮肤脓肿的常见病因）。

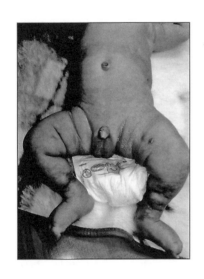

图5-5　旧脓肿及坏死性筋膜炎后遗留的瘢痕

疾病概况

　　A组链球菌是人类细菌感染中最重要的病原之一，可侵及人体的任何部位，引起不同严重程度的临床综合征，从轻度感染（例如，轻度皮肤感染、眼炎）到侵入性的、威胁生命的感染（例如，STSS、脑膜炎）不等。侵入性GAS感染在婴儿和老年人中的发病率最高。新生儿感染可能是产时传播引起，尤其是在5天以内的早发型感染，也可能来源于接触传播，感染的主要表现是眼炎及皮肤蜂窝织炎，而迟发感染通常无法确定感染的来源。

在抗生素时代之前，A组链球菌被认为是新生儿败血症的最主要病原体，随后此类感染几乎消失了[1]，1980年以来，我们利用数据库回顾分析了1966年以后发表的文献，结果发现仅报道了42例侵入性新生儿 GAS 感染，包括2次托儿所暴发感染，并且几乎所有病例都发生在过去20年中[1,2,3,4]，但是，近年来发现，GAS引起的侵袭性感染发生率增加了。

由 emm 基因编码的 M 蛋白是 GAS 感染发病机制中的重要毒力因子。据报道，在新生儿和成人中，侵袭性感染中更常见1型和3型[3,5]。

预防新生儿或产妇 GAS 感染的报道有限，对产后 GAS 患者进行监测，结果表明，产后 GAS 病是可以预防的[3]。因为妊娠晚期经阴道—直肠感染概率较低，产前 GAS 筛查仍具争议性，需要更多的研究来评估孕妇在妊娠期进行 GAS 筛查及围生期预防性治疗的重要性。

临床表现

早发型侵袭性感染的主要临床表现是肺炎、脓胸、软组织感染和 STSS。不论感染的部位如何，疾病的共同特征包括呼吸窘迫，病情快速恶化和高病死率。大约25%的新生儿首先出现皮疹，多无发热。早发病例中约有1/3为早产儿，这可能与 GAS 感染相关的绒毛膜羊毛膜炎有关。疾病的暴发性和母亲的并发因素表明，GAS 疾病的早期发病可能是血行性传播，也可能是宫内发生的毒素介导综合征。迟发型感染的主要临床表现是软组织感染和脑膜炎，肺炎和 STSS 较少见。多数患儿可见皮疹，与早发型感染相反，发热是晚发型败血症的常见症状。

链球菌中毒性休克综合征（STSS）通常伴有局灶性感染，例如蜂窝织炎或坏死性筋膜炎。STSS 并坏死性筋膜炎与高病死率相关。经典 STSS 的诊断包括低血压、休克以及以下6点中至少2点（可同时或连续发生）：瘢痕性皮疹、肝功能异常、肾功能异常、DIC、呼吸窘迫综合征、广泛的软组织坏死（坏死性筋膜炎）。这些病情必须为无其他疾病可解释或无其他细菌的阳性培养结果。

如果在早期感染阶段未得到适当的治疗，A 组链球菌性脐炎可发生侵袭性感染。婴儿在产房时，脐带残端发生该菌定植，与葡萄球菌感染相似，临床表现可能很少或不典型。多数情况下，细菌定植几天后可导致婴儿并发慢性渗出性脐炎。GAS 的脐带定植可能持续长达 8 周。

白细胞增高在早发和晚发感染中都很常见，但白细胞减少几乎无一例外见于早发型感染。本案例表现为白细胞升高。C 反应蛋白在大多数 GAS 感染情况下升高。对于可疑的侵袭性 GAS 感染，必须进行完整的败血症评估，包括血液培养，脑脊液和任何可疑病灶的培养。在坏死性筋膜炎中，影像学表现通常会延迟，如果临床怀疑存在坏死性筋膜炎，应尽早对深层组织进行手术检查，并完善革兰染色和培养。

治疗

A 组链球菌对多种抗生素敏感，可单独或联合使用。青霉素是儿童 GAS 侵袭性感染最常用的抗生素，β-内酰胺类药物与克林霉素的联合使用可改善预后，特别是 STSS 病例[6]。氨基糖苷类，第二代、第三代头孢菌素及万古霉素等抗生素也经常应用。浅表的感染灶应尽快清除。如果怀疑并发坏死性筋膜炎应立即进行外科探查及活检，一旦确诊，立即清除深部软组织感染至关重要。为了降低重复感染的风险，对患处皮肤进行局部消毒护理很重要，尤其是在脱皮后。此外，应加强支持治疗，包括补液、正性肌力药、血液制品的使用。

临床启示

包括新生儿在内的所有年龄组中，侵入性 GAS 的发病率不断上升，应促使临床医师考虑将 GAS 作为新生儿败血症中的常见病原，尤其是存在任何孕妇围生期 GAS 感染，或者新生儿出现了皮肤病变或脐炎症状时。及时、有效的治疗可减少 GAS 感染的并发症，降低病死率。脐炎和蜂窝组织炎应早期予以干预。为了降低多重感染的风险，使用局部消毒药对患处进行皮肤护理至关重要，尤其是发生脱皮或脱屑以后。

摩萨德·阿松（Mossaab Hassoun），医学博士，穆罕默德·法雷斯（Mohamad Fares），医学博士，玛丽安娜·艾尔哈杰（Mariana El-Hajj），医学博士，哈桑·法胡里（Hassan Fakhoury），医学博士，伊马德·肖克（Imad Chokr），医学博士，黎巴嫩贝鲁特 Rafic Hariri 大学附属医院儿科

参考文献

［1］ Greenberg D, Leibovitz E, Shinnwell E, et al. Neonatal sepsis caused by Streptococcus pyogenes: resurgence of an old etiology? Pediatr Infect Dis J, 1999; 18 (5): 479 – 481.

［2］ Verboon-Maciolek MA, Krediet TG, van Erthbruggen I, et al. Severe neonatal group A streptococcal disease. Eur J Pediatr, 2000; 159 (6): 450 – 452.

［3］ Miyairi I, Berlingieri D, Protic J, et al. Neonatal invasive group A streptococcal disease: case report and review of the literature. Pediatr Infect Dis J, 2004; 23 (2): 161 – 165.

［4］ Lardhi AA. Neonatal group A streptococcal meningitis: a case report and review of the literature. Cases J, 2008; 1 (1): 108.

［5］ Luca-Harari B, Darenberg J, Neal S, et al. Strep-EURO Study Group, Jasir A. Clinical and microbiologicalcharacteristics of severe Streptococcus pyogenes disease in Europe. J Clin Microbiol, 2009; 47 (4): 1155 – 1165.

［6］ Burnett AM, Domachowske JB. Therapeutic considerations for children with invasive group A streptococcal infection: a case series report and review of the literature. Clinc Pediatr, 2007; 46 (6): 550 – 555.

病例 6

光疗后皮疹

病例报告

患儿，女，G4P3，胎龄 35 周，出生体重 2900 g，因"其母慢性高血压并发先兆子痫"剖宫产出生。出生时 Apgar 评分 1 min 时为 7 分、5 min 时为 9 分。患儿母亲 33 岁，血型为 A 型 RHD 阴性，抗体筛查抗 D、抗 C 和抗 G 均呈阳性，无过敏史。

患儿出生后出现面色苍白、心动过速、轻度呼吸窘迫、肝脾中度肿大，需氧疗。完善血常规及血培养后，予以氨苄西林和庆大霉素抗感染治疗。血常规：血细胞比容 21% （0.21），网织红细胞计数为 64%，存在严重贫血，脐静脉置管后，因患儿严重贫血、心率增快予以输注悬浮红细胞。

患儿脐血胆红素为 11.4 mg/dl （194.9 μmol/L），予以光疗。患儿血型为 A 型 RHD 阴性，Coombs 实验抗 D 和抗 C 抗体筛查阳性，红细胞表型存在 C 抗原。RhC 抗原是 Rh 阴性婴儿中非常罕见的抗原，该抗原刺激了母亲的红细胞，产生了可导致新生儿红细胞严重溶血的抗 C 抗体，可通过胎盘。出生 7 h，胆红素升至 16 mg/dl （273.6 μmol/L），静脉输注免疫球蛋白 2 剂，并予以强化光疗。

24 h 强化光疗后，患儿腹部出现严重的紫红色皮疹，类似于严重烧伤（图 6-1）。裸露并暴露于光疗的部位出现了红斑、紫癜样皮疹、无疱疹、水肿及压痛，与未暴露部位皮肤（被胶带固定的脐静脉导管和心电图电极部位的皮肤）界限分明。停止光疗，进行了换血治疗，换血后血清总胆红素为 8.1 mg/dl（138.5 μmol/L），未再进行换血治疗或光疗。

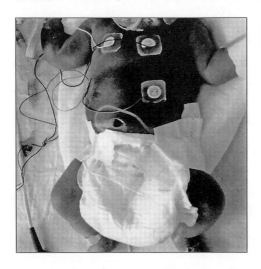

图 6-1　暴露于光疗的皮肤出现红紫色的皮疹

综合溶血性贫血、高胆红素血症和光敏性 3 种情况的出现，促使临床医师考虑在换血治疗之前可完善一些实验室检查以证实皮疹的原因。

思考一下，患儿的诊断是什么？

讨论

诊断

光疗后皮肤出现紫癜样皮疹提示存在卟啉相关代谢异常，在换血治疗前可检测血浆和尿卟啉浓度。血浆及尿的卟啉浓度显著升高（表 6-1），在 2 周龄时下降，存在短暂的高卟啉血症。皮肤活检显示在真皮浅层中可见渗出的红细胞，无炎症、角质形成及细胞坏死表现。这与光疗相关性皮炎爆发表现相符。停止光疗后皮疹开始减少（图 6-2），2 周时消失。3 个月内皮疹无复发。

表 6-1 出生后第 3 天、第 13 天的卟啉蛋白变化

实验室检查	卟啉蛋白浓度	
	第 3 天	第 13 天
血浆：		
卟啉总量（正常，0 ~ 1 μg/dl）	15.9 μg/dl	4.7 μg/dl
卟啉分数	8.7 μg/dl	4.1 μg/dl
原卟啉分数	6.9 μg/dl	0.5 μg/dl
尿液：		
尿卟啉（正常，0 ~ 4 μmol/mol）	25 μmol/mol	5 μmol/mol
肝碳酸盐（正常，0 ~ 2 μmol/mol）	22 μmol/mol	4 μmol/mol
钴卟啉（正常，0 ~ 22 μmol/mol）	229 μmol/mol	95 μmol/mol
粪便：		
卟啉和原卟啉	在正常范围内	未评估

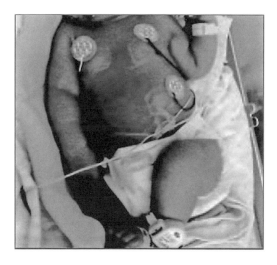

图 6-2 皮疹逐渐消退，2 周时完全消失

诊断的关键在于：由光疗诱发的皮疹出现在光疗暴露区域，未接受光疗的部位无皮疹，没有水疱，停止光疗后皮疹消退。皮肤中卟啉值降低，血卟啉浓度短暂升高，皮肤活检缺乏炎症反应和细胞坏死的表现，具有以上临床表现的综合征可诊断为光疗相关性紫癜。

新生儿的光敏性皮炎鉴别诊断包括多种疾病，例如色皮病，经胎盘转移的胶原血管疾病（如新生儿狼疮），以水疱为表现的疾病，如大疱性表皮松解，光敏药物如呋塞米以及光疗所致烧伤和遗传性卟啉症。

在光疗前接受输血治疗的新生儿，可见到光疗相关性皮炎的暴发[1,2,3]。在光疗相关性皮炎中，卟啉升高的确切机制尚不清楚。血浆卟啉短暂升高的可能机制包括胆汁淤积和肝卟啉代谢障碍，以及红细胞前体细胞包括网织红细胞溶血释放出过多的卟啉，其中网织红细胞的原卟啉浓度至少比成熟的红细胞的高 10 倍[4]。

过去有报道认为，光疗后出现的弥漫性红斑、水疱、疼痛及皮疹是光疗引起烧伤的主要表现[5]。现在，作为所有新生儿监护病房的护理标准，有机玻璃护罩的使用可有效消除波长在 300 ～ 400 nm 的紫外线辐射所致的烧伤。在光疗引起的烧伤中，损伤皮肤活检的组织病理学可见表皮水肿、角化细胞坏死或炎性浸润。

卟啉症是一组以卟啉血红素代谢异常为特征的疾病，其各种类型均归因于血红素生物合成途径中某种酶的活性不足，导致血红素前体的积累。在婴儿中，酶缺陷是遗传性的。临床上，卟啉病可分为皮肤光敏性卟啉病，神经内脏症状性卟啉病，或两者兼有的卟啉病。400 ～ 410 nm 波长（Soret 带）的紫外线（卟啉最大吸收光谱）光敏性最大。先天性红细胞生成性原卟啉症中的促红细胞生成性和红细胞生成性原血卟啉病出现在出生或婴儿早期，当孩子暴露于阳光下时出现症状。先天性红细胞生成性卟啉症中的肝型通常表现在婴儿期或更晚。应当对血浆，尿液和粪便中的卟啉进行连续测定，以明确诊断遗传性卟啉症。对病变进行组织学检查可能有助于区分遗传性卟啉症和短暂性卟啉血症。

临床启示

在接受光疗的输血新生儿出现紫癜样暴发皮疹被认为是一过性和良性过程。皮疹只发生于光疗暴露区域以及停止光疗后皮疹快速消退的特点符合光疗引起的短暂性卟啉血症。血液、尿液和粪便中卟啉的系列检测以及病灶的组织学检查可有助于区分暂时性卟啉症和严重的卟啉症。治疗管理上，有以上表现的需要高度警惕卟啉症，并注意及时停止光疗。

贾格迪什·艾卢玛莱（Jagadish Elumalai），医学博士，尼鲁帕玛·苏布拉曼尼亚（Nirupama Subramanian），医学博士，加利福尼亚州，萨克拉曼多市，加利福尼亚大学戴维斯医学中心新生儿科

参考文献

［1］Crawford RI, Lawlor ER, Wadsworth LD, et al. Transient erythroporphyria of infancy. J Am Acad Dermatol, 1996; 35 （5 Pt 2）: 833 – 834.

［2］Paller AS, Eramo LR, Farrell EE, et al. Purpuric phototherapy-induced eruption in transfused neonates: relation to transient porphyrinemia. Pediatrics, 1997; 100 （3 Pt 1）: 360 – 364.

［3］Mallon E, Wojnarowska F, Hope P, et al. Neonatal bullous eruption as a result of transient porphy-rinemia in a premature infant with hemolytic disease of the newborn. J Am Acad Dermatol, 1995; 33 （2 Pt 2）: 333 – 336.

［4］Sassa S, Bernstein SE. Studies of erythrocyte protoporphyrin in anemic mutant mice: use of a mod-ified hematofluorometer for the detection of heterozygotes for hemolytic disease. Exp Hematol, 1978; 6 （5）: 479 – 487.

［5］Siegfried EC, Stone MS, Madison KC. Ultraviolet light burn: a cutaneous complication of visi-ble light phototherapy of neonatal jaundice. Pediatr Dermatol, 1992; 9 （3）: 278 – 282.

3 周龄新生儿发热、皮疹及脱皮

病例报告

患儿，男，3 周龄，白种人，因"大量面部皮疹"就诊于急诊科。胎龄 39 周时顺产出生，出生体重 3600 g，其母亲 27 岁，初产妇，无妊娠并发症，产前筛查均为阴性。Apgar 评分 1 min、5 min、10 min 时均为 9 分。出生时及围生期没有发现皮肤水疱。标准的牛奶配方奶喂养，体重增长好。

3 天前，患儿出现口周红肿，逐渐累及整个面部，烦躁不安，但精神好，饮食正常，尿和粪便正常。无发热，皮肤无水疱，未服用任何药物，无皮肤病家族病史，无疾病接触史。

入院体格检查：体重、身长、头围均位于同胎龄、同性别婴儿的第 50 百分位点。体温 101.3 ℉（38.5 ℃），脉搏 120 次/min，呼吸 30 次/min，血压 90/40 mmHg。口唇、面颊部皮肤存在弥漫性红斑，伴脱屑，皲裂及结痂（图 7-1）。在腋窝（图 7-2）、腹股沟和肛周皮肤也明显出现细小的脱屑（图 7-3）。手上有数枚完整的松弛的大水疱（图 7-4）。眼结膜可见分泌物，口腔内无病变。心、肺、腹部、泌尿生殖道和神经系统检查均正常。

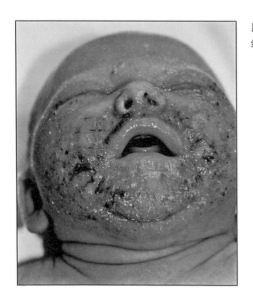

图 7 - 1 口唇、面颊部皮肤存在弥漫性红斑,伴脱屑、皲裂及结痂

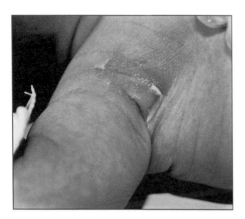

图 7 - 2 腋下脱皮

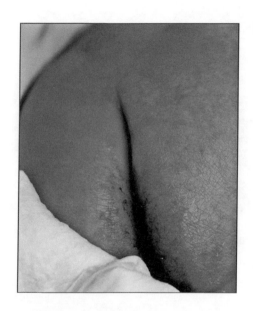

图 7-3　肛周皮肤脱皮

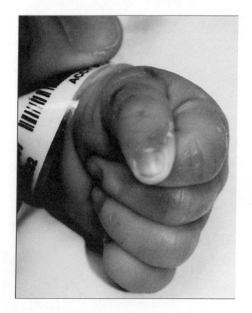

图 7-4　手及手指上可见红斑和松弛的大水疱改变

44

实验室结果：血常规：白细胞计数 10.6×10³/μl（10.6×10⁹/L），中性粒细胞 26%，淋巴细胞 34%，单核细胞 22%，血红蛋白 14.2 g/dl（142.0 g/L），血小板计数为 450.0×10³/μl（450.0×10⁹/L）。尿液分析正常。脑脊液（CSF）检查：白细胞 4 个/μl，红细胞 19 个/μl，葡萄糖 45.0 mg/dl（11.25 mmol/L），蛋白质 59.0 mg/dl（14.75 mmol/L）；脑脊液革兰染色未见细菌。

相对简单的临床检查即可为该病的诊断提供线索。

思考一下，患儿的诊断是什么？

讨论

该患儿在腰穿过程中，按压部位的皮肤出现脱皮。在外周静脉穿刺部位同样出现了类似的表皮剥离。表层皮肤从较深的皮肤层滑落（称为尼科利斯基征阳性），结合患儿皮肤其他特征，黏膜未受累，无特殊药物用药史，可诊断为葡萄球菌烫伤样皮肤综合征（staphylococcal scalded skin syndrome，SSSS）。

婴儿高热伴有皮疹，其鉴别诊断广泛，包括严重的细菌感染，例如脓毒症和脑膜炎，单纯疱疹病毒（herpes simplex virus，HSV）感染，SSSS，毒性表皮坏死溶解和表皮松解大疱综合征。留取了血液，尿液和 CSF 培养物，对左腋窝，臀裂和鼻孔的脱落皮肤进行细菌和病毒的培养后，给予静脉注射了万古霉素、头孢噻肟及阿昔洛韦。培养 24 h 后，所有皮肤表面培养物均为金黄色葡萄球菌阳性，而病毒监测均为阴性。48 h 后，排外革兰阴性细菌感染、脑脊液培养阴性、CSF 的 HSV 聚合酶链反应测试阴性，即停用阿昔洛韦和头孢噻肟。万古霉素治疗 7 天，婴儿的皮疹明显好转，7 天后病情稳定出院，由初级保健医师继续随访。

疾病概况

葡萄球菌烫伤样皮肤综合征是由金黄色葡萄球菌感染引起，其产生表皮松解素导致皮肤损害。本病多发生在新生儿及 5 岁以下儿童，可能因为该年龄段的儿童肾功能不成熟，无法有效清除致病毒素所致。社会经济水平和性别对该病发病率无影响。

根据毒力因子和噬菌体类型将金黄色葡萄球菌的多个菌株分为四类（Ⅰ 至 Ⅳ）。造成 SSSS 的毒素是由 Ⅱ 组 A 株和 B 株产生的[1]。毒素通过感染病灶全身扩布，靶向攻击皮肤的表皮下层。剥脱性外毒素可裂解皮肤中的桥粒蛋白 -1 复合物，后者是皮肤中重要的去黏蛋白。

值得注意的是，引起 SSSS 的毒素也会引起大疱性脓疱病。在 SSSS 中毒素诱发的大疱是无菌性的，而大疱性脓疱病中疱疹则含有细菌。疾病的严重程度、产生的毒素的数量以及毒素是局部释放还是系统释放之间似乎有某种关系。因此，可能存在某种疾病谱系，较轻的 SSSS 病例可能存在漏诊。

临床表现

葡萄球菌烫伤样皮肤综合征通常存在前驱症状，表现为咽痛或结膜炎。结膜炎可能会较为严重，伴有眼部红肿、脓性分泌物。在病程 48 h 内，患者通常出现发热，全身不适，面部、颈部、腋窝和会阴部出现红斑，红斑区域出现松弛性大疱，尼科利斯基征阳性。大疱最初会集中在皮肤皱褶部位，因为该部位的毒素浓度较高，偶尔会影响大面积的皮肤。浅表大疱容易扩大和破裂，露出湿润的红斑状基底，从而引起烫伤样的外观。

在组织病理学上，SSSS 导致表皮浅层分裂达颗粒层，但无表皮坏死，且炎症细胞很少。这与毒性表皮坏死溶解不同，后者在其表皮下层皮肤存在更深的裂解，伴有表皮的全层坏死[2]。

从结膜、皮肤褶皱、鼻孔、脐部和其他受影响部位分离出金黄色葡萄球菌而不是从大疱液中分离（因为大疱是毒素的结果，而不是直接感染），可以用于指导评估，但是，除非可以鉴定出产生脱落性毒素的特定菌株，否则此类培养物无法直接指向诊断。通过皮肤活检进行组织学检查是最有用的诊断方法，可以通过"皮肤剪"轻松、无痛地进行，无须局部麻醉，并可去除浅表的水疱，标本进行冷冻切片病理组织学检查，可快速、有效地排除更深的水疱性疾病，特别是 Stevens Johnson 综合征或中毒性表皮坏死症[3]。

治疗

及时诊断、早期给予肠外抗葡萄球菌抗生素治疗至关重要。虽然偶尔也有与 SSSS 相关的耐甲氧西林金黄色葡萄球菌（methicillin-resistant strains of Saureu，MRSA）菌株的报道，但 SSSS 的大多数病例都是噬菌体 II 型金黄色葡萄球菌感染引起，多重耐药性很少见[4]。

治疗时应保持水疱完整，破溃区域最好用白色凡士林纱布覆盖，有助于减少对皮肤的进一步伤害。局部用眼药膏有助于结膜炎的治疗。

病初，需做好患儿的隔离，防止感染扩散。泄压床垫可以提高舒适度并减少褥疮。由于破损的皮肤有再次感染的危险，应采取标准的感染控制措施避免再次感染[5]。

皮肤损伤可引起疼痛，足够的镇痛可能需要阿片类药物。由于潜在的感染、疾病的严重程度和周围血管舒张引起的体温调节失调，可能引起高热，需监控患者体温，并注意室温，并根据病情调节室温。可能存在液体丢失和电解质紊乱，需严密监测，必要时可口服或静脉补充，病情恢复缓慢时可给予营养支持。运用莫匹罗星软膏涂于鼻孔（金黄色葡萄球菌定植常见部位）可能有助于根除细菌定植以防止复发。

预后

SSSS 的病程通常为 7 ~ 10 天。由于病变局限于浅表皮肤，通常愈合后不留瘢痕。儿童 SSSS 的病死率约为 4%，与广泛的皮肤受累，严重的败血症、电解质失衡有关。

临床启示

葡萄球菌烫伤样皮肤综合征是儿童常见的剥脱性皮肤病，由于较高的发病率和病死率，临床医师应该高度重视。临床上，尼科利斯基征具有相对特异的诊断价值。金黄色葡萄球菌是引起感染的病原体，建议静脉使用抗生素治疗。尽管有报道说 MRSA 可引起 SSSS，但大多数情况是由非耐药的金黄色葡萄球菌感染引起。将莫匹罗星软膏外涂于鼻孔（金黄色葡萄球菌定植的常见部位）有助于根除细菌定植以防止复发。

卡维塔·塔卡尔（Kavita Thakkar），医学博士，罗宾·格里斯（Robin Gehris），医学博士，诺埃尔·扎克布朗（Noel Zuckerbraun），医学博士，宾夕法尼亚州，匹兹堡市，匹兹堡儿童医院

参考文献

[1] Ladhani S, Joannou CL, Lochrie DP, et al. Clinical, microbial, and biochemical aspects of the exfoliative toxins causing staphylococcal scalded-skin syndrome. Clin Microbiol Rev, 1999; 12 (2): 224 - 242.

[2] Coleman JC, Dobson NR. Diagnostic dilemma: extremely low birth weight baby with staphylococcal scalded-skin syndrome or toxic epidermal necrolysis. J Perinatol, 2006; 26 (11): 714 - 716.

[3] Ladhani S, Joannou CL. Difficulties in diagnosis and management of the staphylococcal scalded skin syndrome. Pediatr Infect Dis J, 2000; 19 (9): 819 - 821.

[4] Yokota S, Imagawa T, Katakura S, et al. A case of staphylococcal scalded skin syndrome

caused by exfoliative toxin-B producing MRSA [in Japanese]. Kansenshogaku Zasshi, 1996; 70: 206. -210.

[5] Patel GK, Finlay AY. Staphylococcal scalded skin syndrome: diagnosis and management. Am J Clin Dermatol, 2003; 4 (3): 165 - 175.

病例 8

新生儿出血性、丘疹性、结节性病变

病例报告

男婴，出生时健康，出生后发现其右耳后、左颈部皮褶，大腿和腹股沟处有蓝莓松饼结节样病变，大小为 0.5 cm × 0.5 cm（图 8 - 1）。足背可见一个 0.5 cm × 0.5 cm 的脓疱（图 8 - 2），嘴唇左侧和眉毛有硬皮病灶（图 8 - 3）。还可见较小的青绿色丘疹，尺寸约为 0.25 cm × 0.25 cm。[两个在背部（图 8 - 4），一个在耳前区（图 8 - 5）]，可见右侧额部有两个瘀点病变。其他体检结果均正常。

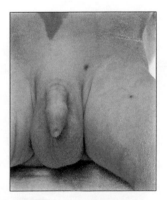

图 8 - 1　大腿和腹股沟处有蓝莓松饼结节样病变

患儿系 G4P1，胎龄 38^{+1} 周，母亲 24 岁，孕期有吸烟史，每天 1 包香烟。出生时 Apgar 评分 1 min、5 min 均为 9 分。患儿血型为 O 型 RH（D）阳性，乙型肝炎表面抗原阴性，风疹抗体阴性，人免疫缺陷病毒筛查阴性和 B 组链球菌检测阴性。

50

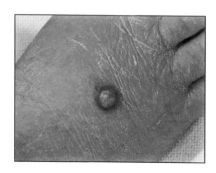

图 8－2　足背的红斑性水疱病变

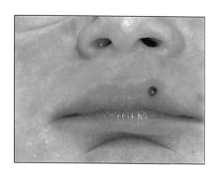

图 8－3　上唇红斑性囊泡病变

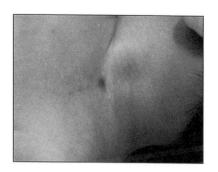

图 8－4　婴儿背部有两个红斑

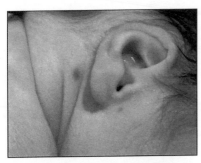

图 8-5 耳前和耳后红斑结节

实验室检查：白细胞计数高，核左移；天冬氨酸转氨酶（124 U/L）和乳酸脱氢酶（1299 U/L）升高；C 反应蛋白正常。病变部位标本革兰染色阴性，血培养在 3 天时无细菌生长。完善了皮肤活检，揭示了诊断。

思考一下，患儿的诊断是什么？

讨论

取右耳前、左颈部和左腹股沟病变皮肤进行皮肤活检，完善苏木精和伊红染色，显示朗格罕细胞组织细胞增生症（图 8-6 和 8-7）。完善染色体检查，神经母细胞瘤和 N-myc 基因通过荧光原位杂交进行扩增，流式细胞术进

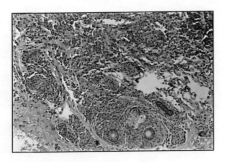

图 8-6 皮肤活检显示非典型组织细胞弥漫性真皮浸润，注意皮肤附件周围的浸润。苏木精和伊红染色，放大倍数 ×100

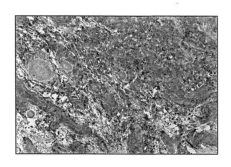

图8-7　皮肤活检显示非典型的真皮组织细胞浸润。D1a免疫过氧化物酶染色阳性（3＋）。放大倍数×250

行白血病和淋巴瘤相关检查。完善了弓形虫、风疹病毒、巨细胞病毒和单纯疱疹病毒（TORCH）效价检查。

鉴别诊断

该患儿的皮肤病变应与以下疾病相鉴别：新生儿毒性红斑、短暂性新生儿脓疱性黑变病、粟粒菌病、大疱性表皮松解症、表皮松解性角化病、婴儿期皮肤炎、先天性念珠菌病、细菌性败血症、先天性梅毒、水痘、TORCH感染所致的皮肤损伤、骨髓增生异常。

疾病概况：朗格罕细胞组织细胞增生症

朗格罕细胞组织细胞增生症（langerhans cell histiocytosis，LCH）是一组特发性疾病，其特征是特化的骨髓源性朗格罕细胞（langerhans cells，LC）和成熟的嗜酸性粒细胞的增殖。1868年，保罗·朗格汉斯（Paul Langerhans）发现了以他的名字命名的表皮树突状细胞。一个世纪后LC的超微结构标志Birbeck颗粒被发现。该疾病具有丰富的多样性，单核细胞、巨噬细胞和树突状细胞聚集并渗透到受影响的组织中，其具体发病机制尚不清楚。该病是一反应性抑制或是肿瘤性的过程，目前仍存在争论。

LCH的临床表现差异很大，可从轻症表现到危及生命各不相同。朗格罕细胞组织细胞增生症最初分为嗜酸性肉芽肿（局部骨病变）、汉-薛-柯综合征（即 Hand-Schüller-Christian 病，为多器官受累，包括颅骨缺损、尿崩症和眼球突出症的典型三联症）和莱特勒-西苇病（即 Letterer-Siwe 病，为涉及多个系统的内脏病变）。最近，该名称已更改为 LCH，以反映对所涉及的原代细胞和疾病的病理生理学的认识。正常的组织细胞起源于多能干细胞，可以在骨髓中找到。在各种细胞因子（例如，粒细胞-巨噬细胞集落刺激因子，肿瘤坏死因子-α，白细胞介素-3和-4）的影响下，这些前体细胞可被分化为特定的特殊细胞群。多能干细胞可以分化为成熟的抗原加工细胞包括组织巨噬细胞、单核细胞、树突状细胞、指状突网状细胞和 LCs，其中一些具有吞噬功能。

第四种临床病变被称为先天性自愈性网状组织细胞增生症（桥本普利兹克变异体），其出生时存在皮肤病变，极少数情况下伴有全身症状，并在 2~3 个月内发生完全自发退化。先天性 LCH 多表现为出生时或出生后早期的皮肤损害。皮肤硬结，红褐色结节和溃疡发生于生命的早期，但很少出现蓝莓松饼状的紫癜性病变，还可能出现器官受累的症状。丘疹性结节（直径 1~10 mm）、囊泡、硬皮可能散布在头皮、面部以及躯干和四肢，还可能发生溃疡。病愈后可能残留色素脱落或色素沉着性黄斑。先天性组织细胞增生往往在数周至数月内可自发消退。尽管该患儿目前尚无全身性疾病，且疾病发展的趋势是有利的，但仍建议进行长期随访，以监测患者是否有复发或进展的证据。

诊断

在组织病理学上，诊断的关键是识别病理 LCs，它类似于皮肤的正常 LCs，但不是树突状的病理 LC。病理 LC 由一个直径为 15~25 mm 的大型卵圆形单核细胞组成，具有折叠的核、不连续的核仁和适量的轻微嗜酸性均匀细胞质。当细胞核的凹陷影响其中心时，它就获得了肾形模式；如果凹陷影响周边，则核呈咖啡豆形状。Birbeck 颗粒是 LC 的独特超微结构标志，由胞质内膜体组成。

治疗

局部皮肤病变最好使用中度至强效的局部类固醇药物。如果严重的皮肤受累，可以局部使用20％氮芥溶液。因为易于管理，没有不良反应，可在门诊使用。补骨脂素加紫外线 A 照射是治疗单纯皮肤 LCH 的一种有效方法。

并发症

据报道，患者在初始症状、体征消失 5 年后可再复发。皮肤病变通常在 3 个月内消失，留下残留的色素沉着。最初诊断为慢性局灶性 LCH 的病例很少会发展为多灶性甚至弥漫性疾病。

临床启示

新生儿通常有水疱样病变，很容易被误认为是感染过程，在病程的后期可能会观察到更典型的"脂溢性"和"湿疹性"病变。此外，先天性皮肤病变可能表现为丘疹、黄斑或结节，其中一些呈中央漏斗状溃疡改变（图8-3），颜色通常为红色、棕色、蓝色或黄色。患有结节性病变的患者，无论是先天性还是后天性，通常预后较好。治疗后仍患有持续性脂溢或湿疹样病变的婴儿需要进行测试以排除 LCH。1989 年，组织细胞学会发布了 LCH 治疗指南，建议进行以下基础检查：包括血小板在内的全血细胞计数，肝功能检查，凝血功能，胸部、骨骼 X 线片摄影，尿渗透压测试。如果检查结果正常，建议每隔一个月重复检查一次。如果结果异常，则需要进一步检查及随访。骨扫描检查虽然对骨骼是否受累的敏感性较低，但仍可以提供有用的补充信息。

哈桑·易卜拉欣（Hassan Ibrahim），医学博士，吉列尔莫·桑斯特（Guillermo Sangster），医学博士，玛格丽特·E. 霍利斯特（Margaret E. Hollister），医学博士，希拉里·泰斯（Hilary Tice），医学博士，恩里克·冈萨雷斯（Enrique Gonzalez），医学博士，黛安娜·比安弗尼（Diana Bienvenu），医学博士，路易斯安那州，什里夫波特市，路易斯安那州立大学健康科学中心儿科

评论

贝斯以色列女执事医疗中心，达拉·布罗茨基博士

尽管先天性皮肤 LCH 通常会自行好转（如本例所示），但已有 7 例病例报告描述了患有 LCH 的早产儿发展为多系统疾病，具有较高的病死率[1]。E-钙黏着蛋白细胞表达的缺乏可能与严重的临床病程相关。2009 年，国际组织细胞协会发布了评估和治疗系统性 LCH 的最新指南，现在可以通过病变细胞内朗格罕细胞产生的特异性凝集素的阳性表达来确定 Birbeck 颗粒的存在，而不需要超微结构细胞质颗粒的直接证据[2]。应将腹部超声检查作为基础检查手段，以评估肝脾的大小和结构。

[1] Histiocyte society. Langerhans cell histiocytosis: evaluation and treatment guidelines. April: 2009；1-21. https：// histiocytesociety. org document. doc？id=290. Accessed March 30, 2017.

[2] Inoue M, Tomita Y, Egawa T, et al. A fatal case of congenital Langer-hans cell histiocytosis with disseminated cutaneous lesions in a premature neonate. Case Rep Pediatr, 2016；1-4.

新生儿低血压伴皮疹

病例报告

足月儿，出生6天，3700 g，因"进乳减少、易激惹、呼吸窘迫"急诊。患儿无发热，无呼吸道及胃肠道症状。母孕史及出生史无异常，母亲血清学检查、B组链球菌检测均为阴性。近期母亲健康，但患儿兄弟姐妹有鼻阻及咳嗽症状。患儿入院后因"呼吸窘迫"行气管插管呼吸机通气治疗，并给予60 ml/kg生理盐水和多巴胺改善其低灌注状态和低血压。查体发现患儿腋窝、躯干部存在红色斑丘疹，其他未见局灶体征。给予完善败血症评估，包括血液、尿液和脑脊液（cerebrospinal fluid, CSF）培养，给予氨苄西林、庆大霉素和阿昔洛韦行经验性抗菌治疗。患儿转至新生儿重症监护病房（NICU）进一步观察治疗。

病情进展

脑脊液检查：白细胞1个/mm³，红细胞760个/mm³，葡萄糖44 mg/dl，蛋白质95 mg/dl，革兰染色阴性。血常规：淋巴细胞减少，血小板正常；肝功能转氨酶正常。C反应蛋白（C-reactive protein, CRP）<0.5 mg/dl。胸部和腹部X线片正常。

患者在住院的最初24 h内发热至38.2 ℃，此后反复发热。血、尿液，

CSF 培养 48 h 内无细菌生长。单纯疱疹病毒聚合酶链反应（polymerase chain reaction，PCR）阴性，停用抗生素。经治疗后，患儿病情好转，拔除气管导管，停止使用呼吸机，开始经口喂养。然而皮疹却出现扩散，从躯干部扩散到腹部及会阴部，融合成大片的红斑，触摸或移动患儿时患儿出现烦躁不安。初步诊断为中毒性休克综合征，开始使用克林霉素治疗。进一步完善检查显示：A 组链球菌、金黄色葡萄球菌培养均为阴性。呼吸道病毒、肠病毒 PCR 均为阴性。淋巴细胞恢复正常。患儿存在无微生物培养证据的脓毒症样表现，并伴有红色皮疹，基于这种思路，我们做了进一步检查以明确诊断。

思考一下，患儿的诊断是什么？

讨论

诊断

血液、脑脊液中的双埃可病毒的逆转录酶 PCR（RT-PCR）检测均为阳性。住院第 4 天，胸部、腹部皮疹开始消退，红斑减少，大腿部的丘疹性红斑少见。患儿母乳喂养，病情好转出院。

疾病概述

人双埃可病毒（human parechoviruses，HPeVs）是属于微小核糖核酸病毒家族的单链 RNA 病毒，会引起人类多种疾病。HPeV 1 型和 2 型最早于半世纪前被发现，起初被误归为肠道病毒属，命名为埃可病毒 22 和 23。迄今为止，已经发现了该病毒的 16 种不同基因型。尽管 HPeV 是幼儿感染的常见病原体，但易被误诊[1]，随着分子诊断方法的应用，发现 HPeV 正在成为新生儿和婴儿感染中的重要病原体[2]。

58

HPeV 感染的患儿表现不尽相同，病情程度轻重不一，轻度可有自限性胃肠道或呼吸道感染，重度可致脑膜脑炎和败血症样综合征等[3]。其中感染 HPeV 3 型的新生儿和幼儿病情可能更严重[4,5]，其复制和传播的主要部位是呼吸道和胃肠道。

对涉及 HPeV 中枢神经系统感染的患儿进行回顾性研究发现，最常见的临床表现是败血症样综合征，最常见的症状是发热、易激惹和非特异性皮疹[6]。与肠病毒感染相比[7]，更多 HPeV 感染的婴儿可能出现败血症样综合征、皮疹，需要重症监护。HPeV 感染所致的皮肤病变主要为红色皮疹，主要为躯干部的红色斑丘疹、独特的掌跖部红斑，后者在高热新生儿和感染 HPeV 3 型的婴儿中曾有报道[4,5]。该患儿虽然血液和 CSF 中均存在 HPeV，但 CRP 正常，外周血白细胞计数低，且无脑脊液细胞数增多表现，这种情况既往也有报道[3,6,7]。

HPeV 感染可以通过 HPeV 的 RT-PCR 测试确诊，但需进一步的病毒测序确定 HPeV 的类型。HPeV 感染无特异的治疗方法，主要是支持治疗。

临床启示

在新生儿败血症和脑膜炎的鉴别诊断中应考虑 HPeV 的感染。建议将 CSF 和血液样本中的 HPeV 检测作为败血症诊断评估的一部分，尤其是对于 6 个月以下出现发热、皮疹的婴儿。

HPeV 感染常见白细胞计数和 CRP 值正常或偏低。脑脊液细胞数增多并不多见。

临床医师应该知晓，尽管肠道病毒和 HPeV 感染在临床上常有重叠，但常规的肠道病毒 PCR 检测并未包括 HPeV。

可以在血液、CSF、鼻咽和直肠粪便标本上进行 HPeV 的 RT-PCR 分析。及时进行 HPeV RT-PCR 检测可以优化婴幼儿的临床管理，可能减少抗生素的使用和住院时间。

苏什玛·努塔基（Sushma Nuthakki），医学博士，新生儿科，莫妮卡·I. 阿杜拉（Monica I. Ardura），博士，感染和免疫科，俄亥俄州，哥伦布市，美国国家儿童医院暨俄亥俄州立大学医学中心

参考文献

［1］Chieochansin T, Vichiwattana P, Korkong S, et al. Molecular epi-demiology, genome characterization, and recombination event of human parechovirus. Virology, 2011; 421（2）: 159－166.

［2］Harvala H, Simmonds P. Human parechoviruses: biology, epidemiology and clinical significance. J ClinVirol, 2009; 45（1）: 1－9.

［3］Verboon-Maciolek MA, Krediet TG, Gerards LJ, et al. Severe neonatal parechovirus infection and similarity with enterovirus infection. Pediatr Infect Dis J, 2008; 27（3）: 241－245.

［4］Boivin G, Abed Y, Boucher FD. Human parechovirus 3 and neonatal infections. Emerg Infect Dis, 2005; 11（1）: 103－105.

［5］Levorson RE, Jantausch BA, Wiedermann BL, et al. Human parechovirus-3 infec-tion: emerging pathogen in neonatal sepsis. Pediatr Infect Dis J, 2009; 28（6）: 545－547.

［6］Selvarangan R, Nzabi M, Selvaraju SB, et al. Human parecho-virus 3 causing sepsis-like illness in children from midwestern United States. Pediatr Infect Dis J, 2011; 30（3）: 238－242.

［7］Sharp JHC, Harrison CJ, Puckett K, et al. Characteristics of young infants in whom human parechovirus, enterovirus or neither were detected in cerebrospinal fluid during sepsis evaluations. Pediatr Infect Dis J, 2013; 32（3）: 213－216.

评论

佛罗里达大学医学院，约瑟夫·诺伊博士

　　最近一项对新生儿重症监护室（NICU）婴儿迟发性脓毒血症的回顾性研究显示：利用 RT-PCR 评估 HPeV 感染的患病率，84 个样本中有 11 个显示检测到 HPeV[1]。虽然还不清楚促使完善该检查的具体原因，但这提醒临床医师应该更经常地考虑到 HPeV 感染问题。如果读者想了解更多与这种病毒感染相关病变的

脑部影像改变，请参阅：Verboon-Maciolek MA, Groenendaal F, Hahn CD, et al. Ann Neurol, 2008; 64: 266 - 273.

[1] Davis, Fairley D, hristie, oyle, Tubman R, hields D. uman parechovirus infection in neonatal intensive care. Pediatr Infect Dis J, 2015; 34 (2): 121 - 124.

新生儿躯干部大面积皮肤缺损

病例报告

患儿，男，1 天，出生后即发现胸部和腹部有一巨大的先天性皮肤缺损，呈蝴蝶状分布于胸腹部两侧（图 10 - 1），转入新生儿重症监护病房（NICU）。

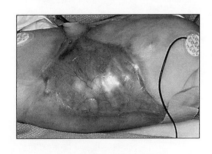

图 10 - 1 累及皮肤、肌肉和筋膜的界限分明的蝴蝶状病变，脐部未受累（出生后不到一天拍摄的照片）

母孕史和出生史

母亲，39 岁，G1P1。

妊娠最初为单绒毛膜单羊膜囊双胎妊娠，15 周时其中一胎胎死宫内。

产前超声检查除胎儿腹部周长略有缩小外，余无异常。

患儿母亲合并妊娠高血压，予以硫酸镁治疗。

否认任何家族性先天性异常、皮肤病史及免疫性疾病病史。

母亲无吸烟、饮酒或吸毒史。HIV、肝炎、风疹和 B 组链球菌检查均为阴性。

由于产程进展缓慢、产程延长，剖宫产出生，出生时无窒息复苏史，Apgar 评分 1 min、5 min 时分别为 8 分、9 分。

出生体重 3050 g。

病情进展

心率 139 次/min

呼吸 61 次/min

血压 79/42 mmHg

体温 37.1 ℃

血氧饱和度 99%

体重：3.05 kg（第 19 百分位）

头围：35 cm（第 31 百分位）

身长：48 cm（第 20 百分位）

体格检查

头面部：头颅无异常，头发分布正常，前囟未闭，平软，张力不高，面部无异常。

耳、鼻、喉：耳廓外形正常，无唇裂及腭裂，口腔黏膜无异常。

心血管：心音有力，心律齐，S1、S2 正常，无杂音。

肺部：无气促，双肺呼吸音清晰，无啰音。

腹部：腹软不胀，无器官肿大。

泌尿生殖器：正常男性生殖器。

皮肤：腹部和胸部下方有一块界限分明、对称的萎缩皮肤，以蝴蝶状分布延伸至两侧腋中线，受累皮肤呈半透明，下层真皮和肌肉缺失（图 10-1）。纤维带从肩部和臀部两侧对称延伸至受累区域（图 10-2）。脐以及背部、颈部、四肢和生殖器皮肤无异常。指甲无营养不良。

　　肌肉骨骼：四肢发育良好。

　　神经系统：反应好，声调正常，吮吸等生理反射正常。

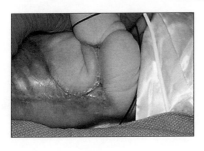

图 10-2　纤维带从皮肤缺损处延伸至上臂背侧（出生后不到一天拍摄的照片）

影像学检查

颅脑超声检查：无异常。

胸片：正常。

会诊意见

　　小儿皮肤科和整形外科会诊后建议，用凡士林敷料包裹患者皮肤缺损处，每天更换两次，口服广谱抗生素和静脉补液。

鉴别诊断

大疱性表皮松解症；

局灶性真皮发育不良；

先天性皮肤发育不全；

Setleis 综合征。

思考一下，患儿的诊断是什么？

诊断

先天性皮肤发育不全伴薄纸样胎。

专家意见

先天性皮肤发育不全（aplasia cutis congenita，ACC）是一种罕见的疾病，表现为病变区域内所有皮肤层缺失，境界清楚，常累及肌肉和骨骼。它的表现形式多样，可累及身体的任何部位，但85％的病例发生于头皮，病变部位为头皮时可累及硬脑膜。在宫内经历过一定程度愈合的皮损可以表现为纤维化瘢痕。

先天性皮肤发育不全可能是特发性的，也可能与各种先天性异常（脐膨出、气管食管瘘等）、先天性感染、致畸性或遗传性疾病（如 Goltz 综合征）等有关。弗里登（Frieden）[1]对不同的 ACC 亚型进行了分类，这些亚型具有皮肤受累的特征，并伴有或不伴有其他相关的先天性异常。

单绒毛膜单羊膜囊双胎的一胎胎死宫内是先天性皮肤发育不全的公认危险因素。受该疾病影响的婴儿通常表现出典型的躯干对称性"蝴蝶状"皮损，四肢周围有纤维带，不累及头皮。浸软的已死亡的胎儿（"薄纸样胎"）经常被发现嵌在胎盘中。10％的未累及头皮的 ACC 病例与纸样胎儿有关[2]。上述特征性分布的 ACC 伴有胎盘梗死或纸样胎儿，是典型的 Frieden V 类表现。

除了皮肤缺损，这类患者的其他表现可能包括指甲营养不良、单脐动脉或手脚畸形，还可能出现发育迟缓和（或）痉挛性麻痹等并发症。

发病机制

纸样胎儿与 ACC 之间的联系有多种解释。其中一种解释为血管吻合，该假说认为：双胎中已死亡的一胎的促凝物质促使存活胎儿出现血管内凝血，从而导致腹壁的皮肤和软组织发育不良[3]。已有 1 例 ACC 伴肝血肿的病例报告，进一步提示在该疾病的发病机制中存在血栓形成/血管事件。

活着的胎儿和死亡的胎儿之间的血流动力学改变也可能导致该病，因为死亡的胎儿脉管系统松弛，可能导致幸存胎儿的血液被分流移出。该疾病发病机制中的其他可能因素包括胎盘梗死或羊膜带对发育中皮肤的破坏作用。

诊断

根据患儿的病史和临床表现，诊断为 ACC 伴薄纸样胎。皮肤发育不良可作为一系列遗传疾病临床表现的一部分，包括几种单基因和染色体疾病（例如 13 -三体综合征）。

鉴别诊断包括多种综合征，例如局灶性真皮发育不全（Goltz 综合征，一种以线性萎缩斑块，骨骼缺损和其他外胚层异常为特征的 X 连锁疾病）或局灶性面部外胚层发育不良（以颞部瘢痕为特征，有时是更大症状群的一部分，例如 Setleis 综合征）。

大疱性表皮松解症是一组遗传性水疱样疾病，也需进行鉴别。这组异质性疾病常常表现为许多脆弱的皮肤斑块，摩擦后可发生皮肤斑块的剥脱。与 ACC 的不同之处在于它常累及身体的多部位，可伴有其他外胚层异常（例如指甲营养不良），但其皮肤下结构如真皮和肌肉存在。

治疗

急性期治疗的重点是预防感染、补充液体、控制疼痛。对于较小的 ACC 病变，可以使用局部敷料或隔离霜进行病变部位的保护。对于较大的病变，如常与纸样胎并发出现的病变，可能需要手术治疗。可以采取刃厚皮片或全厚皮片的皮肤移植或同种异体皮肤移植的形式。

用可充气装置或通过机械张力进行组织扩张可应用于大缺损中。也可以使用皮瓣，但是这些区域临近皮肤脉管系统异常可能会带来一些并发症。为了避免新生儿手术风险，在患儿生理功能成熟之前通常选择保守治疗。

对于本例患儿，我们使用凡士林敷料包裹皮肤缺损，每天更换两次。患儿经口喂养良好，很快建立肠内喂养，停止了静脉输液，使用葡萄糖及对乙酰氨基酚镇痛，在换药前使用麻醉镇痛药。患儿对上述疗法耐受良好，由于莫匹罗里导致其局部皮肤刺激，已终止使用。

患儿伤口上皮恢复良好，不需要使用全身或局部抗生素治疗。治疗 12 天后，教会患儿家属进行家中换药护理及瘢痕按摩，患儿由新生儿重症监护病房（NICU）出院。

出院后整形外科和皮肤科进行随访。出院 6 周后，他的伤口几乎完全愈合（图 10-3），身长和体重超过了第 50 百分位。患儿 4 个月大时，能够在支撑下坐稳，躯干稳定性良好。缺损皮肤的增生性瘢痕需要在 12 个月时进行瘢痕松解术。患儿 12 个月大时，发育正常（图 10-4）。

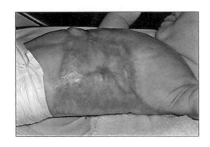

图 10-3　出生后 6 周缺损处出现肉芽组织

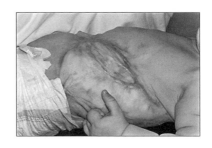

图 10-4　1 岁时皮肤缺损部位愈合后形成的瘢痕

临床启示

　　先天性皮肤发育不全的特点是局灶性皮肤层缺失。双胞胎一胎胎死宫内的病史是 ACC 的危险因素，并且已死胎儿浸软后（"纸样胎"）经常被发现嵌在胎盘中。在这种情况下，皮肤缺陷常累及腹部和下胸部，通常呈蝴蝶状分布。

　　发病机制可能为幸存胎儿和死亡胎儿之间的血管吻合，血栓形成物质可以通过循环传递给存活的胎儿（导致血管内凝血并继而破坏发育中的皮肤），或者通过改变血流动力学（存活的胎儿释放血流进入死胎）。

　　治疗主要是保守治疗，重点是使用凡士林敷料保持湿润，同时予镇痛、控制感染，加强营养支持治疗。必要时考虑手术治疗［包括皮肤移植和（或）组织扩张］。

丹尼尔·L. 肯尼（Daniel L. Kenney），医学博士，玛丽·R. 戴维斯（Marie R. Davis），医学博士，克里斯托弗·E. 科尔比（Christopher E. Colby），医学博士，萨米尔·马尔迪尼（Samir Mardini），医学博士，史蒂文·L. 莫兰（Steven L. Moran），医学博士，明尼苏达州罗切斯特市梅奥诊所

参考文献

［1］Frieden IJ. Aplasia cutis congenita：a clinical review and proposal for classification. J Am Acad Derma-tol，1986；14（4）：646－660.

［2］Kelly BJ, Samolitis NJ, Xie DL, et al. Aplasia cutis congenita of the trunk with fetus papyraceus. Pediatr Dermatol，2002；19（4）：326－329.

［3］Cambiaghi S, Schiera A, Tasin L, et al. Aplasia cutis congenita in surviving cotwins：four unrelated cases. Pediatr Dermatol，2001；18（6）：511－515.

［4］Bharti G, Groves L, David LR, et al. Aplasia cutis congenita：clinical management of a rare congenital anomaly. J Craniofac Surg，2011；22（1）：159－165.

［5］Tollefson MM. Aplasia cutis congenita. NeoReviews，2012；13（5）：e285－e292.

新生儿面部红斑病变

病例报告

早产儿，出生时右侧面部不对称；右耳畸形，软骨减少，耳廓肿胀、隆起。

母孕史

母亲 31 岁，G2P2（0-0-1-0），白种人，定期产前检查。

血型 B 型，抗体筛查阴性，乙型肝炎抗原阴性。未行风疹免疫、B 组链球菌检查。

出生史及最初的医院治疗经过

其母胎膜早破 45 h，分娩前接受了倍他米松和氨苄西林治疗。因"横位"行剖宫产，出生后 Apgar 评分 1 min 时为 2 分，5 min 时为 4 分，10 min 时为 6 分。出生体重 1125 g，出生时即进行了气管插管，清理出浓稠的黄色分泌物。

出生 24 h 内给予 3 剂表面活性药物。予高频振荡通气，压力要求高，平均气道压高达 25 torr（1 torr = 1 mmHg，译者注）。因低血压给予容量复苏及多巴胺治疗；因超声心动图示肺动脉高压，且患儿需要 1.00 的 FiO_2，给予吸入一氧化氮治疗，患儿对该治疗反应良好，出生第 4 天，拔管改为经鼻持续气道正压通气，出生后 21 天停止呼吸支持。禁食 3 ~ 4 天。

由于最初的表现，抽血行血培养，婴儿在出生后不久就开始接受氨苄西林和庆大霉素治疗。血培养、气管导管分泌物培养均阴性，C 反应蛋白（CRP）在出生后第 1、2、3 天分别 < 0.2 mg/dl、1.0 mg/dl 和 0.4 mg/dl，但血常规白细胞计数（WBC）为 $52.2 \times 10^3/\mu l$（$52.2 \times 10^9/L$），尽管培养阴性，患儿还是接受了 7 天的抗生素治疗。

出生后第 1 天、第 7 天的颅脑超声检查未发现颅内出血。最初的超声心动图显示动脉导管未闭，出生后 5 天复查显示自发闭合。

在接下来的几周中，婴儿逐渐进食建立肠内营养，停用呼吸支持。出生第 8 周，体重为 2400 g。

病情进展

日龄 56 天，婴儿已建立全肠内营养，混合喂养，不需要氧疗。但当日清晨，患儿右侧脸颊出现红斑（图 11 - 1）。

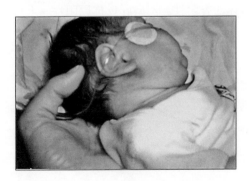

图 11 - 1　右侧脸颊的红斑病变

　　在接下来的几个小时中，婴儿的呼吸窘迫加剧，从鼻导管吸氧发展到气管插管呼吸机机械通气。

　　胸部 X 线片显示双肺弥漫性浸润性病变（图 11－2）。

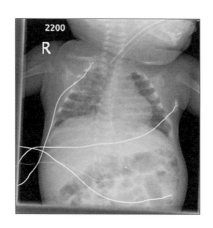

图 11－2　胸部 X 线片显示双肺弥漫性浸润性病变

　　病情变化 12 h 后，右脸颊的红斑增加，病变扩散至颏下区，在颏下区和右脸颊皮肤变为紫红色。在右脸颊上方有一区域出现波动感（图 11－3）。

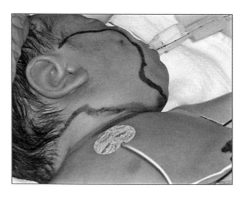

图 11－3　右脸颊红斑增多

71

实验室检查结果

WBC $16.5 \times 10^3/\mu l$（$16.5 \times 10^9/L$），中性粒细胞 50%，淋巴细胞 20%，单核细胞 5%。

CRP 0.9 mg/dl。

鉴别诊断

皮肤外伤

蜂窝织炎

局部治疗引起的化学性烧伤/皮炎

颌下间隙感染

唾液腺感染

感染病变（葡萄球菌感染或疱疹病变）

（改编自 Pickett 和 Gallaher，2004）[1]

若为感染，则可能的致病菌是什么？

大肠杆菌？

B 组链球菌？

铜绿假单胞菌？

金黄色葡萄球菌？

思考一下，患儿的诊断是什么？

实际诊断

B 组链球菌败血症和蜂窝织炎

血培养 12 h 报有 B 组链球菌生长。当时 CRP 浓度为 9.1 mg/dl。患儿呼吸窘迫进行性加重，机械通气需高压力，平均气道压 20 torr，FiO_2 1.00，调整为高频振荡通气，并予一氧化氮吸入治疗。由于患儿的病情不稳定，未进行腰穿。给予 2 g/kg 的静脉免疫球蛋白治疗。

使用抗生素治疗 24 h 后，病变仍进行性加重，临床状况仍在恶化，经过外科会诊，予以外科手术清除病变。术中见真皮区有坏死，但筋膜完整（图11-4）。

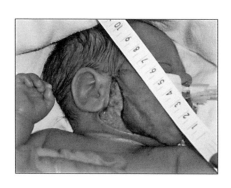

图 11-4　手术清创后右脸颊坏死、筋膜完整区域

患儿的临床状况在接下来的几天仍然很严重，但有所改善。术后第 6 天CRP 降至 1.4 mg/dl。面部骨骼的计算机断层扫描未显示骨侵蚀或骨髓炎的迹象。1 个月后，伤口基本闭合，无须进一步手术干预（图 11-5）。

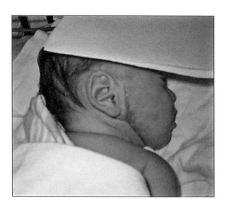

图 11-5　术后 1 个月的右脸颊

专家意见

虽然相对罕见，但晚发型 B 组链球菌（group B steptococcus，GBS）感染可表现为蜂窝织炎。发生蜂窝织炎时，通常累及面部，包括颊部、颌下和颏下，这可能与黏膜定植紧密接近有关。一些报道还描述了可能出现同侧中耳炎伴蜂窝织炎[1]。其他受累区域包括咽后部、腹股沟区、会阴部和小腹。对文献进行回顾后显示早产儿可能更容易发生该病变[2]。

有报道 B 组链球菌感染还与 6 名成人和 1 名儿童的坏死性筋膜炎病变有关。其危险因素包括糖尿病、外伤或手术史。新生儿坏死性筋膜炎相对较少，但也有文献报道，最常见的是累及腹壁，但也可累及胸部、背部、头皮和四肢[3]。坏死性筋膜炎通常是继发于脐炎，乳腺炎或大疱性脓疱病，它通常与多种微生物感染有关，包括金黄色葡萄球菌以及梭状芽孢杆菌和拟杆菌属。需要注意，A 组链球菌和耐甲氧西林的金黄色葡萄球菌也与严重坏死性筋膜炎有关。

在蜂窝织炎和坏死性筋膜炎中，感染的首发症状通常是感染部位出现红斑，随后，皮肤出现硬结、皮温增高。通常无发热，但可伴有全身性败血症的临床表现，即使之前病情平稳的患者也常需要呼吸支持。病变进展迅速，可累及大部分面部和身体的其他部位。

晚发型 B 组链球菌感染

自从美国疾病控制与预防中心制定了减少围生期 GBS 传播的指南以来，早发型的 GBS 败血症有所减少，但是，迟发型 GBS 感染的发病率一直保持不变。需要关注的是，尽管该患儿在出生后第一周已开始使用氨苄西林和庆大霉素治疗，但是这个孩子仍然发生了迟发型的 GBS 感染。

大多数患者对抗生素治疗反应良好。如果在血培养中检测到病原菌，则可针对病原菌给予治疗。由于 GBS 常引起脑膜炎，因此获取脑脊液进行分析是非常重要的。但是，如果患者临床病情不稳定，则在初次就诊时可能无法行腰椎穿刺获取脑脊液。

致病性Ⅲ型 B 组链球菌在菌株定植的新生儿中对其黏膜上皮的黏附力增加，并且可能无法通过单一疗程的抗生素根除，住院的新生儿可能会再次发生 GBS 感染。该患者的菌株血清型为 Ia/c 型。

亨利·C. 李（Henry C. Lee），医学博士，戴维·K. 洪（David K. Hong），医学博士，加利福尼亚州斯坦福市，斯坦福大学医学中心

参考文献

［1］Pickett KC, Gallaher KJ. Facial submandibular cellulitis associated with late-onset group B streptococ-cal infection. Adv Neonatal Care, 2004；4（1）：20－25.

［2］Hsieh WS, Yang PH, Chao HC, et al. Neonatal necrotizing fasciitis：a report of three cases and review of the literature. Pediatrics, 1999；103（4）：e53－e54. http：// pediatrics. aappublications. org/cgi/content/ full/103/4/e53.

［3］Lang ME, Vaudry W, Robinson JL. Case report and literature review of late-onset group B streptococ-cal disease manifesting as necrotizing fasciitis in preterm infants：is this a new syndrome? Clin Infect Dis, 2003；37（9）：e132－e135. http：// www. journals. uchicago. edu/CID/journal/issues/v37n9/31448/31448. html.

［4］Asmar BI. Neonatal retropharyngeal cellulitis due to group B streptococcus. Clin Pediatr （Phila）, 1987；26（4）：183－185.

［5］Baker CJ. Group B streptococcal cellulitis-adenitis in infants. Am J Dis Child, 1982；136（7）：631－633.

［6］Barton LL, Ramsey RA, Raval DS. Neonatal group B streptococcal cellulitis-adenitis. Pediatr Dermatol, 1993；10（1）：58－60.

［7］Chen HJ, Lee PI, Huang LM, et al. Group B streptococcal cellulitis of per-ineum and lower abdomen：report of one case. Zhonghua Min Guo Xiao Er Ke Yi Xue Hui Za Zhi,

1996; 37 (2): 135 - 137.

[8] Doedens RA, Miedema CJ, Oetomo SB, et al. Atypical cellulitis due to group B strepto-coccus. Scand J Infect Dis, 1995; 27 (4): 399 - 400.

[9] Hauger SB. Facial cellulitis: an early indicator of group B streptococcal bacteremia. Pediatrics, 1981; 67 (3): 376 - 377.

2 日龄足月女婴伴癫痫样症状

病例报告

足月儿，女，2 天，表现为频繁的咂嘴、眼肌抽动以及左臂和腿部抽动。给予苯巴比妥负荷量，仍有全身阵挛性发作，伴有血氧饱和度波动及呼吸暂停，需间歇性面罩通气，给予苯巴比妥重复剂量和苯妥英钠负荷量。

完善血常规、血培养等败血症相关检查。原计划进行腰椎穿刺，但由于患儿病情恶化推迟了。

入院后使用经验性抗生素和阿昔洛韦抗感染治疗，给予机械通气后转入三级转诊医院进行进一步评估和治疗。转入三级转诊医院后不久，患儿腿部和下部躯干出现了呈线性分布的融合性红斑皮疹（图 12 - 1 和图 12 - 2）。

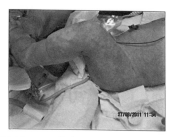 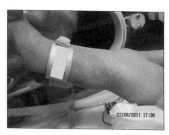

图 12 - 1　出生后 44 h 出现的皮疹　　　图 12 - 2　腿部皮疹呈线性分布

母孕史

母亲年龄 30 岁，G4P3，此胎为第 4 胎。

产前检查完善。

胎儿超声检查结果正常。

母亲孕期有抑郁症病史，轻度智力低下，母亲和患儿的女性姐妹有尿失禁病史（在转运时尚未知，但非常重要）。

无疱疹感染史。

出生史

分娩自发启动。

经阴道分娩，无复苏史。

Apgar 评分 1 min 9 分，5 min 9 分。

出生体重 3390 g。

头围 35.9 cm。

病情进展

入院初步检查示患儿为适于胎龄儿，无畸形。予以呼吸机机械通气及镇静治疗。神经系统检查：前囟饱满但张力不高，全身肌张力增高，双侧腱反射增强，踝阵挛阳性。如图所示，皮疹本质上是非囊疱性的。

在脑电图上确认，患儿继续有与生命体征变化（心动过缓，血氧饱和度下降的呼吸暂停）相关的间歇性癫痫发作。给予大剂量咪达唑仑静滴控制癫痫发作。苯巴比妥血药浓度 236 μmol/L（54.3 mg/L）、苯妥英钠血药浓度 64 μmol/L（16.2 μg/L）。

实验室检查

白细胞计数：$8.34 \times 10^3 / \mu l$，中性粒细胞 71%，淋巴细胞 17%，嗜酸性粒细胞 5%；

血红蛋白 16.3 g/dl，血细胞比容 44.8%；

血小板计数 $144 \times 10^3/\mu l$；

血清尿素氮：1.6 mmol/L（4.49 mg/dl）；肌酐：36 $\mu mol/L$；

血总钙：2.16 mmol/L（8.66 mg/dl）；离子钙：1.19 mmol/L（4.76 mg/dl）；

碱剩余 1.1；

尿液筛查阴性；

血浆氨基酸，血氨和乳酸均正常。

影像学检查

转运当天完善的磁共振成像（图 12－3）提示除小脑和脑干外双侧大脑广泛梗死。

颅脑超声（图 12－4）：未见颅内出血，脑室大小正常。

脑电图（苯巴比妥和苯妥英钠负荷量治疗后）：多灶性癫痫样放电，左侧大脑中部区域最明显，并有短暂的抑制。

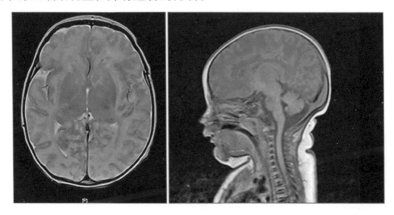

图 12－3　显示除小脑和脑干外双侧大脑广泛脑梗死。基底节区见少许点片状弥散受限信号影。在弥散限制区域，可见广泛 T1 低信号、T2 高信号。顶部可见对梯度回声扫描敏感的斑片状区域，提示出血。胼胝体弥漫性发育不全。血管造影未见主要血管狭窄或闭塞征象。基底神经节区域的高乳酸峰值提示细胞坏死

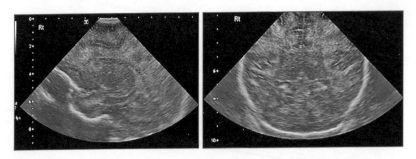

图 12 - 4 头部颅脑超声图像显示脑室系统狭窄，未见局灶性颅内出血

眼科检查

可见右眼视网膜外围的无血管区域、黄斑处有樱桃红色斑点，可能是梗死/血管闭塞。视盘肿胀，无视网膜脱离（图 12 - 5）。提示右眼视力的预后较差。

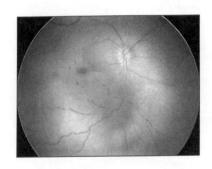

图 12 - 5 右视网膜周围无血管区域、黄斑处有樱桃红色斑点，可能是梗死性血管闭塞

鉴别诊断

新生儿疱疹性脑炎

新生儿脑卒中

色素失禁症并神经系统受累

代谢性疾病与脑病

毒性红斑

诊断

色素失调症（incontinentia pigmenti，IP）。

专家意见

色素失调症也称为 Bloch-Sulzberger 综合征，是一种 X 连锁显性神经皮肤性疾病，会影响皮肤、中枢神经系统、眼睛、牙齿、头发、指甲和骨骼系统。

色素失调症与 *IKBKG* 基因（以前称为 *NEMO/NF-B* 必需调节基因）的突变有关，其中高达 80% 的受影响个体存在 4~10 个外显子的大规模缺失。其他突变是基因的小插入或缺失。

色素失调症很罕见，迄今有 900~1200 名受影响的个体报告。在 30% 的病例中，母亲有家族史。而 68% 的病例是散发的，其中 80% 以上是父亲遗传的种系突变。

IKBKG 基因在许多免疫，炎性和凋亡途径中起着重要作用，并被发现可以抵抗肿瘤坏死因子诱导的细胞凋亡。

皮肤特征性病变分为 4 个阶段：

第 1 阶段（红斑水疱期）：从出生到大约 4 个月。皮肤呈囊疱变色，红斑，累及躯干和四肢，呈不规则、大理石纹或波浪线状分布。

第 2 阶段（疣状增生期）：年龄 4~6 个月。疣状皮疹可持续几个月。

第 3 阶段（色素沉着期）：出生 6 月到成年。旋涡状黄斑色素沉着，沿布拉什科线有不规则的皮肤色素沉着。

第 4 阶段（平静期）：成年期。皮肤成瘢痕、色素沉着和局部脱皮改变。

色素失调症通常会影响皮肤以外的其他系统。伴有脱发，多发生在第 1

阶段起水疱后形成瘢痕的部位。头发、睫毛、眉毛稀疏。乳腺组织异常，包括乳腺发育不全及乳头异常。可能发生牙髓病、牙齿畸形。指甲可能出现营养不良，类似于甲癣，但多为暂时性的（多数见于第 2 阶段）。

IP 的神经系统异常不太常见。通过对 30% 的患者进行回顾性研究表明，新生儿惊厥和（或）脑病是常见的神经系统表现，会出现发育迟缓和（或）脑瘫。磁共振成像显示：存在广泛的皮质坏死，囊性病变，基底节萎缩。多次重复扫描显示髓鞘形成无进展。

IP 的新生儿脑梗死被认为是微血管血管闭塞所致。多达 77% 患儿具有眼科表现，其中 43% 存在视力障碍。这些疾病包括视网膜脱落（通常发生在 6 岁之前）、严重近视、视神经萎缩和斜视。不太严重的眼部受累包括视网膜色素上皮缺损和角膜混浊。

IP 临床诊断标准：至少一项主要标准，包括从婴儿期到成年阶段，视网膜疾病或至少 1 个一级亲戚患有 IP 的证据；次要标准为典型皮肤改变，牙齿、头发、指甲、视网膜病变。完全没有次要标准应引起对诊断的怀疑。皮肤活检显示在囊泡期有许多嗜酸性粒细胞和大的角化不全细胞的海绵状皮炎。*IKBKG* 是已知与 IP 相关的唯一一基因。可以进行靶向突变分析、序列分析及 X 染色体检查，但是，未能确定 *IKBKG* 突变也不能排除该诊断。

由于 IP 是通过 X 连锁显性方式遗传的，因此男性易受 *IKBKG* 功能丧失突变的影响。只有那些具有 *IKBKG* 缺失的 47，XXY 核型或体细胞镶嵌性的患者可以存活。因此，活产儿童的发病和性别预期比例为：未受影响的女性占 1/3，受影响的女性占 1/3，未受影响的男性占 1/3。女性 IP 的预后通常良好，但若存在神经或眼科并发症的患者则预后较差。色素失调症的染色体通常不稳定，如果发生染色体破裂，患者罹患恶性肿瘤的风险将会增加。

在这种情况下，可能会出现第 1 阶段缺乏水疱性皮肤病变，但可通过皮肤活检来确定皮疹。随着病变发展为色素沉着过度，再加上家族病史以及眼睛及中枢神经系统病变的发现，在临床上可证实 IP 的诊断。

病例后续变化

患儿逐渐脱离咪达唑仑静滴，改为苯巴比妥和苯妥英钠口服后癫痫发作得到良好控制。撤离气管插管通气后因吮吸弱给予管饲喂养。病情逐渐好转出院，出院后继续神经病学及遗传学随访。

朱安·伊·贡（Juin Yee Kong）医学博士，约翰·史密斯（John Smyth）医学博士，安妮·特纳（Anne Turner）医学博士，澳大利亚悉尼兰德威克皇家妇女医院和悉尼儿童医院

参考文献

［1］ Ahmad R-CS, O'Regan GM, Bruckner A. Blisters and erosions in the neonate. NeoReviews, 2011; 12 (8): e453 - e462.

［2］ Bedocs LA, O'Regan GM, Bruckner A. Red, scaly babies: neonatal erythroderma. NeoReviews, 2011; 12 (6): e325 - e334.

［3］ Carney RG. Incontinentia pigmenti. A world statistical analysis. Arch Dermatol, 1976; 112 (4): 535 - 542.

［4］ Chatkupt S, Gozo AO, Wolansky LJ, et al. Characteristic MR findings in a neonate with incontinentia pigmenti. AJR Am J Roentgenol, 1993; 160 (2): 372 - 374.

［5］ Cohen BA. Incontinentia pigmenti. Neurol Clin, 1987; 5 (3): 361 - 377.

［6］ Cohen PR. Incontinentia pigmenti: clinicopathologic characteristics and differential diagnosis. Cutis, 1994; 54 (3): 161 - 166.

［7］ Dutheil P, Vabres P, Cayla MC, et al. Incontinentia pigmenti: late sequelae and genotypic diagnosis: a three-generation study of four patients. Pediatr Dermatol, 1995; 12 (2): 107 - 111.

［8］ Francis JS, Sybert VP. Incontinentia pigmenti. Semin Cutan Med Surg, 1997; 16 (1): 54 - 60.

[9] Goldberg MF, Custis PH. Retinal and other manifestations of incontinentia pigmenti (Bloch-Sulzberger syndrome). Ophthalmology, 1993; 100 (11): 1645 - 1654.

[10] Hadj-Rabia S, Froidevaux D, Bodak N, et al. Clinical study of 40 cases of incontinentia pigmenti. Arch Dermatol, 2003; 139 (9): 1163 - 1170.

[11] Happle R. A fresh look at incontinentia pigmenti. [Editorial] Arch Dermatol, 2003; 139 (9): 1206 - 1208.

[12] Landy SJ, Donnai D. Incontinentia pigmenti (Bloch-Sulzberger syndrome). J Med Genet, 1993; 30 (1): 53 - 59.

[13] Maingay-de Groof F, Lequin MH, Roofthooft DW, et al. Extensive cerebral infarction in the newborn due to incontinentia pigmenti. Eur J Paediatr Neurol, 2008; 12 (4): 284 - 289.

[14] Mangano S, Barbagallo A. Incontinentia pigmenti: clinical and neuroradiologic features. Brain Dev, 1993; 15 (5): 362 - 366.

[15] Phan TA, Wargon O, Turner AM. Incontinentia pigmenti case series: clinical spectrum of incontinentia pigmenti in 53 female patients and their relatives. Clin Exp Dermatol, 2005; 30 (5): 474 - 480.

[16] Sankararaman S, Pramanik A, Vanchiere J, et al. Blister in a baby: benign or bothersome? Neo-Reviews, 2011; 12 (2): e102 - e104.

[17] Scheuerle A, Ursini MV. Incontinentia pigmenti// Pagon RA, Bird TD, Dolan CR, et al. GeneReviews. Seattle, WA: University of Washington, 2017. Bookshelf ID: NBK1472 PMID: 20301645.

[18] Shuper A, Bryan RN, Singer HS. Destructive encephalopathy in incontinentia pigmenti: a primary disorder? Pediatr Neurol, 1990; 6 (2): 137 - 140.

[19] Smahi A, Courtois G, Rabia SH, et al. The NF-kappaB signaling pathway in human diseases: from incontinentia pigmenti to ectodermal dysplasias and immune-deficiency syndromes. Hum Mol Genet, 2002; 11 (20): 2371 - 2375.

第三部分

内分泌系统疾病

病例 13

5 日龄新生儿反复低血糖

病例报告

患儿为男性婴儿，日龄 5 天。因"少动、精神反应差"转入当地医院治疗。在私立医院产钳助产出生。孕期无异常。患儿父母近亲（叔叔—侄女）结婚。出生体重 3.25 kg。据患儿父母诉，患儿出生后 1 h 才哭，少动，吃奶差。出生数小时后，患儿出现唇甲发绀，全身强直性和阵挛性抽搐。抗惊厥药物和葡萄糖静脉注射治疗无效。外院诊断为"缺氧性脑损伤、颅内出血可能"。经鼻胃管母乳喂养后，抽搐频率降低（具体诊疗过程不详）。

患儿系第 1 胎第 1 产，患儿母亲孕期饮食佳，否认糖尿病史。患儿日龄 5 天入院查体：身长 49 cm，体重 3.66 kg，头围 33 cm。少动、精神反应差。体温 36.6 ℃，心率 170 次/min。哭声低弱，疼痛刺激反应小。前囟平软，拥抱反射不全，吸吮和觅食反射差。未见其他特殊症状及酸中毒症状。其余查体未见明显异常。

血检示电解质、钙和胆红素含量正常；脑脊液（CSF）、尿常规、心电图、胸部和颅骨 X 线检查、腹部超声均正常。血培养（—），脑脊液培养（—），尿培养（—）。血氧饱和度 98%。入院时血糖 41 mg/dl（2.28 mmol/L），每 1~4 小时监测 1 次。尿酮（—）。

尽管以 15 mg/（kg·min）的速度静脉输注葡萄糖，并每小时经鼻胃管喂养母乳 1 次，患儿仍会反复发生低血糖。经静脉输注葡萄糖后患儿活动增加，精神反应佳，上述症状消失，但若静脉输注葡萄糖浓度低于 15 mg/（kg·min）则患儿血糖浓度急剧下降。患儿体重每天增加约 54 g。

思考一下，该患儿的诊断是什么？

讨论

诊断与鉴别诊断

考虑到婴儿持续性高胰岛素低血糖症（persistent hyperinsulinemic hypoglycemia of infancy，PHHI）的可能，我们对患儿的 11 个血液样本进行了胰岛素∶葡萄糖比值分析（表 13 - 1）。结果提示患儿存在顽固性低血糖及与血糖水平不相称的相对高胰岛素血症。以每分钟超过 10 mg/kg 的速度输注葡萄糖，顽固性低血糖依然存在。胰岛素与葡萄糖的比值在低血糖和正常血糖浓度时均超过 0.4（正常为 0.65～3.08），患儿体重增加迅速。在静脉输注葡萄糖和增加喂养次数后，低血糖的所有症状缓解。

表 13 - 1　患儿的胰岛素∶葡萄糖比值

标本编号	血糖 （mg/dl）（mmol/L）	胰岛素浓度 （μU/ml）	胰岛素∶血糖比值
1	27（1.5）	19.6	0.73
2	44（2.4）	33.6	0.76
3	29（1.6）	30	1.03
4	28（1.6）	19.4	0.69
5	59（3.3）	26.5	0.49

（续表）

标本编号	血糖 （mg/dl）（mmol/L）	胰岛素浓度 （μU/ml）	胰岛素：血糖比值
6	30（1.7）	70.5	2.35
7	29（1.6）	39.5	1.36
8	37（2.1）	69.2	1.87
9	40（2.2）	26	0.65
10	41（2.3）	62.5	1.52
11	44（2.4）	135.4	3.08

窒息可能会导致持续的高胰岛素血症状态，但对该患儿随访到 3 岁时发现其可以达到符合年龄阶段的生长发育水平，故而排除窒息可能。患儿无Beckwith-Wiedemann 综合征、皮质醇缺乏、糖原储存病、脂肪酸氧化缺陷或Münchausen 综合征表现。

根据患儿的血浆酮、游离脂肪酸、氨、乳酸、丙酮酸、氨基酸、肉碱和酰肉碱含量可排除其他疾病。患儿遗传代谢筛查结果为阴性。在低血糖期时，患儿皮质醇和生长激素浓度升高，其他情况下正常。其他鉴别手段包括超声检查、计算机断层扫描和磁共振成像结果可鉴别局灶性腺瘤。门静脉和胰静脉插管取样检验葡萄糖、胰岛素和 C 肽有助于鉴别局灶性和全身性疾病。胰腺组织学检查在鉴别局灶性疾病时是必要的。以 18F－DOPA（18 氟－左旋多巴）行 PET CT（正电子发射计算机断层扫描）可鉴别诊断局灶型和弥漫型胰岛病变。

婴儿期持续高胰岛素低血糖（PHHI）

婴儿持续性高胰岛素性低血糖症的主要特征为顽固的低血糖及与血糖水平不相称的高胰岛素血症，此类病例不多见。胰岛素分泌增高可能是由于胰岛素分泌或葡萄糖感受机制的结构或分子异常所致。高胰岛素浓度促进肝和骨骼肌的糖生成，降低血浆游离葡萄糖和游离脂肪酸浓度，导致顽固性低血糖和神经性低血糖症。

PHHI 有两种类型的组织学异常。胰岛细胞弥漫性异常占 66.6% ~ 75%。其中不足 50% 的病例可能是磺酰脲受体突变和钾离子通道内整流所致。局灶性腺瘤在 25% ~ 33.3% 的病例中可见，可能是由于腺瘤中印记染色体 11p15 区域的母源等位基因丢失，丢失可能始于胎儿期的单个胰腺细胞。

局灶性腺瘤型，腺瘤常见于胰腺尾部和胰体，单发多见，偶见多灶性。常因体积过小而无法通过影像学手段识别。胰岛样细胞团具有导管-胰岛复合体、巨核肥大细胞、发达的内质网和突出的高尔基复合体。组织化学染色显示含胰岛素细胞增多。胰腺其余部分正常。在胰岛细胞弥漫型病变中，腺瘤样改变遍及整个胰腺，肉眼观正常。

在家族性病例中，PHHI 可为常染色体隐性遗传，也可以是显性遗传，涉及以下 4 个基因：*SUR1*、*KCNJ11*、*GCK* 或 *GLUD1*。

在近亲和非近亲婚配中，PHHI 的发病率分别约为每活产婴儿 1/50000 和 1/2500。男性发病率较高。症状通常出现在出生后到 18 个月，成年人起病则很少见。

患儿出生后不久就会出现持续的低血糖症状，包括嗜睡、无力、青紫、淡漠、焦躁、体温低于正常水平、心动过速、呼吸暂停和癫痫。年龄较大的婴儿可出现出汗增加和行为改变。持续高浓度的静脉葡萄糖注射和增加喂养次数能迅速缓解症状。患儿体重通常因此增加迅速。患儿血糖正常时，无明显的体格检查异常。畸形、酮症、酸中毒和内脏肿大可提示可导致低血糖的其他原因。

欧洲高胰岛素血症研究网络（Aynsley-Green，2000）制定了一份关于 PHHI 的共识文件。他们建议及时治疗低血糖，持续注射葡萄糖并增加喂养次数。低血糖期间可以使用胰高血糖素来提高血糖浓度。可用二氮嗪、奥曲肽（生长抑素类似物）和硝苯地平抑制胰岛素释放。不同患儿对这些药物的反应各不相同，而且通常会有不良反应。一般情况下，尽管药物可以缓解病情并推迟手术时间，仍需对患儿进行95%或近全胰腺切除。

药物治疗不能维持正常血糖，确定有局灶性疾病，或患儿家属倾向于做手术。术前和术中应采用多种技术确定局灶型胰腺病变，以确保最大程度保留胰腺组织。

术后并发症包括低血糖以及随后的糖尿病和胰腺外分泌功能不足，通常需对患儿进行胰岛素和胰腺外分泌激素补充治疗并对患儿进行长期随访。如有必要，可冷冻保存切除的胰岛细胞以供未来自体移植使用。

本案中的患儿没有进行药物治疗，他的父母选择了手术治疗。该患儿于出生后第34天行胰腺近全切除术。切除的胰腺组织病理组织学符合PHHI弥漫型改变。除术中及术后第1周无酮尿的高血糖外，患儿恢复顺利，高血糖可能是因为手术中和术后短期胰腺处于手术休克状态。术后患儿血糖恢复正常，未进行胰岛素或胰腺外分泌补充治疗，经过3年的随访，患儿的生长和发育正常。

临床启示

尽管PHHI很少见，但该疾病是婴幼儿早期低血糖的重要原因。其症状类似于缺氧缺血性脑损伤、颅内出血或脓毒症，但在临床上仍比较容易发现低血糖并进行鉴别。癫痫发作、低体温、易激惹、青紫、淡漠、心动过速、低肌张力及呼吸暂停，治疗后症状迅速缓解，需要较高的葡萄糖注射速率以维持正常血糖，以及体重增加超过正常，均提示PHHI可能。胰岛素：葡萄糖的比值超过0.4支持PHHI诊断。患儿在进行药物及手术治疗之前、期间和之后，都必须定期监测血糖。早期诊断是避免长期严重低血糖导致死亡或永久性脑损伤的关键。长期严重低血糖将会导致发育迟缓、反复抽搐发作和不可逆转的精神发育迟滞。

致谢

我们感谢已故名誉教授 K. E. 曼明（K. E. Mammen）博士，他作为 PSGIMSR 首席外科医师为该患儿主刀手术。参与该婴儿治疗护理的 T. L. 伽耶特黎（T. L. Gayathri）、A. T. 特贾瓦蒂（A. T. Tejavathi）、A. 佳纳克伊（A. Janaki）、苏达·克里希南（Sudha Krishnan）和 R. 萨罗吉尼·德维（R. Sarojini Devi）博士，以及指导该婴儿医疗管理的 C. M. C. 医院前儿科内分泌主任 P. 拉古帕斯（P. Raghupathy）教授；感谢 C. M. C. 医院 RGMTH 和 PSGIMSR 的全体职员，C. M. C. 医院生物化学和病理学系为该患儿的医学检验和病理学分析做出了贡献。马来西亚沙捞越大学图书馆的职员及时为我们提供了最新的参考资料。

帕德米尼·文卡塔拉马尼（Padmini Venkataramani），原在印度拉马纳·古德医疗信托医院，现在在马来西亚沙捞越古晋大学儿科和儿童健康系；帕瓦伊·A. 加内桑（Pavai A. Ganesan），印度哥印拜托市 PSG 医学科学研究所儿童外科

参考文献

[1] Aynsley-Green A, Hussain K, Hall J, et al. Practical management of hyperinsulinism in infancy. Arch Dis Child Fetal Neonatal Ed, 2000；82（2）：F98 - F107.

评论

贝斯以色列女执事医疗中心，达拉·布罗茨基博士

自 2007 年该病例公布以来，我们又发现了先天性高胰岛素血症的额外的基因异常。目前已知 50% 的 PHHI 患者有遗传学缺陷。这些缺陷发生在调节胰岛 β 细

胞胰岛素分泌的 11 个不同基因中，最常见和最严重的一种缺陷为 *ABCC8* 和 *KCNJ11* 异常[1,2]。不幸的是，二氮嗪对这两个基因突变的大多数患者的低血糖治疗无效。对于二氮嗪治疗无应答的患儿，建议进行基因突变分析，以快速确定最合适的治疗方法（即奥曲肽、局部切除或近全胰腺切除），并将脑损伤降至最低。目前新的医学策略正在研究开发中，包括胰高血糖素样肽受体拮抗药、西罗莫司抑制药和长效生长抑素类似物[3]。

[1] Nessa a, rahmansa, hussain K. hyperinsulinemic hypoglycemia-the molecular mechanisms. Front Endocrinol, 2016；7：29.

[2] Stanley CA. Perspective on the genetics and diagnosis of congenital hyperinsulinism disorders. J ClinEndocrinolMetab, 2016；101（3）：815－826.

[3] De Leon DD, Stanley CA. Congenital hypoglycemia disorders：new aspects of etiology, diagnosis, treatment and outcomes. Pediatr Diabetes, 2017；18（1）：3－9.

5 周龄婴儿脱水，尿多

病例报告

胎龄 41 周女性婴儿，出生后健康，现为 5 周龄，因"喂养差 2 天"冬季时到当地医院急诊科就诊。患儿母亲诉宝宝较平时乏力，"吃不饱"，吸吮乳头无力。

患儿两周前开始出现干咳，每次喂奶后呕吐，呕吐物每次约为 1 盎司（1盎司 =29.57 ml，译者注），未见胆汁及血液。外院医师告诉患儿母亲孩子呕吐是"正常的婴儿吐口水"，并给予镇咳药及感冒药治疗，病情无好转。3 天前，患儿在每次喂奶后出现喷射状呕吐。

患儿母亲诉患儿今日精神反应差，吃奶差，呼吸深大、困难，咳嗽为阵发性，较前频繁，但口唇颜色无改变。患儿较平时难以唤醒。

尽管患儿今日没有喂奶，但尿量与平时相同，尿布湿潮并且很重。其 2岁大的姐姐与患儿密切接触，也有咳嗽和上呼吸道感染表现。患儿无腹泻，大便正常。孕母妊娠期间无并发症。患儿出生时体重 2.722 kg，她的体重一直在适当地增加，尽管母亲描述她出生时"骨瘦如柴"。

入院体格检查：体温 37.6 ℃，心率 173 次/min，呼吸频率 50 次/min，未吸氧下氧饱和度 100%。精神反应差，可唤醒，哭时无眼泪。有脱水征，前囟轻度凹陷，眼睛凹陷，嘴唇和黏膜干燥。呼吸急促，可见三凹征，双肺呼吸音清。心动过速，听诊心脏无杂音及心包摩擦音。腹软，触诊无肿块。毛细血管再充盈时间延长，约为 3 s，但四肢温暖。体检未发现明显外伤。

放置静脉导管后，给患儿注射 20 ml/kg 的生理盐水。沙丁胺醇雾化吸入缓解呼吸窘迫。实验室检查包括血气分析、全血细胞计数、基本代谢指标、肝功能检查、血培养和尿液培养，胸部 X 线片。完善了呼吸系统快速筛查，包括百日咳杆菌拭子检查。腹部超声检查以排除幽门狭窄或肠套叠。实验室检查结果明确了患儿诊断。

讨论

鉴别诊断与病情进展

病态面容婴儿的鉴别诊断非常广泛（表 14 - 1）。许多疾病都可导致婴儿出现脓毒症样表现，其中最常见的原因是细菌和病毒感染。但是除此以外的疾病也需要进行鉴别，因为这些疾病虽可危及生命，但大多是可以治疗的。

思考一下，患儿的诊断是什么？

鉴于患儿的发病季节，首先需要排除传染性呼吸系统疾病。然而，相关实验室检查可排除该诊断。患儿初始静脉血气 pH 6.93，BE - 24 mEq/L（24 mmol/L）。入院生化指标：钠 146 mEq/L（146 mmol/L），钾 7.0 mEq/L（7.0 mmol/L），氯化物 111 mEq/L（111 mmol/L），碳酸氢盐 <6 mEq/L（6 mmol/L），血尿素氮 26 mg/dl（9.3 mmol/L），肌酐 0.7 mg/dl（61.9 μmol/L），葡萄糖 774 mg/dl（43.0 mmol/L）。根据以上结果，患儿诊断为糖尿病酮症酸中毒（diabetic ketoacidosis，DKA）。DKA 是该新生儿糖尿病的首发表现，呼吸急促和困难可以用 Kussmaul 呼吸和严重代谢性酸中毒解释。

急诊室予积极的液体复苏治疗。胰岛素起始输注速度为每小时 0.05 U/

kg，每小时监测末梢血糖和血气分析。患儿经急诊处理后被移至 PICU 进一步治疗 DKA。假设患儿脱水率为 15%，其中一半在前 8 h 补充，其余的在接下来的 24 h 补充。入院第二天，停止滴注胰岛素，改为皮下注射胰岛素，并恢复口服喂养。患儿活动恢复正常，灌注良好，并通过调整胰岛素方案，末梢血糖保持在正常范围。对患儿母亲行糖尿病教育，患儿 1 周后出院，后续随访。

表 14 - 1　病态面容婴儿的鉴别诊断

感染性疾病
- 细菌性脓毒症
- 泌尿系感染
- 病毒感染：肠道病毒，呼吸道合胞病毒，单纯疱疹病毒
- 百日咳
- 细支气管炎

心脏疾病
- 先天性心脏病
- 室上性心动过速
- 心肌炎

内分泌疾病
- 先天性肾上腺皮质增生症
- 新生儿糖尿病

代谢性疾病
- 低钠血症、高钠血症、低血糖
- 囊性纤维化
- 先天性代谢缺陷
- 药物/毒素

胃肠道疾病
- 急性胃肠炎伴脱水
- 幽门狭窄
- 肠套叠
- 坏死性小肠结肠炎
- 肠扭转

其他
- 虐待儿童
- 严重贫血
- 高铁血红蛋白症
- 婴儿肉毒中毒

病理生理学与远期预后

新生儿糖尿病（neonatal diabetes mellitus，NDM）是在出生后 6 个月内发病的单基因型糖尿病。相对罕见，预计发病率是 1/400000[1]。NDM 的婴儿不能产生足够的胰岛素，导致患儿血糖浓度升高。在大约 50% 的 NDM 患者中，这种情况是终生的，被称为永久性新生儿糖尿病（permanent neonatal diabetes mellitus，PNDM）。在另外 50% 患儿中，糖尿病发病短暂，在婴儿期消失，但以后可能复发，称为一过性新生儿糖尿病（termed transient neonatal diabetes mellitus，TNDM）[2]。

NDM 的病因尚不清楚，其发病机制与儿童时期的胰岛素依赖型糖尿病（insulin-dependent diabetes mellitus，IDDM）不同，其病程多变。在 NDM 中未见胰岛细胞抗体的存在，缺乏 IDDM 典型的自身免疫标志物。由于内源性胰岛素分泌受损，C 肽浓度通常很低或检测不到。患有 NDM 的新生儿通常胎龄较小，估计与胎儿时期胰岛素分泌失败有关[3]。

TNDM 的主要原因是染色体 6q24 上印记基因的表达异常[2]。也有报道称 6 号染色体的父系同体（这对染色体由两个相同的父系染色体拷贝组成，而不是遵循正常的双亲遗传模式）[4]。TNDM 通常的发病年龄为出生后 8 周内，临床表现为发育受限、高血糖和脱水。有证据表明患者葡萄糖喂养后胰岛素分泌响应失效，因此需要胰岛素治疗。这种情况一般只持续几周到几个月。虽然 TNDM 通常会永久缓解，但必须对该类患儿进行密切观察，因其有发展为 2 型糖尿病（胰岛素抵抗）的倾向。

PNDM 通常是由于胰腺发育不全、先天性胰岛缺失或 β 细胞选择性发育不全所致[1]。PNDM 还可能与其他异常有关，包括甲状腺功能减退、感音神经性聋、白内障、巨舌症和疝气[5]。在一项 NDM 的研究中，50% 的 NDM 患者发展为永久性糖尿病[1]。

临床启示

新生儿糖尿病是一种罕见但严重的疾病，在鉴别诊断病态面容婴儿时应予以考虑。只要高血糖持续存在，需密切监测血糖。胰岛素治疗通常是必需的，但并不总是需要终生治疗。由于复发性糖尿病在 TNDM 患者中很常见，长期随访很有必要。

卡里·R. 波斯纳（Kari R. Posner），医学博士，宾夕法尼亚州费城市，费城儿童医院

参考文献

［1］Von Muhlendahl KE, Herkenhoff H. Long-term course of neonatal diabetes. N Engl J Med, 1995；333（11）：704－708.

［2］Online Mendelian Inheritance in Man. #601410：diabetes mellitus, transient neonatal 1. https：//www. omim. org/entry/601410. Updated April 6, 2016. Accessed September 1, 2017.

［3］Hermann R, Laine AP, Johansson C, et al. Transient but not permanent neonatal diabetes mellitus is associated with paternal uniparentalisodisomy of chromosome 6. Pediatrics, 2000；105（1 Pt 1）：49－52.

［4］Temple IK, James RS, Crolla JA, et al. An imprinted gene（s）for diabetes? Nat Genetics, 1995；9（2）：110－112.

［5］Ozlü F, Týker F, Yüskel B. Neonatal diabetes mellitus. Indian Pediatr, 2006；43：642－645.

评论

贝斯以色列女执事医疗中心，达拉·布罗茨基博士

与 NDM 相关可识别的基因突变可归因于 4 个基因（*KCNJ11*、*ABCC8*、*6q24* 和 *INS*）的甲基化缺陷。虽然这些缺陷会导致胰岛素分泌受损，但 *KCNJ11* 或 *ABCC8* 的突变已被证明会导致胰岛素产生过多（即婴儿持续性的高胰岛素低血糖），如病例 13 所述。基因分析有助于 NDM 的靶向治疗，如果患儿 *KCNJ11* 或 *ABCC8* 存在甲基化缺陷，磺脲类药物治疗比胰岛素能更有效地实现血糖控制[1,2]。

[1] Kylat RI, Senguttuvan R, Bader MY. Personalized precision medicine in extreme preterm infants with transient diabetes mellitus. J PediatrEndocrinolMetab, 2017, March 28: ii. doi: 10. 1515/ jpem 2016 - 0261.

[2] Pun P, Clark R, Wan K-W, et al. Neonatal diabetes mellitus: The impact of molecular diag-nosis. NeoReviews, 2010; 11: e306 - e301.

早产女婴生殖器外观性别难辨

病例报告

女婴，53 天，胎龄 27 周。在过去几周患儿外生殖器外观的性别判断越来越模棱两可（如图 15 - 1 所示）。

图 15 - 1　1 名日龄 53 天早产儿的生殖器

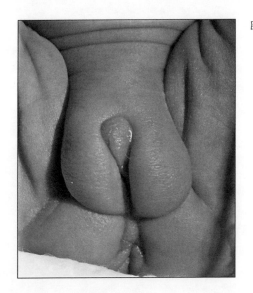

孕产史

患儿母亲 21 岁，G2P1。

出生时胎龄评估：27^{+4} 周。

因严重的先兆子痫剖宫产分娩。

分娩前接受硫酸镁治疗。

孕母使用药物治疗和胎儿宫内生长受限，妊娠过程因此变得比较复杂。

产前化验结果

血型：O +

血型抗体筛查：阴性

乙肝表面抗原：阴性

HIV：阴性

风疹抗体：阳性

淋球菌/沙眼衣原体：阴性

快速血浆反应素：未知

B 组链球菌：未知

出生时复苏过程

患儿 1 min、5 min、10 min 时 Apgar 评分分别为 2 分、5 分和 7 分。

给予正压通气 1 min 后，心率从 0 次/min 恢复到 70 次/min。

出生后 90 秒予气管插管。通气几分钟后心率超过 100 次/min。

放置脐动脉导管和脐静脉导管。

在出生后 20 min 给予表面活性药。

疾病概况

迄今为止新生儿重症监护病房内复杂的治疗情况如下：

因呼吸窘迫综合征使用表面活性药物 4 次。

肺出血。

曾使用高频振荡器和常规呼吸机。

出现间歇性呼吸暂停/心动过缓，用咖啡因治疗。

出生后 1 周内诊断为 II 级脑室出血。

早产儿双侧视网膜病变。

因贫血和血小板减少给予多次输血。

因评估存在坏死性小肠结肠炎风险，鼻饲被反复暂停。

间歇性喂养不耐受和胃潴留物呈咖啡样。

与全肠外营养相关的直接高胆红素血症和胆汁淤积症。

静脉注射抗生素治疗颈部葡萄球菌感染所致脓肿。

入院情况

生命体征

体温：37.4 ℃

心率：157 次/min

呼吸频率：55 次/min

血压：77/48 mmHg

血氧饱和度可达 97%（FiO_2 21%，2 L/min）

体重 1.4 kg（小于同龄第 3 百分位）

身长：36 cm（小于同龄第 3 百分位）

头围：26.5 cm（小于同龄第 3 百分位）

体格检查

一般情况：早产儿貌，皮下脂肪少。意识清，精神反应好。

皮肤：温暖，粉红色。无皮疹、皮损、黄疸、瘀斑或胎记。

头部、颈部、眼、耳鼻喉：前囟平软。除睑裂轻度下斜外未见明显眼部畸形。鼻孔开放，上腭完整，耳朵外形和位置正常，双侧对称。

呼吸：两侧呼吸声音清。无喘息，无哮鸣音及啰音。呼吸动度正常，无呼吸窘迫。

心血管：心前区平坦未见异常搏动，S1、S2 正常，心率 157 次/min，律齐，听诊无杂音。毛细血管充盈时间小于 3 s，上下肢双侧脉搏有力。

腹部：柔软，圆形，无触痛。无明显肿块或肝脾大。肠鸣音正常。

泌尿生殖系统：轻度至中度阴蒂肿大，大阴唇质硬、增大。右侧阴唇触诊质地明显较硬，似有小肿块。小阴唇和尿道开口正常。肛门正常，无闭锁。

肌肉骨骼：四肢形态和活动正常。背部未见异常。髋部无异响。

神经系统：四肢对称自发运动，肌张力正常，吮反射正常。

入院时（出生后 52 天）实验室检查

钠：141 mmol/L

钾：3.6 mmol/L

氯化物：110 mmol/L

碳酸氢钠：23 mmol/L

尿素氮：5 mg/dl

肌酐：0.29 mg/dl

葡萄糖：78 mg/dl

钙：8.6 mg/dl

镁：2.6 mg/dl

磷：5.7 mg/dl

天冬氨酸转氨酶：100 U/L

丙氨酸转氨酶：41 U/L

碱性磷酸酶：368 U/L

总胆红素 4.5 mg/dl

白蛋白：1.9 g/dl

新生儿疾病筛查：前两次 T4 水平降低，余均正常。第三次复查时 T4 水平恢复正常。

病情进展

邀内分泌科会诊，建议染色体核型检查以及盆腔和阴唇超声以评估子宫、阴唇和内性腺状况。染色体核型为 46XX，超声可见子宫和双侧盆腔内性腺。值得注意的是，右侧卵巢大小为 1.8 cm × 1.2 cm × 1.4 cm，可见多个卵泡，而左侧卵巢大小为 0.8 cm × 0.5 cm × 0.3 cm，仅有一个小卵泡。阴唇内未见性腺或其他肿块。随着患儿发生脓毒症，临床状态出现恶化。皮质醇水平低至 2.8 μg/dl 和 4.2 μg/dl（间隔 2 天重复测量），决定经验性地使用氢化可的松治疗。临床症状稳定后逐步停用激素，2 周后行促肾上腺皮质激素刺激试验和多种激素水平测定。

促肾上腺皮质激素刺激实验前（出生后93天）

皮质醇：4.2 μg/dl。

促肾上腺皮质激素刺激试验后（出生后93天）

皮质醇：56.3 μg/dl；17 -羟孕酮：233 ng/dl；11 -脱氧皮质醇：69 ng/dl；脱氢表雄酮（dehydroepiandrosterone，DHEA）：1280 ng/dl；DHEA-S：54 μg/dl；睾酮：58 ng/dl；雌二醇：107 pg/ml。

性激素检查（出生后100天）

尿促卵泡素（follicle-stimulating hormone，FSH）：8.5 mIU/ml（正常婴儿，0.24 ~ 14.2；正常青春期前儿童，1.0 ~ 4.2）。

促黄体生成素（luteinizing hormone，LH）：8.6 mIU/ml（正常婴儿 0.02 ~

7.0；正常青春期前儿童 0.02 ~ 0.3）。

出生后 117 天性激素检查

睾酮：58 ng/dl。

鉴别诊断

外生殖器性别不清婴儿，染色体核型 46XX，有完整的子宫和性腺。

先天性肾上腺增生（congenital adrenal hyperplasia，CAH）所致雄激素过多：

21α 羟化酶缺乏症（95% 先天性肾上腺增生）；

其他酶缺陷（例如，11β 羟化酶、17α 羟化酶、3β 羟基类固醇脱氢酶或氧化还原酶）。

非 CAH 病因的雄激素过多（例如，芳香化酶缺乏症）。

原发性母性化过程（例如，妊娠黄体瘤）。

卵巢发育异常（例如，卵睾型性发育疾病）。

思考一下，患儿的诊断是什么？

诊断

卵睾型性发育障碍与氧化还原酶缺乏症

在这个病例中，尽管具体缺陷尚未明确，但实验室和影像学数据缩小了鉴别诊断的范围。我们从外生殖器入手，它可能代表未男性化的男婴，男性化的女婴，或患有性发育障碍（disorder of sex development，DSD）的婴儿，如 45X/46XY 混合性性腺发育不全，或 46XX/46XY 嵌合体。染色体核型检查将诊断范围缩小至 46XX DSDs。

到目前为止，导致女婴雄激素分泌过多和男性化的最常见原因是 21α 羟化酶缺乏所致的 CAH。然而，新生儿筛查正常和促肾上腺皮质激素刺激后

17-羟孕酮水平正常排除了这一可能性。促肾上腺皮质激素刺激试验的结果也使我们能够评估可能导致 CAH 的其他酶缺陷。刺激后皮质醇水平正常和肾上腺类固醇前体水平不高表明该婴儿不存在 11β-羟化酶、17α-羟化酶或 3β-羟基类固醇脱氢酶缺乏症（图 15-2，Uwaifo，2011 年）[1]。

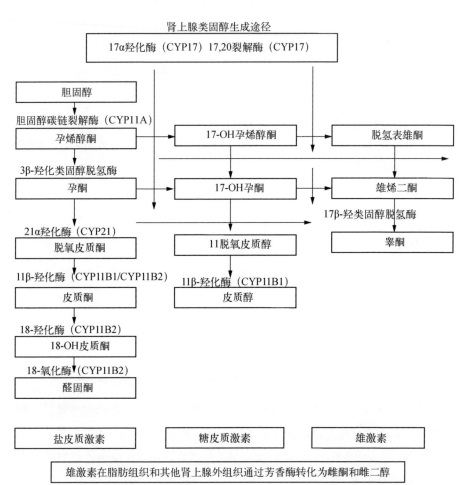

图 15-2　肾上腺类固醇生成途径。图像可从以下网址获得：http://emedicine.medscape.com/article/117012-overview。经 Medscape Reference，2013 许可转载

氧化还原酶缺乏可不同程度地影响类固醇合成途径中的几种酶，并导致多种表型，包括男性化和骨骼异常。该例患儿无骨骼异常，17 -羟孕酮的适度升高，或皮质醇对促肾上腺皮质激素刺激反应降低，而这些都是氧化还原酶缺乏症中最常见的临床表现。然而，本例患儿也可能是缺乏传统实验室检查特征的氧化还原酶缺乏症婴儿（见 Krone，2012）[2]。

患儿的实验室结果值得注意，在患儿所处的性别和年龄组中，脱氢表雄酮为 1280 ng/dl（正常值为 67 ~ 1453 ng/dl），睾酮为 58（正常值为 2 ~ 8 ng/dl），雌二醇为 107 pg/ml（正常上限为 50 pg/ml）。患儿 LH 升高，为 8.6 mIU/ml（正常值为升为 0.02 ~ 7 mIU/ml），FSH 值为正常高限，为 8.5 mIU/ml（正常值为 0.24 ~ 14.2 mIU/ml），说明性激素的产生是在垂体 LH 和 FSH 的刺激下产生的。此外，患儿的睾酮水平相对于其雌二醇水平升高表明，该名患儿出现婴儿期的微小青春期导致雄激素分泌过多，并进而可能导致她的生殖器逐渐男性化。

究竟是什么缺陷导致该婴儿雄激素分泌过多，与雌二醇分泌的情况分析相比，这一问题的答案仍不确定。一种可能是芳香化酶的缺陷，它允许外周组织中的雄激素转化为雌二醇。然而，胎儿-胎盘芳香化酶缺乏通常会导致母亲在怀孕期间出现男性化特征，这在本病例中并未明确观察到。此外，由于这名婴儿可以合成一些雌激素，酶缺乏或功能障碍对患儿的影响有限，因此不太可能在有这种缺陷的情况下，产生高达 107 pg/ml 的雌二醇水平。

另一种可能是卵巢或肾上腺肿瘤，但这与她的影像观察到的肿块不一致。卵睾 DSD 似乎是最合理的诊断，超声检查显示她的性腺不对称（左侧明显变小，没有正常数量或大小的卵泡），以及患儿睾酮的持续升高，支持 DSD 的诊断。然而，不典型的氧化还原酶缺乏症也不能完全排除。

在这种情况下，为了确定该患儿的具体缺陷，医疗小组将在随后的时间点对雄激素、雌二醇、促卵泡生成素和促黄体生成素进行重复测量，以确定其激素的变化情况。我们还将对患儿进行抗缪勒管激素（anti-Müllerian hormone，AMH）的测量，这是一种性双态激素，通过这项检查可确定患儿是否有睾丸组织。最后，也可以对氧化还原酶缺乏症相关的突变进行基因检测。

当传统的 CAH 不是男性化的潜在机制时，很难确定其遗传或生化缺陷。如果进一步的检查不能得到明确的诊断，临床医师在随访时反复重新确认患儿无须糖皮质激素或盐皮质激素的替代治疗，但她可能需要进一步的干预以促使其进入青春期。

专家意见

大约每 4500 名新生儿中就有一名外生殖器不清婴儿。婴儿性别模糊通常会让父母和其他家庭成员感到不安。因此，多学科医疗团队应该及早参与诊疗过程，包括内分泌学、泌尿学、新生儿学、社会工作、心理学或精神病学甚至可能需要遗传学家的协作，以帮助对宝宝进行有效地诊断评估和养育性别决策。

在过去的 10 年里，对 DSD 的遗传基础研究取得了很大的进展。这使得 DSD 的类别分型更为详细，同时也对遗传缺陷和表型表达之间的相互作用有了更详细的了解。我们现在看到，具有相同生化异常的婴儿可以有不同系列的生理异常，这些异常很可能是由一系列我们尚未能具体描述其特征的细胞和分子变量决定的。这种个体变异性要求我们系统和彻底地诊断及评估任何具有生殖器性别判断模糊的孩子，并给予合理的治疗。

与任何诊疗过程一样，DSD 患儿评估过程应该从详细的病史询问和体格检查开始。特别重要的是孕妇在怀孕期间使用过的药物（包括任何用于避孕或生殖辅助的外源性激素），以及母亲男性化的任何迹象或症状。如果外生殖器可见，产前超声结果可能有用，通过羊膜穿刺术进行的遗传或染色体检测也应记录在案。家族史应集中询问已知的泌尿生殖系统缺陷、闭经、不孕或频繁流产、性早熟或青春期延迟、新生儿死亡和近亲关系。

体格检查应明确男性化程度，并可使用 Prader 量表，该量表由第 1 阶段至第 5 阶段组成，如下所示（图 15 - 3）[3]。

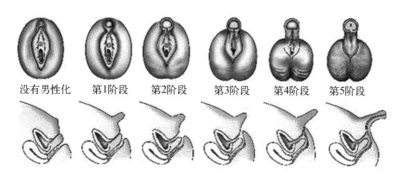

没有男性化　　第1阶段　　第2阶段　　第3阶段　　第4阶段　　第5阶段

图 15 - 3　图像经 Medscape Reference，2013 许可转载

随着患儿男性化进展，泌尿生殖器的检查应重视其结构的大小，开口是否存在及其位置。检查人员还应特别注意任何可触摸到的性腺，无论是在阴唇皱襞、腹股沟管中，还是在可以触摸到性腺的盆腔/腹部浅层位置。可触及的性腺通常代表睾丸或卵睾丸，可显著缩小鉴别诊断范围。彻底检查其他畸形或先天性畸形、早产程度和总体临床状况也很关键，回顾生命体征和实验室结果对于评估 CAH 的潜在不良反应（如高血压和盐耗）至关重要。

下一步诊断评估应该包括染色体核型和 B 超泌尿生殖系统成像。在确定了性染色体和 Mullerian 结构与 Wolfian 结构之后，可进行进一步的测试，如激素水平，正如我们在本案例中所用到的激素水平评估方案。在进行激素水平检测时，将样本送检至专门从事这些测试的实验室很重要，这些实验室可为婴儿提供更准确和精确的参考范围，而不是根据成人的正常标准来测量。所有的实验室和影像数据都应该由一个专门的多学科团队进行解释，这样才能做出正确的诊断，并向家属解释恰当的治疗和可能的预后。

斯蒂芬妮·S. 克罗森（Stephanie S. Crossen），医学博士，公共卫生学硕士，谢里尔·汉纳（Cheryl Hanna），医学博士，乔迪·M. 安德森（JoDee M. Anderson），医学博士，教育学硕士。俄勒冈波特兰市，俄勒冈健康与科学大学

评论

谢里尔·汉纳博士的随访评论

对这名婴儿的随访一直在进行中。目前还没有明确的诊断。

在6个月大时，患儿的睾酮已降至9 ng/dl。LH和FSH水平均处于青春期前水平。在患儿6个月和9个月时进行AMH测量，检查结果正常。在9个月时，患儿的盆腔超声波显示存在两个正常大小的卵巢。

患儿在9个月大时的检查显示，男性化问题已经解决（随着婴儿长大，阴蒂没有继续扩大）。婴儿的生长曲线和体重增加都是正常的。

评估：卵睾丸DSD的可能性较小（缺乏睾丸组织存在的证据）。氧化还原酶缺乏症现在似乎是最有可能的诊断。计划于患儿接近青春期时重新进行评估。

病例 16

足月儿低血糖

病例报告

足月男婴，出生后 3.5 h 因持续性低血糖被转移到新生儿重症监护病房。患儿出生后 3 h 发现血糖 21 mg/dl，以每盎司含 20 卡路里（约 83.72 J，译者注）的配方奶粉 20 ml/次反复喂养，出生后 3.5 h 监测患儿血糖水平仅为 20 mg/dl。

患儿其母 19 岁，非裔美国人，因心率异常行剖宫产，平素体健，口服葡萄糖耐量试验（－）。妊娠中期 B 超示胎儿存在双血管脐带，余未发现明显异常。

患儿足月，剖宫产，出生体重 2.96 kg。出生时有哭声，有短暂的呼吸窘迫。入院体检：身长 48 cm（第 50 百分位），头围 32.5 cm（第 25～50 百分位）。阴茎小（长 1.5 cm，宽 0.6 cm），左侧睾丸未下降。余无明显异常。予 10% 葡萄糖 5 mg/（kg·min）持续静脉滴注葡萄糖，患儿血糖水平低于 40 mg/dl，葡萄糖静脉滴注速度上调为 8 mg/（kg·min）后，患儿血糖水平达到 40 mg/dl 以上。

患儿持续性低血糖，于入院第二天邀儿科内分泌医师会诊。

讨论

新生儿低血糖的鉴别诊断非常广泛，包括早产、宫内发育迟缓、糖尿病母亲婴儿、体温过低、围产期窒息和脓毒症。考虑到患儿母亲阴性病史和体检，以上诊断可被排除。患儿阴茎小，要考虑存在糖异生/糖原分解、高胰岛素血症、原发性和继发性肾上腺功能不全的可能性。

新生儿小阴茎的常见原因包括垂体和下丘脑病变所致的低促性腺激素减退症、高促性腺激素减退症（原发性睾丸衰竭）、中隔-眼发育不良序列征、Smith-Lemli-Opitz 综合征、Kallmann 综合征和 Prader-Willi 综合征。小阴茎常与常染色体缺陷有关，包括 Klinefelter 综合征（47，XXY）以及其他 X 多倍体综合征和涉 8 号、13 号、18 号染色体的易位、缺失和三体型。在因 21α 羟化酶和 11β 羟化酶缺乏症导致的先天性肾上腺皮质增生症中，女性外生殖器的男性化也可导致明显的小阴茎。

由于双血管脐带和睾丸未降，于第 2 天进行盆腔和肾脏超声检查。未发现肾积水或其他肾畸形。盆腔超声证实双侧睾丸位于腹股沟管内，体内无宫腔。出生后 60 h，患儿的血清胆红素水平升高到 13.0/0.3 mg/dl，开始光疗。高胆红素血症在 90 h 内消退。

脑部 MRI 平扫检查，行轴向和矢状 T1 加权、横轴 T2 加权、横轴液体衰减反转恢复和回波平面弥散加权脉冲序列分析。下丘脑区可见异位垂体亮点，提示垂体后叶异位（图 16-1）。未见垂体漏斗影像。无占位效应或中线偏移。

实验室检查

入院第 2 天的内分泌实验室结果如表 16-1 所示。

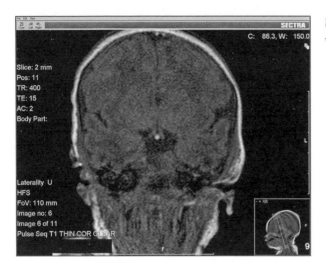

图 16-1　磁共振成像显示垂体亮点和垂体漏斗缺失

表 16-1　染色体分析：46，XY

激素	参考值	结果
皮质醇	1.7~14 μg/dl	0.14 μg/dl
促肾上腺皮质激素	7.2~63.3 pg/ml	<5 pg/ml
游离 T4	8.2~19.9 ng/dl	0.71 ng/dl
促甲状腺激素	0.7~15.2 IU/L	8.53 mIU/L
生长激素（随机）	5~53 ng/ml	3.2 ng/ml
胰岛素生长因子 1	15~109 ng/ml	<16 ng/ml
17 羟孕酮	7~77 ng/dl	19 ng/dl
睾酮	75~400 ng/dl	13 ng/dl
促卵泡激素	<0.2~0.8 mIU/ml	0.20 mIU/ml
促黄体激素	0.02~7 mIU/ml	<0.07 mIU/ml

思考一下，患儿的诊断是什么？

诊断

诊断为先天性垂体功能减退症。

病理生理学

垂体功能减退症是指垂体前叶激素分泌不足或缺乏。先天性垂体功能减退症的发病率在 1/4000 ~ 1/10000。编码转录因子的基因缺陷如 PROP1、POU1F1、LHX3、LHX4 和 HESX1，这些转录因子是垂体前叶细胞分化所必需的，最近被发现与先天性垂体功能减退症的发生有关。阳性家族史增加了发现突变的概率，13% 的孤立生长激素（growth hermone，GH）缺乏和 20% 的多发性垂体激素缺乏病例中发现基因突变。

垂体功能减退症的临床表现与垂体前叶激素缺乏有关。GH 的严重产前缺陷，如先天性垂体功能减退症，对胎儿生长的影响很小，因为胎儿在子宫内的生长依赖于胰岛素、胰岛素生长因子-1（insulin growth factor-1，IGF-1）和胰岛素生长因子-2。然而，它确实可以导致小阴茎的发生，特别是在促性腺激素也缺乏的情况下。除了可以导致男性患儿小阴茎，出生后头几天生长激素严重缺乏可导致低血糖和新生儿黄疸（包括直接和间接的高胆红素血症）。男性患儿黄体生成素（luteinizing hormone，LH）和卵泡刺激素（follicle-stimulating hormone，FSH）缺乏也可导致小阴茎、睾丸功能减退和隐睾。子宫内 LH 对 LH/绒毛膜促性腺激素受体的刺激具有重要作用，它导致睾丸间质细胞睾酮合成，在睾丸下降中起重要作用。男性促性腺激素缺乏会导致睾酮缺乏、不育和骨量减少/骨质疏松。在女性中，新生儿期可无明显的促性腺激素缺乏的表现，但在青春期，它可导致青春期发育失败、原发性闭经和不孕。

促肾上腺皮质激素（adrenocorticotropic hormone，ACTH）缺乏与糖皮质激素

（皮质醇）缺乏与低血糖发生相关。值得注意的是，ACTH 缺乏不会导致盐消耗和高钾血症，因为它不会导致醛固酮缺乏。促甲状腺激素（thyroid-stimulating hormone, TSH）缺乏症的临床表现与原发性甲状腺功能减退症相似。如果不及时进行甲状腺替代治疗，就会出现囟门隆起、嗜睡、便秘、哭声嘶哑、肌张力减退、体温过低和黄疸。症状通常在前 2 周内出现，6 周内则必然出现。

全垂体功能减退症的诊断主要是依据其临床表现：小阴茎、隐睾、持续性低血糖和持续黄疸，垂体激素轴的相关实验室评估，如促肾上腺皮质激素-皮质醇；促甲状腺激素释放激素 T4；生长激素-胰岛素样生长因子-1；LH 和 FSH 睾酮，以及垂体 MRI 检查。在该病例中，内分泌实验室检查结果显示皮质醇浓度低，ACTH 水平不可检测。游离 T4 水平也很低，这与中枢性甲状腺功能减退相一致。TSH 浓度通常很低，但有时可能在正常范围内。IGF-1 水平未检测到。未刺激激发的 GH 水平对 GH 缺乏的诊断没有帮助，但检测不到 IGF-1 缺乏水平与 GH 缺乏是一致的。促性腺激素 LH 和 FSH 在出生 2 周时开始上升到青春期水平。黄体生成素和促卵泡激素水平在 2 周时重复出现低水平；这一发现也与促性腺激素缺乏相一致。将来将通过 Lupron 刺激试验对促性腺激素缺乏症进行正式评估。

垂体后叶功能似乎正常，因为血清钠水平保持正常。MRI 垂体亮点可被识别，与精氨酸加压素生成细胞的位置一致。垂体前叶激素缺乏与异位垂体的 MRI 表现相结合，可指向垂体发育所必需的转录因子缺陷的诊断。这名患儿是否存在此类致病因素尚待调查和确认。在这种情况下，基因诊断检查势在必行。患儿家庭成员应接受遗传咨询，一级家庭成员也应进行基因突变分析。如果该患者发生了新的突变，那么与常染色体隐性遗传或常染色体显性特征相比，另一个兄弟姐妹发生全垂体功能减退的概率较低。据报道，患有转录因子缺陷的患儿也会出现发育、运动和言语迟缓。

治疗和长期预后

全垂体功能减退症的治疗包括对每一种缺乏的垂体激素做替换治疗。患者可能还需要手术矫正隐睾，同时使用人绒毛膜促性腺激素或短期雄激素治疗，这有助于小阴茎的下降延展和发育改善。一些患有全垂体功能减退症的患者可能还需要物理、语言和职业治疗的早期干预。

本例患儿因皮质醇水平低，从第 2 天开始给予氢化可的松 2.5 mg，每日 3 次，患儿存在持续低血糖症状，氢化可的松增加到每次 5 mg，每日 3 次（超生理剂量）。患儿存在继发于低游离 T4 水平的甲状腺功能减退症，从第 3 天开始给予左甲状腺素（每日 12.5 μg 口服）治疗。IGF－1 水平低，小阴茎，从第 4 天开始给予生长激素［每日 0.1 mg 皮下注射（即每周 0.3 mg/kg）］治疗，患儿在超生理剂量的氢化可的松治疗下仍存在间歇性低血糖症状。出院前，教会患儿父母如何使用血糖仪，以及如何识别肾上腺功能不全的临床表现。给予胰高血糖素和 Solu-Cortef® （辉瑞制药生产，纽约）急救包，准许出院。医嘱建议患儿父母可在应急和发热期间增加氢化可的松的剂量；青春期开始促性腺激素和性激素替代治疗。

临床启示

内分泌紊乱可能出现在新生儿期并表现为持续性低血糖。

小阴茎和隐睾可能是生长激素和促性腺激素缺乏的重要表现。

当发现任何单一的垂体激素缺乏时，需要对所有垂体激素进行彻底的实验室检查。激素缺乏很容易通过实验室检查被识别。

官司梅（Mai Miyaji），医学博士，尼提亚·古拉蒂（Nitya Gulati），医学博士，加蒂亚斯·蒙达克尔（Gatias Mundakel），医学博士，阿姆里特·班戈（Amrit Bhangoo），医学博士，伊凡·汉德（Ivan Hand），医学博士，纽约州布鲁克林市，SUNY-Downstate 医学院，国王郡医疗中心儿科新生儿部

参考文献

［1］Alatzoglou KS, Dattani MT. Genetic forms of hypopituitarism and their manifestation in the neonatal period. Early Hum Dev, 2009; 85 (11): 705-712.

［2］Dempsher D. Adrenal and pituitary insufficiency in the neonate. NeoReviews, 2008; 9 (2): e72-e77.

［3］Kelberman D, Dattani MT. Hypopituitarism oddities: congenital causes. *Horm Res*, 2007; 68 (suppl 5): 138-144.

［4］Pena-Almazan S, Buchlis J, Miller S, et al. Linear growth characteristics of congenitally GH-deficient infants from birth to one year of age. J Clin Endocrinol Metab, 2001; 86 (12): 5691-5694.

［5］Rosenfeld RG, Cohen P. Disorders of growth hormone/insulin-like growth factor secretion and action. In: Sperling MA, ed. *Pediatric Endocrinology.* 3rd ed. Philadelphia, PA: Elsevier, 2008; 254-334.

［6］Traggiai C, Stanhope R. Endocrinopathies associated with midline cerebral and cranial malfor-mations. J Pediatr, 2002; 140 (2): 252-255.

6 日龄新生儿心动过速和呼吸急促

病例报告

女，日龄 6 天，因"心动过速和呼吸急促 1 天"就诊。第 1 胎，第 1 产。孕 35 $^{+1}$ 周，剖宫产，无羊水污染，出生后体重 2.185 kg。患儿母亲 26 岁，有贫血和子宫肌瘤病史。产前实验室结果显示：血型 AB$^+$，梅毒阴性，乙肝表面抗原阴性，HIV 阴性，风疹免疫阴性，淋病和衣原体阴性。B 组链球菌培养待查。

患儿出生后皮肤颜色差、哭声不响、心率慢、呼吸弱，进行新生儿复苏。正压通气 2 min 后，患儿情况好转。产后 Apgar 评分 1 min 为 5 分，5 min 为 8 分。复苏后，患儿鼻翼扇动、呼吸费力，转送至新生儿重症监护病房（neonatal intensive care unit，NICU）进一步治疗。

出生后生命体征

身长 46 cm（第 30 百分位数）

头围 32 cm（第 30 百分位数）

体温 36.6 ℃

心率 152 次/min

呼吸频率 58 次/min

血压 76/46 mmHg

氧饱和度 92%

体格检查：患儿有轻微的呼吸窘迫和心尖部 2/6 的收缩期杂音，余检查结果正常。行胸部 X 线检查和血气分析，鼻导管吸氧。放置静脉导管，以 60 ml/（kg·d）的速度滴注 10% 葡萄糖溶液。查血细胞计数和血培养，因疑似脓毒症给予氨苄西林和庆大霉素经验性抗生素治疗。

出生后第 2 天婴儿呼吸窘迫消失，可自主呼吸。随后几天，患儿吸吮能力增强。48 h 后停用抗生素，血培养阴性。

出生后第 6 天，患儿心率大于 220 次/min，呼吸频率大于 100 次/min，易怒，烦躁。复查胸片示患儿心影扩大（图 17-1），肺血管纹理正常。血压及血氧饱和度正常。12 导联心电图显示窦性心动过速伴右心室肥大（基于患儿年龄，考虑为正常）。

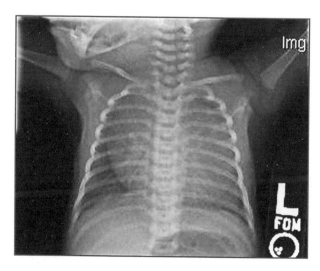

图 17-1　复查的胸片影像

超声心动图显示心脏大小、解剖和功能正常。对患儿血液、尿液和脑脊液样本进行培养，并再次使用广谱经验性抗生素，病情无改善。进一步查问患儿母亲病史及对患儿进行血液检查揭示了诊断。

讨论

进一步的病史和实验室结果

患儿母亲英语口语能力有限，难以准确理解其所诉。她回忆在怀孕期间曾就诊，医师诊断她患有颈部疾病，并开了一些药物，她还做了血液检查，但结果不明确。她未能与这位医师进行后续预约，但继续进行了常规的产检。

> *思考一下，患儿的诊断是什么？*

患儿母亲没有突发的或其他明显的甲状腺功能亢进症的临床体征。然而，她曾在分娩前 2 个月被诊断为 Graves 病，并服用过丙基硫氧嘧啶（propylthiouracil，PTU）药物。当时的化验结果如下。

- 游离甲状腺素 >6 ng/dl（77.2 pmol/L）（正常值 0.7 ~ 1.48 ng/dl）（9.0 ~ 19.0 pmol/L）
- 促甲状腺激素 0.016 μIU/ml（正常值，0.35 ~ 4.94 μIU/ml）
- 促甲状腺免疫球蛋白 307%（正常，<129%）

婴儿的实验室结果如下：

- 游离甲状腺素 >6 ng/dl（77.2 pmol/L）
- 促甲状腺激素 <0.01 μIU/ml
- 促甲状腺免疫球蛋白 286%

这些结果证实了新生儿甲状腺功能亢进症的诊断。婴儿的随访检查显示无明显的甲状腺肿大，但可触及甲状腺小肿块。

鉴别诊断

NICU 中经常出现心动过速和呼吸急促，由于多种潜在原因，给诊断带来挑战。在初步评估中要考虑的相关疾病包括脓毒症、脑膜炎、肺炎、呼吸窘迫综合征（pespiratory distress syndrome，RDS）、气胸、先天性心脏病、心肌病和新生儿戒断综合征。该患儿由于在出生时并不存在心动过速和呼吸急促的症状，尽管使用了广谱抗生素治疗，病情仍逐渐恶化，在这种情况下，细菌感染的可能性较小。肺炎和 RDS 可能会随着时间的推移而恶化，此类患儿通常一出生就有症状。本例患儿心影增大提示心脏病，但超声心动图正常排除了这一诊断。易怒、烦躁、心动过速、呼吸急促、早产、低出生体重均高度提示该患儿新生儿甲状腺功能亢进症可能，并经随访病史和实验室检查证实。甲状腺功能亢进症婴儿经常出现的其他症状有甲状腺肿、眼球突出、高血压、小头畸形、颅缝早闭、躁动、出汗、呕吐、腹泻、肝脾大和体重增加缓慢。

病理生理学/发病率/自然病史

新生儿甲状腺毒症（三碘甲腺原氨酸型甲状腺毒症）是由母体甲状腺抗体通过胎盘转移至新生儿引起的，可在怀孕 20 周时发生。这种免疫球蛋白 G 抗体有两种类型：TSH 刺激抗体（TSAb）和 TSH 阻断抗体（TSBAb）。两者都能与婴儿甲状腺表面的 TSH 受体（TSH-R）结合。当 TSAb 与 TSH-R 结合时，甲状腺释放甲状腺素（T4）和三碘甲状腺原氨酸（T3），导致甲状腺功能亢进。甲状腺抗体偶尔也会与胸腺发生交叉反应，导致胸片显示心脏胸腺影像增大。不幸的是，甲状腺抗体不参与下丘脑（促甲状腺素释放激素）、垂体前叶（TSH）和甲状腺（T3/T4）之间的负反馈环路，因此在抗体浓度降低或药物控制之前，甲状腺仍保持高分泌状态。尽管 TSBAb 对 TSAb 有拮抗作用，但 TSAb 的浓度几乎总是明显高于 TSBAb 的浓度，且半衰期要长得多。甲状腺抗体浓度随着时间的推移而下降，通常在 8～20 周龄时消散，尽管偶尔在 6 月龄之前可以检测到。几乎所有患有新生儿甲状腺功能亢进症的婴儿在 7 个月大时甲状腺功能可正常。

只有 1% 的孕妇患有甲状腺疾病，但 10% ~ 15% 的孕妇可以检测到甲状腺抗体。有甲状腺病史需要手术切除的女性在多年后可能会检测到甲状腺抗体。甲状腺抗体的摄取和代谢存在很大的变异性，患有 Graves 病的母亲的婴儿中有 1.5% ~ 12% 会发展为临床甲状腺功能亢进症[1]。此外，尽管文献中关于母体抗体值预测哪些婴儿会受到影响存在变异性，但大多数研究人员认为应该在怀孕期间监测抗体浓度[2]。新生儿甲状腺毒症的病死率可能高达 25%[3]。

治疗

治疗新生儿甲状腺毒症的两个主要目标是尽量减少甲状腺功能亢进症的症状，同时恢复至正常的甲状腺分泌水平。无明显临床体征，只有实验室结果异常的患儿，可以暂不用药，密切观察。出现明显临床症状的婴儿通常需要两种药物治疗，一种是用 β 受体阻滞药对症治疗，另一种则使用抗甲状腺药物，抑制甲状腺激素的产生。抗甲状腺药物应以小剂量开始，并根据每 1 ~ 2 周检测 T4 和 TSH 水平调整剂量，直到维持正常甲状腺功能状态，之后定期进行实验室检查。抗甲状腺药物，如他巴唑、卡比马唑和丙基硫氧嘧啶，可能需要几天时间才能发挥作用，病情最严重的婴儿需要用卢戈氏液进行完全的甲状腺抑制。采用这种方法时，需要用左甲状腺素替代治疗，以达到甲状腺功能正常。偶尔情况，一些婴儿需要甲状腺功能完全抑制和替代治疗。

该患儿需要用普萘洛尔控制症状，用丙基硫氧嘧啶在几天内完全抑制甲状腺功能。治疗 1 周后无症状，普萘洛尔停药。在评估抗体浓度时，她一直服用左甲状腺素。抗体在 4 个月时就已检测不到，在 6 个月时逐渐停服丙基硫氧嘧啶和左甲状腺素。最后一次见到她是在 12 个月大的时候，患儿生长发育正常，甲状腺功能正常。

为什么该患儿出生时或者在宫内都没有表现出甲状腺功能亢进症的症

状，而出生后 6 天才出现症状？患儿母亲在分娩前接受丙基硫氧嘧啶治疗，该药可穿透胎盘，患儿在出生时体内丙基硫氧嘧啶在有效浓度。当患儿体内的丙基硫氧嘧啶浓度开始下降时，抗甲状腺抗体持续存在，导致婴儿甲亢发生。

临床启示

新生儿甲状腺功能亢进症较为罕见，但如果不及时诊治可能危及生命。有 Graves 病病史的孕妇应该在怀孕期间进行甲状腺功能检查和抗体浓度评估，这些病史应提供给儿科机构，以便对婴儿进行适当的观察和随访。

约翰·波德拉察（John Podraza），医学博士，儿科学助理教授，马里兰州贝塞斯达市统一服务大学，国家海军医学中心新生儿科

鸣谢

感谢儿科内分泌学家比尔·斯考滕（Bill Scouten）医师对此病例的指导。波德拉察博士是美国海军的一名中尉。本文表达的观点是作者的观点，不代表海军、国防部或美国政府的官方政策或立场。

参考文献

[1] Hernandez M, Lee K. Neonatal Graves disease caused by transplacental antibodies. NeoReviews, 2008；9（7）：e305 - e309.

[2] Abalovich M, Amino N, Barbour LA, et al. Management of thyroid dysfunction during pregnancy and postpartum：an Endocrine Society clinical practice guideline. J ClinEndocrinolMetab, 2007；92（suppl 8）：S1 - S47.

[3] Smith C, Thomsett M, Choong C, et al. Congenital thyrotoxicosis in premature infants.

ClinEndocrinol, 2001；54（3）：371－376.

[4] Buckingham B. The hyperthyroid fetus and infant. NeoReviews, 2000；1：e103－e109.

[5] Peleg D, Cada S, Peleg A, et al. The relationship between maternal serum thyroid stimulating immunoglobulin and fetal and neonatal thyrotoxicosis. Obstet Gynecol, 2002；99（6）：1040－1043.

评论

贝斯以色列女执事医疗中心，达拉·布罗茨基博士

如果在这名婴儿出生之前就知道了患儿母亲患 Graves 病，产科小组可能会在怀孕中期或晚期测量母亲的 TSH 受体抗体（TRAb）。如果 TRAb 升高的妇女生下的新生儿，应该在出生时从脐带获取 TRAb 水平，以确定新生儿是否患甲状腺功能亢进症。高危新生儿需要随访 2~3 个月，定期进行甲亢的临床和（或）实验室检查。范·德·卡亚（Van Der Kaay）等人提出了一种逻辑算法用于监测和评估患有 Graves 病的妇女所生的新生儿[1]。

[1] Van der Kaay, DCM, Wasserman JD, et al. Management of neonates born to mothers with Graves' disease. Pediatrics, 2016, 137：1－11.

第四部分

水、电解质紊乱

2 周龄早产儿高钠血症

病例报告

男，2 周龄，因"发热 1 天伴呕吐、吃奶差和嗜睡"入院。呕吐物为非胆汁性。入院体检：颜面部及头皮上各可见 1 个小脓疱，取脓液进行培养。患儿胎龄 33^{+5} 周。患儿母亲 27 岁，G8P65116。妊娠 4 个月时开始进行产检，分娩时羊水脓性，胎膜早破 22 h。实验室检查：血型 AB$^+$，快速血浆反应素阴性，乙型肝炎阴性，HIV 阴性，尿液药物筛查阴性。B 型链球菌、衣原体、淋病和风疹筛查结果未知。母亲在产前和产时曾口服阿奇霉素和甲硝唑。患儿因绒毛膜羊膜炎行紧急剖宫产，Apgar 评分在 1 min、5 min 分别为 4 分和 8 分。喂养良好，无呼吸暂停/心动过缓。因母体绒毛膜羊膜炎，曾使用氨苄西林和庆大霉素治疗 7 天，血培养阴性，于出生后第 9 天出院。

患儿 2 周龄后再次入院，进行了新生儿脓毒症的相关评估，疑有单纯疱疹病毒（HSV）感染，予阿昔洛韦、万古霉素和头孢噻肟经验性治疗。

入院实验室检查：

全血细胞计数：白细胞计数 6400 个/mm^3，血红蛋白 13.7 g/dl，血细胞比容 40.9%，血小板计数 409000 个/mm^3。白细胞分类：分叶型占 55%，条带型占 4%，淋巴细胞占 26%，单核细胞占 14%。

尿液分析：比重 1.015，尿糖阴性，少量潜血，微量蛋白，无白细胞/高倍视野，0~2 红细胞/高倍视野。

脑脊液：葡萄糖 34 mg/dl，蛋白质 >460 mg/dl，红细胞计数 26200/mm³；白细胞计数 100/mm³，中性粒细胞 5%，淋巴细胞 94%，单核细胞 1%。血清钠 140 mEq/L；钾 5.1 mEq/L；氯化物 101 mEq/L；碳酸氢盐 27 mEq/L；阴离子间隙 17.1 mEq/L；血尿素氮 20 mg/dl；肌酐 0.4 mg/dl。

患儿出生体重和入院体重分别为 2.47 kg 和 2.6 kg。患儿住院时出现体温过低，持续数天，配方奶喂养良好，二便正常，体重增加正常。水疱液及脑脊液结果显示 HSV 阳性，阿昔洛韦足疗程治疗。抽血示高钠血症（图 18-1）。

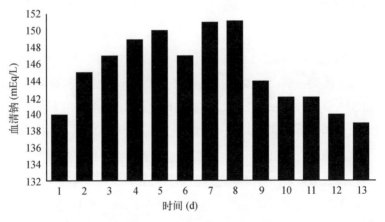

图 18-1 每日血清钠条形图

讨论

此例患儿高钠血症（钠 >150 mEq/L）的病因可能是多因素的。早产儿和足月新生儿相比，处理水和电解质的能力较低，这一生理特征随着年龄的增长可逐渐改善。肾小球在孕 34 周可完全形成，肾小球滤过率（glomerular filtration rate，GFR）逐渐增加，出生后 2 周大时可增加 1 倍，1 岁时达到成人水平[1]。根据 Schwartz 方程 $\{GFR = [0.41 \times 身高（cm）] / 肌酐（mg/dl）\}$，本例患儿的正常 GFR 应为 48 ml/（min · 1.73 m²）体表面积。患儿住院期间使用配方奶喂养，因此排除了高钠由喂养所致的可能。患儿尿量及尿比重正常，入院时戴帽，身裹毯子，因此不排除额外失水的可能。患儿无腹泻，无尿崩症证据（可能有脑膜炎/脑炎，但该患儿临床证据不充分），无肾发育不良或梗阻性泌尿系统疾病的表现。血液和白蛋白滴注可以提高血清钠水平，但患儿并未接受这些治疗措施。考虑钠（碳酸氢钠、氯化钠输液）来源增加或原发性醛固酮增多症可能，但该患儿为高氯高钠血症，无代谢性酸中毒（代谢性酸中毒通常见于大量生理盐水滴注）。患儿入院后液体摄入的回顾分析显示，仅在入院第 3 天进行脑 MRI 检查前，静脉滴注了 5% 的葡萄糖和 0.25% 的生理盐水和维持血钾静脉输液数小时。

思考一下，患儿的诊断是什么？

临床药剂师计算了钠的摄入量，包括液体治疗中的生理盐水和抗生素中的钠盐。令人惊讶的是，患儿摄取的钠量是每日 9 mEq/kg。加上患儿配方奶粉中的钠，这些超标的钠摄入对早产儿的肾而言明显负荷过量。将阿昔洛韦以 5% 的葡萄糖作为溶媒溶液输入，输入最小剂量的生理盐水冲洗，患儿的高钠血症随之好转。

高钠血症是一种常见且通常可以预防的疾病。纯母乳喂养的婴儿风险较大，通常可以通过确保充足的母乳喂养和密切跟踪称重等措施加以预防。已有 2 例盐渍婴儿皮肤引起的高钠血症的报道[2]。腹泻伴大量失水是 12 个月以下婴儿高钠血症的常见原因。类似的病例是肝素化盐水经桡动脉输注引起高钠血症[3]。维持高钠血症患儿的体内液体平衡很重要，因为高钠血症与高渗透压有关，可以导致脑静脉血栓形成、颅内出血、脑水肿和死亡[4,5]。高钠血症的治疗包括原发病治疗，清除过量的钠，并适当摄入水分[6]。

临床启示

　　新生儿重症监护病房应对婴儿的水电解质进行严格把控。作为普通儿科病房的医师，我们必须从新生儿病区案例中吸取教训，对这些肾不成熟的小婴儿使用过量的钠和液体要谨慎，因为这些患儿处理钠和水的能力较弱。使用小剂量液体冲管，在喂养良好的婴儿中避免不必要的静脉维持输液，减少不显性水分丢失，谨慎地使用肾毒性药物和造影剂，可以帮助预防高钠血症。

阿南德·古里香卡（Anand Gourishankar），医学博士，罗伯特·耶特曼（Robert Yetman），医学博士，德克萨斯州休斯敦市，德克萨斯大学休斯敦分校医学院社区和普通儿科

参考文献

［1］Arant BS Jr. Renal and genitourinary diseases. In：McMillan JA，Feigin RD，De Angelis CD，et al. Oski's Pediatrics：Principles and Practice. 4th ed. Philadelphia，PA：Lippincott Williams &Wilkins；2006；401 - 410.

［2］Peker E，Kirimi E，Tuncer O，et al. Severe hypernatremia in newborns due to salting. Eur J Pedi-atr，2010；169（7）：829 - 832.

［3］Hayden WR. Hypernatremia due to heparinized saline infusion through a radial artery catheter in a very low-birth-weight infant. J Pediatr，1978；92（6）：1025 - 1026.

［4］Korkmaz A，Yiğit S，Firat M，et al. Cranial MRI in neonatal hypernatraemia dehydration. Pediatr Radiol，2000；30（5）：323 - 325.

［5］Musapasaoglu H，Agildere AM，Teksam M，et al. Hypernatraemia dehydration in a neonate：brain MRI findings. Br J Radiol，2008；81（962）：e57 - e60.

［6］Goff DA，Higinio V. Hypernatremia. Pediatr Rev，2009；30（10）：412 - 413. discussion 413.

评论

佛罗里达大学医学院，约瑟夫·诺伊博士

这一案例表明，使用静脉输液和某些药物可能会给易受水盐电解质影响的新生儿增加钠的摄入负荷。当我们观察到高钠血症时，仔细计算摄入量对确定诊断和治疗非常有帮助。

第五部分

消化系统疾病

病例 19

1 日龄男婴喂养困难和呕吐

病例报告

患儿男，出生 1 天，足月，喂养困难及呕吐。

产前史

孕母 21 岁，西班牙人，G4P0030

估算孕周：38 周

A 型血，快速血浆反应阴性，乙肝表面抗原阴性，风疹抗体阳性，B 组链球菌（group B streptococcus，GBS）阳性

在分娩前 3 周已给予伐昔洛韦治疗，因阴唇部有一可能为单纯疱疹病毒活动性感染的皮损而施行剖宫产

分娩前 1 h 胎膜自然破裂，羊水清

给患儿注射青霉素预防 GBS

出生史

患儿体重 3220 g，为适于胎龄儿，剖宫产出生，精神反应可，哭声洪亮，

135

Apgar 评分 1 min 时为 9 分，5 min 时为 9 分。转入新生儿普通病房监护，母乳喂养。

案例特点

患儿出生后的第 1 天母乳喂养。在出生后近 24 h，他换过 2 次尿片，未见胎便排出，予甘油栓剂后解胎便。出生后 36 h，患儿出现嗜睡，喂养差。喂食后呕出大量黏液 1 次。

病情进展

生命体征

心率：104 次/min

呼吸频率：60 次/min

血压：88/54 mmHg

体温：37 ℃

体格检查

头部：头面未见畸形，腭发育完整

肺部：肺部听诊呼吸音清，双侧对称

心脏：心音正常，律齐，未闻及杂音，外周脉搏正常

腹部：腹胀，质硬，轻度压痛，肠鸣音减弱，无颜色改变

泌尿、外生殖器：外生殖器正常，双侧睾丸可触及，形态正常

骨骼：四肢正常，髋关节发育良好

神经：精神反应可，刺激时哭声正常

皮肤：皮肤有轻度黄染

完善全血细胞计数、血培养、脑脊液、单纯疱疹病毒（herpes simplex virus，HSV）检查以评估脓毒症情况，口服氨苄西林、庆大霉素和阿昔洛韦。完善腹部平片（图 19－1）显示部分肠袢明显扩张。

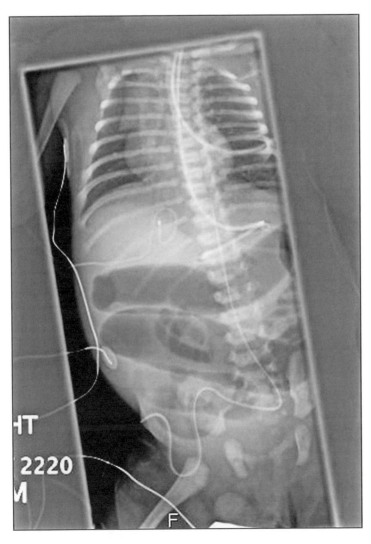

图 19－1　腹部平片显示部分肠袢明显扩张

实验室检查可排除败血症。放置胃管进行吸引，并请外科会诊。

钡剂结肠灌肠造影（图19-2）未见移行区。打造影剂时排出了部分的胎粪。造影时可见扩张的肠管充满造影剂，显示大部分扩张的肠管为大肠，尽管肠管扩张，但肠管的口径正常。

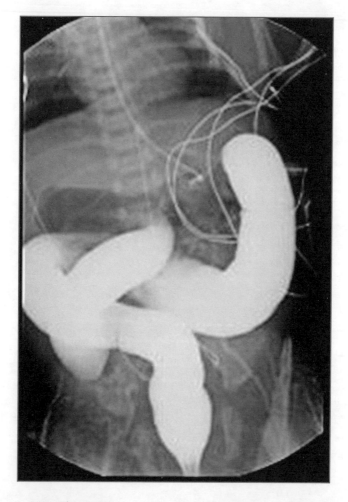

图19-2 钡剂结肠灌肠造影未见移行区。打造影剂时排出了部分的胎粪。造影剂充满整个肠管，显示扩张的肠管主要为大肠。尽管肠管扩张，但肠管的口径正常

138

在小肠造影检查后做了上消化道的造影检查。该图可见灌肠检查后仍有残余的造影剂（图 19 - 3）。

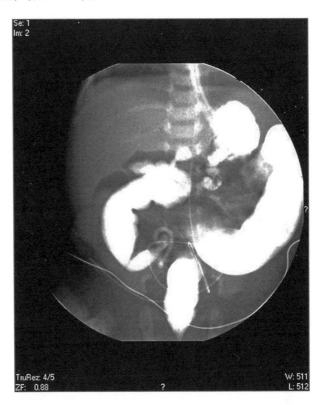

图 19 - 3   在小肠造影检查后做了上消化道的造影检查。该图可见灌肠检查后仍有残余的造影剂

上消化道检查结果正常，十二指肠空肠连接正常。

鉴别诊断

足月儿在出生后 36 h 出现嗜睡、呕吐和腹胀，应考虑与以下疾病鉴别：

十二指肠闭锁

胃食管反流

B 组链球菌败血症

单纯疱疹病毒感染

先天性巨结肠

肠旋转不良伴扭转

坏死性小肠结肠炎

思考一下，患儿的诊断是什么？

诊断

先天性巨结肠

尽管钡剂灌肠造影没有显示移行区，但在检查中所看见的扩张的肠腔和第一次腹部平片所见一样，提示肠中段或远端梗阻，如先天性巨结肠。

进行两次床旁负压吸引直肠活检，但样本不足以确诊，遂行手术取全层直肠活检。标本未见神经节细胞和神经细胞肥大，可确诊为先天性巨结肠或结肠神经节细胞缺失症。

患儿在出生后第 19 天行腹腔镜下巨结肠根治术。对直肠、乙状结肠、降结肠和横结肠进行活检，并进行阑尾切除术。阑尾、横结肠和降结肠内均可见神经节细胞，直肠和乙状结肠内未见神经节细胞。结肠脾曲活检存在神经节细胞，所以外科医师将切口近端与降结肠脾曲连接。

专业知识

有关婴儿腹胀的探讨

除非发生穿孔，否则近端梗阻时一般不出现全肠段扩张。当梗阻发生在远端时，如肠旋转不良伴扭转和胎粪性肠梗阻，可出现胆汁性呕吐。远端肠梗阻重要的病因之一是胎粪排出延迟或滞留在肠内，如先天性巨结肠或胎粪阻塞综合征。然而，即使在先天性巨结肠疾病中，50% 的患儿依然可在 24 h 内排出胎粪。

腹部压痛和皮肤出现红斑提示有穿孔或腹膜炎。当患者需要禁食并留置胃管行胃肠减压时应请外科会诊。脓毒症或其他危重病患者可能出现腹胀或梗阻症状，应给予抗感染治疗，在明确梗阻原因前应积极补液维持生命征平稳。应拍摄腹部平片以排除穿孔或坏死性小肠结肠炎。但其通常只显示非特异性的肠道扩张，需完善钡剂造影灌肠，如果结果正常，可能需进一步行上消化道造影。如果临床表现高度提示肠旋转不良伴扭转，则上消化道影像学检查为首选。

先天性巨结肠病

赫什朋病（先天性巨结肠症）是以一位丹麦儿科医师的名字命名的，他在 1888 年报告了两名患有先天性巨结肠男孩，最终死于严重便秘和腹胀。该病的发病率为 1/5000，男性多于女性，其特征是远端结肠的肌间神经丛（Auerbach 丛）和黏膜下神经丛（Meissneg 神经丛）无神经节细胞增生。80% 的病例仅累及直肠和乙状结肠，20% 的病例，可累及近端结肠。

兄弟姐妹中有该病病史的与普通人群相比患病风险增加 2.4% ~ 9%。已知先天性巨结肠病为常染色体显性、常染色体隐性和多基因遗传病，它与某些遗传综合征有关，如唐氏综合征（Down syndrome）和瓦登伯革症候群（Waardenburg syndrome）。人体内有 8 个基因与先天性巨结肠病有关。50% 的非综合征型有 RET 原癌基因编码的细胞膜受体酪氨酸激酶参与，酪氨酸激酶是参与细胞生长和分化信号转导的细胞表面分子，RET 则在发育中的神经系统中表达。常染色体显性遗传的先天性巨结肠病确定病变部位在染色体 10q11.1 上，其与 RET 突变有关。该病的遗传学机制有待做进一步研究。

简单的病例，可以通过腹腔镜或经肛门手术来治疗。如果患者可能有小肠结肠炎、病情危重或有明显的近端肠腔扩张的情况，则在患者情况允许的条件下进行分期结肠造口术，一期结肠造口术和二期吻合术。

先天性巨结肠病的诊断

在钡灌肠检查中发现直肠、乙状结肠移行区高度提示该病，但是，灌肠检查正常也不能排除该病，因为影像学检查的移行区水平不能与病理移行区一一对应，尤其是病变累及较长肠段时。

肛门直肠压力测量是诊断先天性巨结肠病的另一种方法，但是该方法可出现假阳性和假阴性。在一组儿童研究中，95%的患者可确诊，但是，在新生儿早期仅有81%的患儿被确诊。肛门直肠压力测量显示阴性时提示无该病，但为了明确诊断常需多次检测。

怀疑有先天性巨结肠病时，应行直肠抽吸活检来确诊，但是，有可能像该案例一样抽吸活检标本不足，此时就必须行全层活检以确诊。

影像学检查和测压在新生儿期最不敏感。因此，如果在出生后几天怀疑患有先天性巨结肠，活检往往是最有意义的检查。在这种情况下，由于在进行下一次评估之前结果尚未回报，所以诊断会有延迟。

病理学家也用乙酰胆碱酯酶组织化学诊断先天性巨结肠病。在黏膜肌层和紧邻的黏膜下层中存在许多粗大的、离散的胆碱能纤维，提示患有该病。

病理学特征

该19日龄的患儿行活检后确诊为先天性巨结肠病，并手术切除了无神经节细胞的肠段。切除的结肠病检显示神经细胞肥大和远端神经节细胞缺乏，近端固有肌层中可见神经节细胞。在先天性巨结肠病中，狭窄肠段的远端黏膜下丛和肌间丛均无神经节细胞。如本例所示，黏膜下层和固有肌层通常伴有黏膜肌层肥厚和神经肥大。

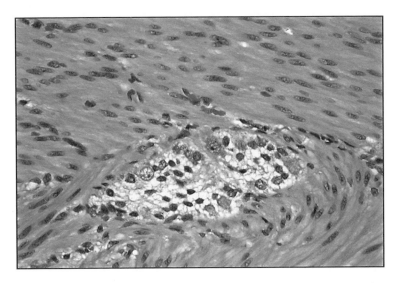

图 19-4　A. 近端结肠的切片 1 显示神经节细胞（具有突出核仁和紫色细胞质的细胞）

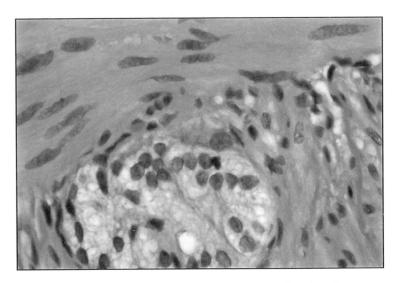

图 19-4　B. 近端结肠的切片 2 也显示一个神经节细胞

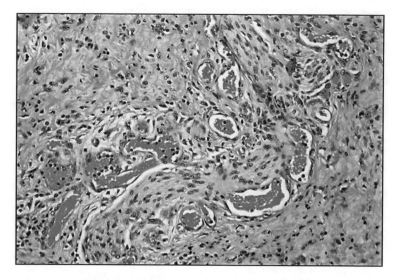

图 19-4 C. 在切除的结肠远端第 3 张切片中没有神经节细胞，显示神经肥大

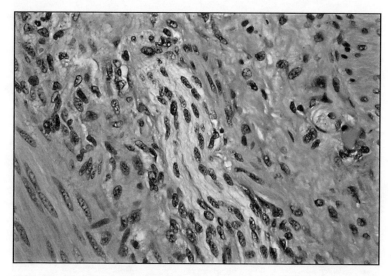

图 19-4 D. 切除的结肠远端的切片 4 中也缺乏神经节细胞，并有神经肥大

亨利·重·李（Henry Chong Lee），医学博士，柯尔斯滕·伍尔夫（Kirsten Woolf），医学博士，加利福尼亚，斯坦福大学，新生儿学和病理学系

参考文献

［1］Emir H, Akman M, Sarimurat N, et al. Anorectal manometry during the neonatal period: its specificity in the diagnosis of Hirschsprung's disease. Eur J Pediatr Surg, 1999; 9 (2): 101 - 103.

［2］Iwai N, Yanagihara J, Tokiwa K, et al. Reliability of anorectal manometry in the diagnosis of Hirschsprung's disease. Z Kinderchir, 1988; 43 (6): 405 - 407.

［3］Kobayashi H, Wang Y, Hirakawa H, et al. Intraoperative evaluation of extent of aganglionosis by a rapid acetylcholinesterase histochemical technique. J Pediatr Surg, 1995; 30 (2): 248 - 252.

［4］Langer JC, Durrant AC, de la Torre L, et al. One-stage transanal Soave pullthrough for Hirschsprung disease: a multicenter experience with 141 children. Ann Surg, 2003; 238 (4): 569 - 583. discussion 583 - 585.

［5］Low PS, Quak SH, Prabhakaran K, et al. Accuracy of anorectal manometry in the diagnosis of Hirschsprung's disease. J Pediatr Gastroenterol Nutr, 1989; 9 (3): 342 - 346.

［6］Proctor ML, Traubici J, Langer JC, et al. Correlation between radiographic transition zone and level of aganglionosis in Hirschsprung's disease: Implications for surgical approach. J Pediatr Surg, 2003; 38 (5): 775 - 778.

［7］Rosenfield NS, Ablow RC, Markowitz RI, et al. Hirschsprung disease: accuracy of the barium enema examination. Radiology, 1984; 150 (2): 393 - 400.

［8］Stewart DR, von Allmen D. The genetics of Hirschsprung disease. Gastroenterol Clin North Am, 2003; 32 (3): 819 - 837.

［9］Sullivan PB. Hirschsprung's disease. Arch Dis Child, 1996; 74 (1): 5 - 7.

［10］Taxman TL, Yulish BS, Rothstein FC. How useful is the barium enema in the diagnosis of infantile Hirschsprung's disease? Am J Dis Child, 1986; 140 (9): 881 - 884.

病例 20

有腹水的早产儿

病例报告

患儿，女，36 周龄早产，因腹水和胎心率异常行剖宫产。

产前史

孕母 16 岁，G4P1021，西班牙人。

O 型血型，乙型肝炎表面抗原阴性，人类免疫缺陷病毒阴性，风疹病毒、巨细胞病毒、弓形虫及微小病毒阴性。

孕母拒绝行羊膜穿刺术。

分娩当天的超声检查显示羊水过多和胎儿腹水。

胎儿超声心动图提示三尖瓣反流。

出生史

头位，羊水清亮，无脐带绕颈，因胎心异常行剖宫产。

出生时无肌张力，Apgar 评分 1 min 时为 5 分，5 min 时为 8 分。

因腹水导致腹围增加同时伴有呼吸无力，使用 3.5 号气管导管紧急插管并用 100% 氧气加压给氧。放置胃管引流出少量透明分泌物。

病情进展

生命体征

体温：36.6 ℃

心率：166 次/min

呼吸频率：46 次/min

血压：54/24 mmHg

无明显不适

体格检查

体重：2775 g（第 50 百分位）

身长：42 cm（小于第 10 百分位）

头围：33 cm（第 70 百分位）

头颈部：头颅外观正常，面容正常，鼻通畅，无白内障，耳廓正常，腭部完整，气管插管位置正确，无甲状腺肿大

肺部：双肺呼吸音粗、对称，肋间隙凹陷

心脏：心脏听诊 S1，S2 正常，律齐，可闻及 1/6 级收缩期喷射性杂音，心前区无异常搏动，外周脉搏对称

腹部：腹硬，明显膨隆，肝右肋下缘 4 cm，脾尖可触及，有脐疝，未触及肾，脐带内可见 3 条血管

生殖器：正常女性生殖器，大阴唇未覆盖小阴唇

四肢：髋关节稳定，无畸形

肛门：无闭锁

脊柱：脊柱对齐，无毛发或凹陷

　　神经系统：易唤醒，对疼痛刺激有反应，头竖立差，肌力和腱反射正常，握持反射、吮吸反射可引出，四肢活动可

　　皮肤：无皮疹、皮损、瘀点或黄染

初步治疗

　　腹围逐渐增加导致呼吸窘迫，动脉血气示：pH 7.23、PCO_2 57 mmHg、PO_2 48 mmHg、HCO_3 24 mmol/L、BE－4 mEq/L，根据血气分析和患儿病情予SIMV（同步间歇指令通气）模式机械通气，呼吸机参数：FiO_2 0.9，PIP 21 cmH_2O，PEEP 5 cmH_2O，RR 40 次/min，压力支持 5 cmH_2O。

　　请外科会诊，胸部和腹部 X 线检查，心内科会诊，腹部和盆腔超声检查。

　　完善血培养、血常规、血生化和染色体核型分析。

　　氨苄西林和庆大霉素注射。

　　患儿禁食，经皮放置静脉置管后给予肠外营养。

　　放置 Replogle 管行低位间断抽吸。

影像学表现

　　胸腹片：气管插管位置固定良好，肺下界至 7.5 肋，无渗出，无胸腔积液，无气胸，右膈高，心脏轮廓正常，胃内可见胃管，肠内充气正常，直肠内未见气体（图 20－1）。

　　超声心动图示：轻度心房扩大伴三尖瓣反流；无结构性心脏缺陷。

　　头部超声：正常。

　　腹部超声检查示：肝大；可见 2 cm×1 cm×1 cm 液性暗区提示肝内囊肿；胆总管正常；胆囊内可见泥沙样物质；未见肝内胆管；可见腹水（图20－2）；无脾大；肾、膀胱、卵巢正常。

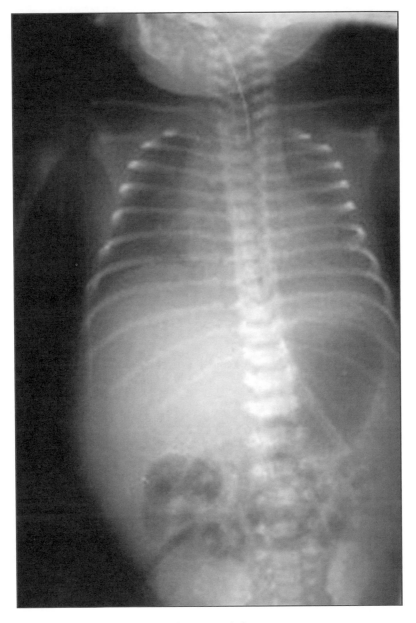

图 20 - 1　胸片

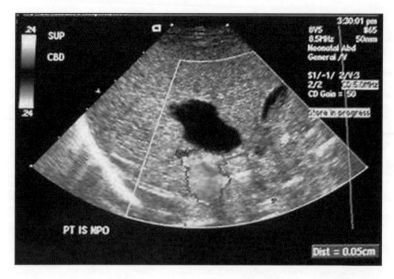

图 20 - 2　超声显示肝内囊肿

实验室检查

血红蛋白 11.9 g/dl（119 g/L），血细胞比容 35%（0.35）。

总蛋白 4.6 g/dl（46 g/L），白蛋白 2.0 g/dl（20 g/L）。

白细胞总数、分类计数、电解质、游离胆红素、肝功能、血培养和细胞核型正常。

鉴别诊断

新生儿腹水：

动静脉畸形

胆道闭锁

胆总管囊肿

乳糜性腹水

先天性淋巴管阻塞

先天性感染（巨细胞病毒、梅毒、弓形虫）

先天性肾病

胎儿阑尾炎伴穿孔

半乳糖血症

肝炎

肛门闭锁

肠闭锁

肝内肿瘤或囊肿

重型先天性心脏病

胎粪性腹膜炎伴穿孔

黏多糖贮积症Ⅶ型

梅克尔憩室穿孔

后尿道瓣膜

地中海贫血引起的严重贫血

自发性胆总管穿孔

室上性心动过速

思考一下，患儿的诊断是什么？

讨论

诊断

肝曲结肠闭锁伴穿孔

病程初期认为腹水是因膀胱尿道出口梗阻（腹水最常见的原因）或肠闭锁（多伴母体羊水过多）所致，但体格检查未触及肾、排尿正常、肾超声检查正常，与膀胱尿道出口梗阻相矛盾。若造影和超声检查均正常，则需检测血液中是否存在 β-葡萄糖醛酸苷酶缺乏。虽然黏多糖贮积症罕见，但如该案例中，存在肝大、三尖瓣反流、贫血以及 TORCH 阴性的情况下是应该考虑鉴别该病。

　　最初的腹部平片（图 20-1）显示腹水，余正常。腹部超声显示肝内囊肿（图 20-2）。影像学医师认为，可以清晰地看到正常的胆管分支，故排外胆总管囊肿。从水平位腹部平片确定是一包裹性囊肿，而不是腹腔内游离气体形成的空洞。水平位 X 线片显示腹部内有大量游离气体（图 20-3）。患儿在病情稳定的情况下接受了剖腹探查术，发现结肠肝曲闭锁并穿孔。外科医师推测穿孔发生在宫内，随后穿孔自我封闭，患儿出生后再次发生了穿孔。由于超声在检测游离气体方面存在缺陷，导致将肠道内游离气体误判成肝囊肿。患儿行右半结肠切除术和结肠造口术。

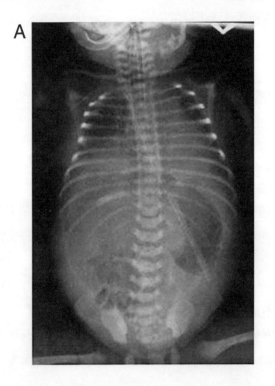

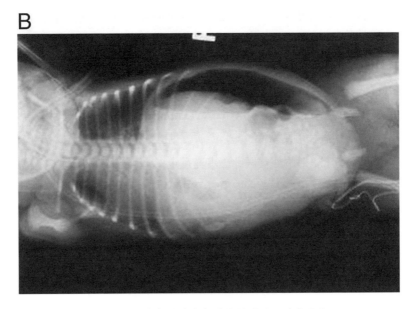

图 20 - 3 腹部平片和仰卧位胸片显示游离气体

专家意见

肠闭锁是新生儿肠梗阻相对常见的原因，最常见于空肠和回肠。结肠几乎不发生闭锁，结肠闭锁仅占病例的 7% ~ 10% 。先天性肠闭锁是由晚期宫内肠系膜血管血运障碍引起的。很少的空肠闭锁病例由上皮细胞阻塞肠腔不能再通所致。结肠闭锁有 4 种类型：Ⅰ 型又称膜式闭锁；Ⅱ 型，在两闭锁盲端之间有纤维索带相连；Ⅲ 型又称完全性闭锁，无连接带；Ⅳ 型又称多发性闭锁。闭锁部位近端结肠明显扩张，并含有空气和胎粪。造影剂检查有助于确定闭锁的位置。钡剂灌肠可以显示结肠缩短伴细小的胎儿型结肠口径。在20% 的病例中，结肠闭锁伴有其他闭锁。结肠闭锁最常见的临床表现是腹胀，喂养不耐受，产后 2 天内出现胆汁性呕吐，胎粪未排出。虽然常在近端肠梗阻中发现羊水过多，但在远端小肠或结肠梗阻中少见。该病腹部平片显示肠管扩张，10%的病例出现气腹。若梗阻部位在远端，则可见更多扩张的肠袢，且存在液气平面。当遇到可疑的腹部疾病时，完善两种位置的腹部平片很重要。如本例所示，超声检查在确定是否有游离气体方面没有意义。

结肠闭锁的治疗：首先放置一个用于肠减压的 Replogle 管，然后纠正代谢紊乱和维持水、电解质平衡。术前准备可用氨苄西林和庆大霉素注射。一般情况下，一期手术完成切除、造瘘，放置造口袋，等待孩子成长恢复。二期肠吻合术可以在后期由外科医师决定。

结肠闭锁的预后很好，大多数患者无并发症。

马里·琼·马伦-科温（Mary Joan Marron-Corwin），医学博士，马里·凯瑟琳·托马斯（Mary Kathleen Thomas），医学博士，纽约，圣文森特天主教医疗中心

参考文献

［1］ Dalla Vecchia LK, Grosfeld JL, West KW, et al. Intestinal atresia and stenosis: a 25-year experience with 277 cases. Arch Surg, 1998; 133 (5): 490 - 496. discussion 496 - 497.

［2］ Franken EA, Smith WL. Gastrointestinal Imaging in Pediatrics. 2nd ed. Philadelphia, PA: Harper and Row, 1982.

［3］ Kimble RM, Harding J, Kolbe A. Additional congenital anomalies in babies with gut atresia or stenosis: when to investigate, and which investigation. Pediatr Surg Int, 1997; 12 (8): 565 - 570.

［4］ Murphy JH. Nonimmune hydrops fetalis. NeoReviews, 2004; 5 (1): e5 - e15.

［5］ Ross Ⅲ AJ. Organogenesis of the gastrointestinal tract. In: Polin R, Fox W, Abman S, eds. Fetal and Neonatal Physiology. Vol 2. 3rd ed. Philadelphia, PA: Saunders, 2004; 1101 - 1110.

［6］ Powell RW, Raffensperger JG. Congenital colonic atresia. J Pediatr Surg, 1982; 17 (2): 166 - 170.

[7] Gross GA. Radiology in the intensive care nursery. In: Spitzer AR. Intensive Care of the Fetus and Neonate. 2nd ed. Philadelphia, PA: Elsevier, 2005; 483－490.

[8] Berseth CL, Poenaru D. Structural anomalies of the gastrointestinal tract// Taeusch H, Ballard R, Gleason C. Avery's Diseases of the Newborn. 8th ed. Philadelphia, PA: Elsevier, 2005; 1086－1102.

腹胀、肠鸣音消失的早产女婴

病例报告

产前史

孕母 28 岁，G3P1，既往有妊娠 39 周不明原因胎死宫内史。

O 型血，快速血浆反应素试验阴性，风疹免疫抗体阳性，乙肝表面抗原阳性、抗体阴性。

产前超声提示胎儿腹水。

孕 30^{+4}W，因早产和胎膜早破入院。

出生史

患儿剖宫产出生，羊水粪染。娩出后立即气管插管，抽取胎粪。Apgar 评分 1 min 时为 5 分，5 min 时为 8 分，带管转入新生儿重症监护室。

病情进展

患儿出生时水肿。予表面活性药气管内给药。患儿腹胀，行腹部 X 线片检查如图 21-1 和图 21-2 示腹膜钙化，腹水，腹腔胀气。留置胃管减压，并行腹腔穿刺，引流出棕色液体，在左下腹留置腹腔引流管。随后，患儿被转诊到转诊中心。

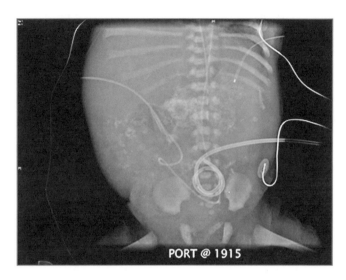

图 21-1 仰卧位腹部平片显示多处钙化，与胎粪性腹膜炎一致；可见引流管

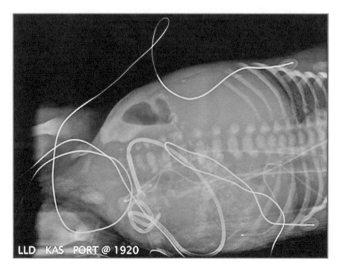

图 21-2 侧卧位腹部平片显示肠袢内或囊肿内有钙化及存在液气平面

157

生命体征

心率：166 次/min

呼吸频率：51 次/min

血压：73/47 mmHg

25% FiO_2 机械通气下，氧饱和度：97%

体温：37.5 ℃

查体

体重 2530 g，身长 45 cm，头围 33 cm

外观：皮肤红润，气管插管，全身水肿

皮肤：无黄疸和胎记

肺部：双肺呼吸音粗

心脏：心律齐，未闻及杂音

腹部：腹部膨隆，未触及肝脾，左下腹引流出棕色液体，未闻及肠鸣音

外生殖器：正常女性外生殖器，肛门通畅

骨骼：脊柱、四肢正常，髋关节正常，无骶骨缺损

神经系统：查体肌力正常，腱反射正常

实验室检查

白细胞计数：15.3 $\times 10^9$/L

血细胞比容：32%

血小板计数：236 $\times 10^9$/L

鉴别诊断

肠重复畸形

肛门闭锁

胎粪性腹膜炎

肠系膜囊肿

神经母细胞瘤

畸胎瘤

思考一下，患儿的诊断是什么？

最终诊断

胎粪性腹膜炎伴假性囊肿形成

X 线片显示右上腹和左上腹均有细小钙化，与胎粪性腹膜炎相一致。

行剖腹探查后，发现一个巨大的胎粪假性囊肿占据了大部分腹腔。切开引流，切除囊肿壁。小肠和结肠的长度和旋转都正常，没有闭锁的迹象。在回肠肠系膜游离末端近回盲瓣 3 cm 处发现穿孔并修补。

专业知识

胎粪性腹膜炎是一种由产前肠穿孔引起的无菌性腹膜炎，发病率为 1/30000[1]。肠穿孔一般由先天性肠梗阻引起，如胎粪性肠梗阻、肠闭锁或肠扭转。宫内巨细胞病毒、风疹和 B19 微小病毒的感染也可导致肠穿孔[2,3]。肠系膜血管意外也可能导致小肠闭锁。根据地域的不同，因囊性纤维化所致的胎粪性肠梗阻高达 15% ~ 40%，所以有胎粪性腹膜炎的患者应检查是否有囊性纤维化，但许多胎粪性腹膜炎的病因不明[4,5]。

胎粪性腹膜炎可通过产前超声诊断。

该病常见表现为羊水过多和胎儿腹水，也可出现胎儿水肿。其中，不到

50%的病例出现钙化[4]。产前仅发现胎儿腹水者预后良好，无须手术干预。当无其他异常时，可用超声随访评估病情变化[2]。与产前超声相比，产后 X 线片或 CT 在发现细小钙化区方面更具优势。当高度怀疑该病时，可行产前磁共振协助诊断[4,6,7]。

胎粪漏入腹膜引起炎症和腹水，可导致胎粪周围形成纤维壁，形成假性囊肿，部分会发生钙化[2]。除胎粪性腹膜炎外，腹腔内钙化性包块可能是来自肠重复畸形、肛门闭锁伴子宫阴道积液、肠系膜囊肿、神经母细胞瘤、肾母细胞瘤、畸胎瘤、肝母细胞瘤、肾上腺出血、肾上腺囊肿、巨大梅克尔憩室和先天性巨结肠病等疾病[5,8]。

虽然以往胎粪性腹膜炎的诊断困难，假性囊肿的预后不佳，但随着影像学技术、外科手术和新生儿护理的发展，该病的诊断和预后都取得了进步[4,5]。出现腹胀和急腹症时通常需要及时的干预和手术治疗，延迟手术会使预后较差[9,10]，但是，对有钙化但无症状的患者不需要干预[8]。

亨利·李（Henry Lee），医学博士，加利福尼亚州斯坦福市，斯坦福大学医学中心

参考文献

［1］ Nyberg D. Intra-abdominal abnormalities// Nyberg DA, Mahony BS, Pretorius DH. Diagnostic Ultrasound of Fetal Anomalies：Text and Atlas. St Louis, MO：Yearbook Medical Publishers, 1990；342－394.

［2］ Amagada JO, Premkumar G, Arnold JM, et al. Prenatal meconium peritonitis managed expectantly. J Obstet Gynaecol, 2004；24（3）：311－312.

［3］ Zerbini M, Gentilomi GA, Gallinella G, et al. Intra-uterine parvovirus B19 infection and meconium peritonitis. Prenat Diagn, 1998；18（6）：599－606.

［4］ Chan KL, Tang MH, Tse HY, et al. Meconium peritonitis：prenatal diagnosis, postnatal management and outcome. Prenat Diagn, 2005；25（8）：676－682.

［5］Reynolds E, Douglass B, Bleacher J. Meconium peritonitis. J Perinatol, 2000; 20 (3):
193 – 195.

［6］Kuroda T, Kitano Y, Honna T, et al. Prenatal diagnosis and management of abdominal
diseases in pediatric surgery. J Pediatr Surg, 2004; 39 (12): 1819 – 1822.

［7］Veyrac C, Couture A, Saguintaah M, et al. MRI of fetal GI tract abnormalities. Abdom
Imaging, 2004; 29 (4): 411 – 420.

［8］Milas Z, Atkinson G, Gow KW. Pediatric surgical images. Meconium peritonitis. J
Pediatr Surg, 2004; 39 (2): 245 – 246.

［9］Eckoldt F, Heling KS, Woderich R, et al. Meconium peritonitis and pseudocyst
formation: prenatal diagnosis and post-natal course. Prenat Diagn, 2003; 23 (11):
904 – 908.

［10］Tibboel D, Molenaar JC. Meconium peritonitis—a retrospective, prognostic analysis of
69 patients. ZKinderchir, 1984; 39 (1): 25 – 28.

评论

佛罗里达大学医学院，约瑟夫·诺伊博士

针对某个病种回溯阅读既往文献往往是很有价值的。回顾 12 例胎粪性腹膜炎伴或不伴钙化的病例[1]，尽管先前有文献指出胎粪性腹膜炎腹腔内钙化可以排除囊性纤维化的诊断，但是钙化与否与随后囊性纤维化并无明确关系。

［1］Finkel LK, Slovis TL. Meconium peritonitis, intraperitoneal calcifications and
cysticfibrosis. Pediatr Radiol, 1982; 12 (2): 92 – 93.

病例 22

晚期早产儿发现腹部肿块

病例报告

患儿，男，适于胎龄儿，早产，胎膜破裂 18 h 后顺产，Apgar 评分 1 min 时为 8 分，5 min 时为 9 分。出生后 12 h 呕吐少量胆汁。孕母 23 岁，孕 36^{+3} 周，G2P0，衣原体阳性，已接受过治疗。因 B 族链球菌阳性分娩前 4 h 接受 2 剂青霉素治疗。生活史：孕期吸烟史，15 支/d。

出生体重 2630 g，胎龄评分与胎龄吻合。患儿睑裂轻微向上倾斜，可见骨缝重叠，可能存在小颌畸形。腹软，全腹可闻及肠鸣音。左下腹可触及一小的、无触痛的粪块样肿块。直肠通畅。母乳喂养，尿量正常。出生后 33 h 未排出胎便，给予直肠刺激后排出 2 个约 3 cm 粪块，数小时后自然排出一约 3 cm 粪块。出生后 12 h 呕吐少量胆汁，监测腹围，腹围波动在 32.5 ~ 33.5 cm。出生后 46 h 呕吐大量胆汁 1 次。完善仰卧位和左侧卧位腹部 X 线片检查示胃和大肠内大量积气扩张，结肠内见粪便影，左下腹可见一三角形致密影，约 4 cm × 2 cm。腹腔未见游离气体和积气（图 22 - 1 和图 22 - 2）。患儿发生 2 次呕吐后放置胃管。CL^- 113 mmol/L，BUN 35 mg/dl，CRP 和血清胆红素正常，血培养阴性。超声心动图示：卵

162

圆孔未闭，二尖瓣、肺动脉瓣可见反流，升主动脉轻度扩张。目前体重降至 2400 g（减少 9%），余检查和查体同前。虽然所有新生儿筛查、凝血检查和囊性纤维化（cystic fibrosis，CF）微阵列均未见异常，但仍无法确定其体征和检查结果与遗传因素无关。尝试给患儿开通静脉输液通道，但未成功，患儿也无法口服治疗，遂被转移到三级医疗机构进行剖腹探查。

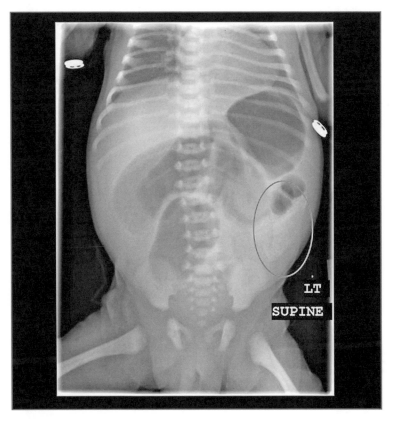

图 22-1　仰卧位腹部 X 线片显示左下腹可见一模糊三角形密度影，约 4 cm×2 cm（如图画圆圈部位）

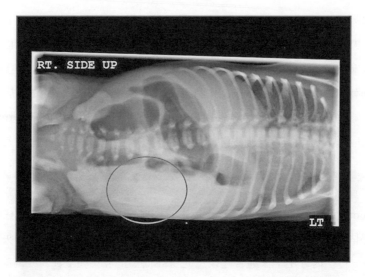

图 22-2 左侧卧位腹部 X 线片显示左下腹可见一模糊三角形密度，约 4 cm×2 cm（如图画圆圈部位）

思考一下，患儿的诊断是什么？

讨论

病例进展

急诊剖腹探查后发现左下腹三角状缺损伴多处炎性粘连。腹部中央一包块附着在横结肠上，可见肠扭转。钙化的胎粪附着在降结肠和回肠上，支持宫内胎粪性回肠梗阻伴穿孔。外科医师推测患儿复杂性胎粪性回肠梗阻与 I 型空肠远端闭锁有关。

疾病概述

肠闭锁最常发生在胚胎中肠，其发病率为 1/（1500～5000）。因肠外畸形所致的肠闭锁中以回肠空肠闭锁最常见，约占 43%，其中，最常见的病因是由 CF 引起的胎粪性肠梗阻。在本例中缺乏证据证明胎粪性肠梗阻与 CF 相关。中肠闭锁通常是因血管破裂引起的继发性血管损伤所致。母亲吸烟可能导致与肠道闭锁相关的血管破裂。

大多数肠梗阻发生在足月或近足月出生患婴儿。肠道闭锁患者的腹胀和多次胆汁呕吐通常在出生后 24~48 h 出现，但如果部分阻塞或狭窄，症状可延迟数日至数周。此外，患儿还可能出现高胆红素血症。大多数患儿不能排出胎粪，然而，如果梗阻发生部位较高，胎粪仍可能排出。查体若有腹部压痛提示腹膜炎。

肠闭锁可以通过产前超声检测，特别是宫内肠穿孔所致的钙化。中肠闭锁的超声表现不具特异性的，表现为腹水、肠袢扩张和肠回声增强。仰卧位、直立位或侧卧位腹部平片均可显示扩张的肠管和液气平面。应完善全血计数、血清电解质、尿素氮和肌酐水平测定。中肠闭锁尤其是有回肠胎粪或胎粪梗阻时，应进行 CF 突变分析。

孕妇在怀孕的头 3 个月吸烟或使用血管收缩药物，以及使用抗过敏药物，其后代患肠闭锁的可能性是普通人的 3 倍。如果孕妇每天吸烟超过 20 支，这种风险将增加 4.2 倍。血管缺血是中肠闭锁的主要原因，孕妇吸烟或暴露在大量二手烟下可能增加中肠闭锁的风险。但有关孕妇吸烟对未出生婴儿影响的因果关系的证据有限，有待开展更多的研究来确定其相关性。

鉴别诊断和处理

按照复杂胎粪性回肠梗阻伴扭转、化学性腹膜炎、炎性粘连和宫内穿孔引起的胎粪钙化的治疗方案对患儿进行治疗。小肠的病理标本显示肠梗阻部位伴肠壁钙化、坏死和缺血性损伤。这种损伤与宫内梗死或重复性肠狭窄的梗死相一致，为空肠外环肌层局灶性萎缩伴静脉瘀血和钙化粘连。

按计划对患儿进行遗传随访，出院时大部分实验室值均在正常范围内，一部分检验值在门诊随访至正常，但其临床表现背后的真正病因还有待确定。

临床启示

囊性纤维化是胎粪性肠梗阻最常见的病因。在大多数情况下，肠闭锁是由血管缺血损伤引起的，且可能与胎粪性肠梗阻有关。

若发生肠梗阻，且母亲在怀孕期间有吸烟史的患儿应考虑肠闭锁的可能。

患儿通常在分娩后 24 ~ 48 h 内出现胎粪排出障碍和胆汁性呕吐，但也可能在之后出现。

仰卧位和侧卧位腹部平片有助于诊断。

米歇尔·L. 霍布斯（Michelle L. Hobbs），理学学士，俄亥俄大学传统骨科医学院四年级学生，贝丝·麦克劳德（Beth McCloud），医学博士，塔拉·S. 威廉姆斯（Tara S. Williams），医学博士，凯斯西储大学医学院

参考文献

[1] Al-Kouatly HB, Chasen ST, Streltzoff J, et al. The clinical significance of fetal echogenic bowel. Am J Obstet Gynecol, 2001；185（5）：1035 - 1038.

[2] Best KE, Tennant PW, Addor MC, et al. Epidemiology of small intestinal atresia in Europe：a register-based study. Arch Dis Child Fetal Neonatal Ed, 2012；97（5）：F353 - F358.

[3] Hackshaw A, Rodeck C, Boniface S. Maternal smoking in pregnancy and birth defects：a system-atic review based on 173, 687 malformed cases and 11.7 million controls. Hum Reprod Update, 2011；17（5）：589 - 604.

[4] Sweeney B, Surana R, Puri P. Jejunoileal atresia and associated malformations: correlation with the timing of in utero insult. J Pediatr Surg, 2001; 36 (5): 774-776.

[5] Werler MM, Sheehan JE, Mitcheel AA. Association of vasoconstrictive exposures with risks of gastros-chisis and small intestinal atresia. Epidemiology, 2003; 14 (3): 349-354.

评论

佛罗里达大学医学院，约瑟夫·诺伊博士

新生儿出现胆汁性呕吐时，应想到肠旋转不良伴扭转，但这名患儿合并胎粪性肠梗阻，这可能与本案例的肠扭转发生有关。同时看到这两种情况合并存在很有意义。母亲吸烟和肠闭锁之间的关系引人深思。

足月新生儿凝血障碍、肝大和腹水

病例报告

小于胎龄的足月男婴，剖宫产出生，其母30岁，G2P2（无早产、无20周前流产、1孩子存活），此为母亲第二次剖宫产。新生儿常规体检发现该患儿有肝大（肋缘下3 cm）、腹水、面部和躯干明显瘀斑。生命体征平稳，余查体未见异常。实验室检查示：① 全血细胞计数：血小板显著减少（血小板计数24×10⁹/L），余正常；② AST 和 ALT 正常；③ 血糖水平为 40 mg/dl（2.2 mmol/L）；④ 凝血检查示：PT 47s，APTT > 200 s，INR 4.6，FIB 50 mg/dl（1.5 μmol/L）。无出血性家族史。追问病史，患儿母亲第一次分娩的足月新生儿在出生后6 h不明原因死亡，当时家属拒绝尸检。

该患儿治疗上予输注冷沉淀和新鲜血浆。后续的实验室检查显示持续性凝血功能障碍。所有感染指标均为阴性。腹部超声提示：肝硬化伴门脉高压及门静脉导管未闭。其他检查结果为高胆红素血症（总胆红素：15 mg/dl；直接胆红素：4 mg/dl），α-甲胎蛋白显著升高：378000 ng/ml（378000 μg/L），以及氨含量143 μg/dl（102 μmol/L）。这些辅助检查结果可以明确诊断。

讨论

出生后第一天肝功能衰竭的原因很多，需要和很多疾病进行鉴别诊断。但是，无感染性的急性肝功能衰竭的鉴别诊断相对较少。妊娠期同族免疫性肝病（gestational alloimmune liver disease，GALD）是导致新生儿肝功能衰竭的重要病因之一，也是导致新生儿血色素沉着病的主要病因。

疾病概况

GALD 虽然是很罕见，但却是新生儿非感染性肝功能衰竭最常见的原因之一，也是新生儿铁负荷过重最常见的原因。该病曾经被认为是先天性铁代谢异常导致铁沉积，引起胎儿肝受损。目前认为其是继发于免疫介导的严重肝损伤，具体来说，GALD 是母体免疫球蛋白 g（IgG）抗体经胎盘转移并对胎儿肝细胞抗原造成损伤的结果，但具体机制还不清楚。可能是抗原抗体结合导致补体活化，C5b-C9 膜攻击复合物沉积在细胞表面，导致损伤和细胞死亡。大多数胎儿在孕期无法存活，妊娠期同族免疫性肝病可能在妊娠中晚期和晚期造成不明原因的胎儿死亡。即使存活通常都患有严重的肝功能衰竭。

诊断

所有有肝疾病症状的新生儿均应考虑妊娠期同族免疫性肝病。产前超声可早期发现，特征包括腹水、胎儿肝大和水肿。大多数 GALD 新生儿生长发育障碍或早产。妊娠中晚期和晚期不明原因的胎儿死亡也应考虑 GALD 可能。新生儿期典型的表现包括出生后最初几小时到几天内低血糖和严重的凝血障碍。实验室检查通常包括：INR >4.5（新生儿参考范围，0.8~1.5），高氨血症［氨 > 133 mcg/dl（ > 95 μmol/L）］以及低蛋白血症。由于肝损伤通常发生在出生前，天门冬氨酸转氨酶和丙氨酸转氨酶水平正常或只是轻微升高。α-甲胎蛋白水平大于 100000 ng/ml（100000 μg/L），平均为 300000 ng/ml（300000 μg/L）。铁蛋白水平增高至 800 ~ 10000 ng/ml（1798 ~ 22470 pmol/L）［参考范围 40 ~ 775 ng/ml（90 ~ 1741 pmol/L）］，转铁蛋白饱和水平升高至 95% ~ 100%。此外 10% ~ 15% 的 GALD 患者会出现严重血小板减少（ < 50.0 × 10^9/L）。

通过肝外组织活检见铁沉积确诊 GALD，通常选择口腔黏膜唾液腺活检。如果进行肝活检，可检测到 C5b - C9 免疫复合物沉积。或者，磁共振 T2 加权像可见肝和肝外铁沉积的影像学表现（最常见于胰腺、心脏和肾上腺）确诊。在条件允许时，如果 MRI 或肝外活检结果为阴性，则应考虑安排其他检查。就单个检查本身而言，灵敏度大约是 60%，但是综合多项检查评价时，灵敏度可增加到 80%。

治疗

产后新生儿血色素沉着病的患儿治疗方案曾经采用螯合疗法和抗氧化剂。目前，双倍换血和静脉注射免疫球蛋白（intravenous immunoglobulin，IVIG）已取代上述治疗方案，使肝移植率从 83% 下降到 25%，并能长期维持肝功能正常。但是，孕母再次妊娠时致死性 GALD 的复发率大约为 90%，因此产前保健至关重要。如果孕母之前曾孕育患有 GALD 的婴儿，再次妊娠时，应当在妊娠 14 周时用 1 g/kg 的 IVIG 治疗，在 16 周再次给药，并从 18 周开始每周给药，直至妊娠结束。研究发现这种疗法预防 GALD 时几乎 100% 有效。

案例补充

辅助检查示：患儿持续性血小板减少、凝血功能障碍和高胆红素血症

（直接和间接胆红素）。铁蛋白 [3640 ng/ml（8179 pmol/L）]、铁 [170 mcg/dl（30.4 mcmol/L）]、转铁蛋白饱和度（100%）和铁结合能力 [168 mcg/dl（30.1 mcmol/L）] 均显著升高。患儿对双倍换血和 IVIG 治疗反应差，已考虑肝移植，但一周后患儿死亡。尸检证实存在肝硬化，并见黏膜和肝脏铁沉积。

临床启示

虽然 GALD 很罕见，但它是新生儿非感染性肝功能衰竭的常见原因，也是新生儿铁超载的最常见原因。

GALD 的表现包括宫内生长发育受限、早产、低血糖、明显的凝血功能障碍、腹水、肝功能衰竭、高铁蛋白血症、甲胎蛋白平升高和静脉导管未闭。

该病病理生理变化是外源性免疫 IgG 攻击胎儿肝细胞的未知抗原，导致 C5b - C9 沉积和肝细胞损伤。

曾经流产或因肝功能衰竭导致新生儿死亡时应怀疑 GALD。当先前的兄弟姐妹诊断 GALD，孕母在下次妊娠时应该从怀孕 14 周开始进行 IVIG 治疗。

GALD 的产后治疗包括 IVIG 和双倍换血。适当和及时的治疗能减少肝移植的概率，并可维持肝功能长期正常。

瑞德旺·亚佰鲁迪（Ridwaan Albeiruti）学士，密歇根州立大学人类医学学院。西奥多·E. 谢尔贝尔（Theodore E. Kelbel），医学博士，密歇根州大急流城，密歇根州立大学人类医学学院，大急流城医学教育合作伙伴，海伦德沃斯儿童医院

参考文献

[1] Babor F, Hadzik B, Stannigel H, et al. Successful management of neonatal hemochromatosis by exchange transfusion and immunoglobulin: a case report. J Perinatol, 2013; 33 (1): 83 - 85.

[2] Cassart M, Avni FE, Guibaud L, Molho M, D'Haene N, Paupe A. Fetal liver iron overload: the role of MR imaging. Eur Radiol, 2011; 21 (2): 295 - 300.

[3] Lopriore E, Mearin ML, Oepkes D, et al. Neonatal hemochromatosis: management, outcome, and prevention. Prenat Diagn, 2013; 33 (13): 1221 - 1225.

[4] Whitington PF. Gestational alloimmune liver disease and neonatal hemochromatosis. Semin Liver Dis, 2012; 32 (4): 325 - 332.

[5] Whitington PF, Kelly S. Outcome of pregnancies at risk for neonatal hemochromatosis is improved by treatment with high-dose intravenous immunoglobulin. Pediatrics, 2008; 121 (6): e1615 - e1621.

评论

佛罗里达大学医学院，约瑟夫·诺伊博士

参考 NeoReviews 中的一篇综述可能有帮助，该综述对新生儿血色素沉着症和 GALD 进行了深入的讨论，包括诊断和铁沉积的组织切片图片。综述见：

Chu A, de Beritto TD, Kalpashri K, et al. Neonatal hemochromatosis: evaluation of the neonate with hepatic failure. NeoReviews, 2016; 17 (3): e154 - e162.

病例 24

阴囊变色的极低出生体重儿

病例报告

产前史

孕母，39 岁，G3P0A2，白种人。

孕 23^{6+} W。

O 型血，乙型肝炎表面抗原阴性，风疹抗体阳性，快速血浆反应阴性，B 组链球菌感染情况不明。因早产入院，诊断为绒毛膜羊膜炎。分娩前给予 1 个疗程的倍他米松治疗。

出生史

患儿因胎儿窘迫行剖宫产出生。Apgar 评分 1 min 时为 2 分，5 min 时为 6 分。

出生体重 690 g。

入院治疗经过

患儿出现呼吸窘迫综合征，给予机械通气和 3 剂肺表面活性物质治疗；出生后第 8 天拔管改为经鼻持续气道正压。在出生后 24 h 内，给予多巴胺、胰岛素输注治疗高钾血症，一氧化氮吸入 36 h，治疗难治性低氧血症。此外，出生后72 h 内给予3 次吲哚美辛预防性治疗，吲哚美辛治疗结束后动脉导管已闭合。出生后第8 天，虽血培养阴性但疑诊脓毒症，给予头孢噻肟和氨苄西林治疗。目前为完全肠外营养，未开始肠内喂养。产后未接受类固醇类药物治疗。

出生后9 天，患儿出现腹股沟和阴囊变色（图24－1）。并伴有低血压（平均动脉压：20 mmHg）、尿量减少［0.13 ml/（kg·h）］、体温过低（核心体温35.8 ℃）以及5 次呼吸暂停和心动过缓，对气囊、面罩通气和触觉刺激有反应。查体发现患儿面色苍白；腹软，舟状腹，未触及肿块，右侧腹股沟疝，可回纳，双侧腹股腱膜内可见睾丸。阴囊和腹股沟可见明显瘀斑。

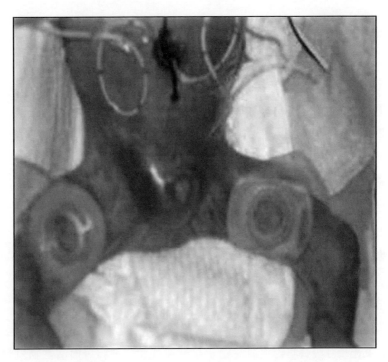

图24－1　患儿出生后9 天腹股沟和阴囊变色

你会选择哪些检查来进一步评估患儿病情？

病情进展

根据查体情况，完善了多项实验室检查，结果如下：

血液检查

白细胞计数：$64 \times 10^9/L$

血红蛋白：123 g/L

血细胞比容：36.8%

血小板：$145 \times 10^9/L$

纤维蛋白：1.64 g/L

凝血酶原时间：13.2 s

活化部分凝血活酶时间：233 s

国际标准化比率：1.3

C-反应蛋白：0.4 mg/dl

电解质

钠：134 mmol/L

钾：4.1 mmol/L

钙：5.3 mmol/L

动脉血气

pH：7.3

PCO_2：58 torr

PO_2：68 torr

HCO_3^-：28 mEq/L

鉴别诊断

早产儿阴囊瘀斑

嵌顿性腹股沟疝

膀胱尿道损伤

腹膜出血和出血性疾病，包括血小板减少（伴有或不伴有弥散性血管内凝血）、维生素 K 缺乏和遗传凝血因子缺乏（血友病 A/B）。

影像学检查

见图 24 - 2。

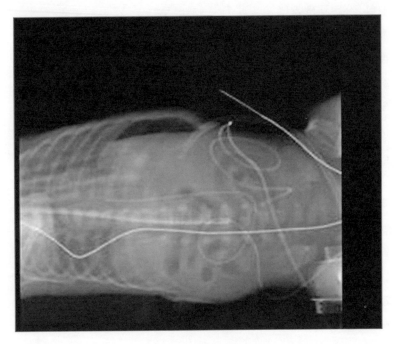

图 24 - 2　侧卧位腹部平片

思考一下，患儿的诊断是什么？

最终诊断

自发性肠穿孔

仰卧位和侧卧位腹部平片显示腹腔内有游离气体（图 24 - 2）。

虽然没有腹胀和腹膜刺激征，但腹部 X 线片中可见游离气体提示存在胃肠道穿孔。根据患儿的病史、临床表现和实验室检查结果均指向脓毒症，最可能来源于腹内感染。安排急诊手术，患儿重新行插管和机械通气。使用甲硝唑、头孢他啶和万古霉素抗感染治疗。术中可见回肠末端肠穿孔和腹腔内出血，切除 4 cm 小肠，并行造口术。

患儿气腹可缩小鉴别诊断的范围。气腹可能来自胃肠道穿孔，但如果有气漏的迹象，则可能来自呼吸道。当出现纵隔气肿、间质性肺气肿或气胸时，腹腔积气推测来自呼吸道。针对这个案例，完善胸片排除上述情况，提示气腹来源于自发性肠穿孔。

专家意见

病理生理

自发性肠穿孔的病理生理尚不清楚。坏死性小肠结肠炎（necrotizing enterocolitis，NEC）和孤立性肠穿孔之间的区别仍不明确。目前对于这些疾病的发病机制尚无统一的结论。已明确新生儿肠损伤和 NEC 的 4 个主要危险因素为：早产儿、人工喂养、肠缺血和细菌定植。这些因素加速肠上皮细胞凋亡、激活细菌移位，随后肠壁内发生炎症级联反应，导致肠积气和穿孔。越来越多的证据支持吲哚美辛和出生后使用类固醇的相互作用有可能导致孤立的自发性肠穿孔。

临床特征

在体重小于 1500 g 的婴儿中，NEC 的发生率在 8% ~ 12%。来自美国国家卫生统计中心和私人机构的数据显示，美国每年有 1200 ~ 9600 例病例发生，造成 2600 多人死亡。

坏死性小肠结肠炎通常发生在产后 1 周或开始肠内喂养后的 1 周内。其临床表现有时具有特异性，如腹胀（70% ~ 98% 患者中最常见的早期症状）、肠梗阻、进食不耐受伴呕吐、胃潴留或鼻胃管抽出大量胆汁、休克、直肠出血和腹膜炎等。NEC 患儿的早期全身症状通常不具特异性的；与其他严重的疾病和脓毒症相似，包括体温波动、呼吸暂停和心动过缓。

治疗

NEC 早期可保守治疗，如果有肠穿孔或病情恶化的迹象，则需要保守加外科治疗。保守治疗主要是支持治疗，包括机械通气和循环支持。如果需要机械通气，最好采用气管插管，以防止误吸和继发的大肠胀气；初始给予充分补液和纠正酸碱失衡循环支持。如果凝血障碍，输注血小板、新鲜冰冻血浆或冷沉淀。抽取血培养后，初始使用覆盖肠道菌群的广谱抗生素抗感染治疗，停止肠内喂养，并用大口径胃管减压。根据病情的严重程度，抗生素和肠外营养可持续至 7～14 天。

如果需要手术治疗，外科医师可以切除坏死的肠道，但应避免切到可能存活的肠道，并造瘘。在某些情况下，孤立穿孔可选择一期切除和断端吻合。对于一些体重小于 1500 g 的患儿，初始可以使用腹腔穿刺引流，过程是做一个右下腹切口冲洗腹腔，在腹腔内放置一个小的烟卷式（Penrose）引流管。

即使没有肠缺血和腹腔炎症的征象，阴囊和腹股沟瘀斑也可能是早产儿肠穿孔并发腹腔出血的早期症状。尽管缺乏典型的临床症状，如胃潴留增多、肠内喂养不耐受、腹胀和腹膜炎体征，仍需要考虑该病。

约瑟·A. 奥萨（Jose A. Ossa），克里斯托弗·E. 科尔比（Christopher E. Colby）

参考文献

[1] Bell EF. Preventing necrotizing enterocolitis: what works and how safe? Pediatrics, 2005；115（1）：173 - 174.

[2] Henry MC, Lawrence Moss R. Surgical therapy for necrotizing enterocolitis: bringing evidence to the bedside. Semin Pediatr Surg, 2005; 14 (3): 181-190.

[3] Kliegman RM, Fanaroff AA. Necrotizing enterocolitis. N Engl J Med, 1984; 310 (17): 1093-1103.

[4] Stevenson DK, Blakeley ML. Necrotizing enterocolitis: an inherited or acquired condition? NeoReviews, 2006, 7 (3): e125 - e134. Available at http://neoreviews.aappublications.org/cgi/content/full/7/3/e125.

评论

贝丝以色列女执事医学分院，达拉·布罗茨基博士

作者指出"NEC 通常发生在产后 1 周或开始肠内喂养后的 1 周内"，根据我们目前的研究，这是不正确的。最近的文献表明，大多数 NEC 病例在纠正胎龄 29~32 周时达到高峰，因此，在妊娠 26 周出生的婴儿在出生 5 周后，以及妊娠 29 周出生的婴儿在出生 2~3 周后更易发病[1]。

[1] Neu J, Pammi M. Pathogenesis of NEC: impact of an altered intestinal microbiome. Semin Perinatol, 2017, 41 (1): 29-35.

病例 25

肺部有囊性结构的新生儿

病例报告

一名足月女婴出现呼吸窘迫，呼吸音减弱，胸片提示左肺野可见囊性结构。孕母 32 岁，G3P2，规律产检。

产前史

A 型血，抗体筛查、乙肝抗原、快速纤溶酶受体、B 组链球菌、血清甲胎蛋白均为阴性；风疹抗体阳性；未行羊水穿刺；妊娠期间的 3 次超声检查结果均正常。既往史：因巨大儿和严重肩难产引产史。

出生史

患儿，女，37^{+2} 周，胎膜已破 2 h，顺产，重 3860 g，出生时面容苍白，肌张力低。经气囊面罩通气 1 min 和持续气道正压通气 5 min 后，面色改善。Apgar 评分 1 min 时为 6 分，5 min 时为 8 分。

患儿因轻度的呼气呻吟、鼻翼扇动和三凹征收治于新生儿重症监护室。未吸氧下血氧饱和度 60%，给予经鼻持续气道正压通气治疗。因呼吸急促和呼吸窘迫进一步恶化，出生后 30 min 行气管插管。查体：左下肺呼吸音明显减弱。胸片显示左肺野有囊性结构，纵隔右移（图 25 - 1）。

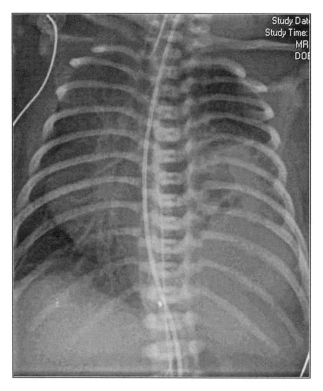

图 25 - 1　X 线片显示左肺野有囊性结构，心脏轮廓右移

病情进展

实验室检查

初始动脉血气

pH：7.31

PCO_2：52 mmHg

PO_2：155 mmHg

HCO_3^-：23 mmol/L

BE：1.4

全血细胞计数：正常

C 反应蛋白：阴性

血培养：阴性

呼吸机参数

吸气峰压：20 cmH_2O

呼气末正压：5 cmH_2O

呼吸频率：在 35%（0.35）的 FiO_2 条件下，同步间歇指令通气（spontaneous intermittent mandatory ventilation，SIMV）呼吸频率设定为 28 次/min

患儿在此治疗下病情平稳，氧饱和度为 100%。产后第 5 天行外科手术以纠正原发疾病。

进一步检查

- 心电图：窦性心律。
- 超声心动图：右心室和左心室有多个回声性壁内肿块（图 25-2）。无流入或流出道梗阻迹象，心室功能正常。
- 胸片：左肺野有囊性结构，心脏轮廓右移（图 25-1）。

- 腹部超声：肝囊性病变可能，建议进一步完善腹部 CT（图 25 - 3）。
- 腹部 CT：马蹄形肾，未见肝或肾囊肿。
- 住院期间行膀胱尿道造影：无反流征象。
- 眼科检查：正常。
- 基因检测：核型为 46XX。基因筛查结果未出。

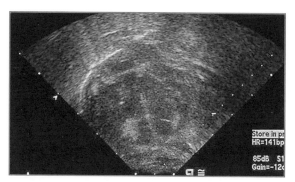

图 25 - 2　超声心动图显示右心室和左心室有多个回声性壁内肿块。无流入或流出道梗阻迹象，心室功能正常

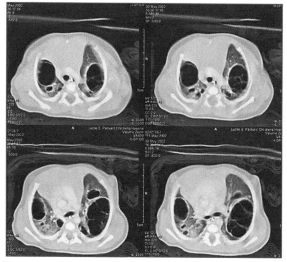

图 25 - 3　腹部超声显示肝可能有囊性病变，建议进一步完善腹部 CT。腹部 CT 显示为马蹄形肾，未见肝或肾囊肿

鉴别诊断

肺囊肿

支气管囊肿

支气管肺隔离症

先天性囊性腺瘤样畸形

先天性膈疝

先天性肺气肿

肺大疱

超声心动图心脏肿块

心房黏液瘤

心脏纤维瘤

真菌球

畸胎瘤

思考一下，患儿的诊断是什么？

实际诊断

先天性膈疝合并心脏横纹肌瘤，可能合并结节性硬化症。

腹腔镜下修补先天性膈疝。评估患儿结节性硬化，无其他器官受累。患儿出院后进行遗传学和心脏疾病随访。

专业知识

随着产前超声检查的广泛应用，先天性膈疝（congenital diaphragmatic hernia，CDH）通常在出生前已诊断。在产房或出生后不久出现病因不明的呼吸窘迫应考虑该病。由于肺的逐渐发育和较小缺陷的逐步修复，导致发病可能延迟。该患儿左肺没有呼吸音，心脏轮廓右移；桶状胸，舟状腹，胸部听诊闻及肠鸣音可诊断。可在胃内放置一根鼻胃管，进行胸部摄片，若显示胸腔内充满空气的肠袢可确诊，但应注意区分囊性腺瘤样畸形多房性囊肿和支气管囊肿。囊性腺瘤样畸形多房性囊肿可被误认为胸腔内的肠袢，可通过注入造影剂加以区分。支气管囊肿一般是单发、单房、球形和无症状，除非气管支气管瘘存在。

先天性肺叶肺气肿：是肺叶过度膨胀，可能是内、外支气管阻塞所致。它主要发生在肺上叶，胸片显示肺叶过度膨胀，肺纹理模糊，同侧肺不张。肺隔离症：是一种无功能的异位肺组织，它有自己的血液供应，没有气管支气管相通。肿块通常出现在肺左下叶，除非大到足以压迫周围的肺，否则无症状。然而，肺隔离症与高达 50% 的先天畸形相关，其中包括 CDH。肺气肿：通常在肺炎后获得，这或许与肺间质性肺气肿或支气管肺发育不良有关。

1994 年对 166 例 CDH 患者的回顾性研究显示，39% 的患者有先天畸形，其中 2/3 为心脏畸形。小规模的研究已经证明，心脏畸形伴 CDH 的发生率为 24%～43%。其畸形包括左心发育不全综合征、房间隔缺损、室间隔缺损、法洛四联症、主动脉缩窄和三尖瓣下移畸形，以流出道畸形占多数。因此，超声心动图对所有 CDH 患者进行评估具有重要意义。

其中，在小于 1 岁的婴儿中，最常见的心脏肿瘤是横纹肌瘤。该病发病率很低，男女比例相等。90% 以上的原发性肿瘤是良性的。其中心室壁产生的孤立性肿瘤很可能是纤维瘤；左心房肿瘤通常是黏液瘤，特别是有蒂的时候；起源于大动脉附近的心包内肿瘤很可能是畸胎瘤。真菌包块通常累及瓣膜，在严重真菌感染时偶尔发生。

横纹肌瘤通常是多发的，大小从几毫米到几厘米不等，最常见的部位是室间隔。该病评估是否有血流阻塞很重要的，此外还需要检查是否存在心律失常，最常见的是室性心动过速、室上性心动过速和预激综合征。横纹肌瘤可自行消退，无症状患者建议常规超声心动图监测肿瘤大小。只有当肿瘤造成血流动力学不稳定时，才需要手术治疗，但是无法完全切除肿瘤。存在多个横纹肌瘤的患者中有超过50%有结节性硬化症，所以建议对多器官受累情况进行评估。

结节性硬化症是一种常染色体显性遗传病，与肿瘤抑制基因 TSC1 和 TSC2 突变有关，发病率为 1/300000。错构瘤生长可见于心脏、大脑、肾、视网膜、皮肤和肝。如果大脑受累，患有这种疾病的儿童容易出现癫痫发作和智力低下，即使在同一个家族中，其临床表现也多种多样，其中60%的病例中为部分突变。基因检测在基础研究中可行，但灵敏度只有70%~80%。结节性硬化症并不是都能立即诊断。可按 1998 年修订的诊断标准执行，推荐的基础检查包括眼科检查、心电图、肾超声检查、头颅 CT 或磁共振成像。皮肤也应该彻底检查，在 2 岁以下的儿童中最常见的临床表现是色素脱失斑。结节性硬化症可能随病情发展累及到其他器官，因此需要密切的随访和常规的肾超声检查。但该患儿的马蹄肾并不与结节性硬化密切相关。文献中只有一例有关结节性硬化合并膈疝的病例报告，因此很难证实这两种疾病之间有联系。

瓦莱丽·肖克（Valerie Chock），医学博士，裘蒂·M. 安德森（Jo Dee M. Anderson），医学博士

参考文献

[1] Arbuckle HA, Morelli JG. Pigmentary disorders: update on neurofibromatosis-1 and tuberous sclerosis. Curr Opin Pediatr, 2000; 12 (4): 354 – 358.

[2] Fauza DO, Wilson JM. Congenital diaphragmatic hernia and associated anomalies: their incidence, identification, and impact on prognosis. J Pediatr Surg, 1994; 29 (8): 1113 – 1117.

[3] Freedom RM, Lee KJ, MacDonald C, Taylor G. Selected aspects of cardiac tumors in

infancy and childhood. Pediatr Cardiol, 2000; 21 (4): 299 - 316.

[4] Harding CO, Pagon RA. Incidence of tuberous sclerosis in patients with cardiac rhabdomyoma. Am JMed Genet, 1990; 37 (4): 443 - 446.

[5] Kravitz RM. Congenital malformations of the lung. Pediatr Clin North Am, 1994; 41 (3): 453 - 472.

[6] Lendvay TS, Marshall FF. The tuberous sclerosis complex and its highly variable manifestations. J Urol, 2003; 169 (5): 1635 - 1642.

[7] Migliazza L, Otten C, Xia H, et al. Cardiovascular malformations in congenital diaphragmatic hernia: human and experimental studies. J Pediatr Surg, 1999; 34 (9): 1352 - 1358.

[8] Ohri GL, DeVenecia R, Acs H. Tuberous sclerosis presenting as diaphragmatic hernia in a newborn. Dev Med Child Neurol, 1980; 22 (4): 509 - 512.

[9] Park MK. Cardiac tumors. In: Pediatric Cardiology for Practitioners. 3rd ed. St Louis, MO: Mosby, 1996; 320 - 324.

第六部分

遗传性疾病

病例 26

新生儿双足背水肿

病例报告

患儿系 G5P3，出生胎龄 37 周，因母亲妊娠期合并胰腺炎、胎心率晚期减速行剖宫产出生。出生时 Apgar 评分 1 min 时为 7 分、5 min 时为 9 分。出生后第 1 天即发现患儿双足背水肿（图 26-1）。患儿母亲年龄 29 岁，血型为 O 型、Rh（+），孕期未做规律产前检查及保健，孕期风疹抗体检测阳性，乙型肝炎表面抗原、梅毒、HIV 抗体检测阴性。

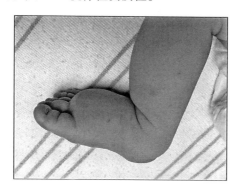

图 26-1　足背水肿

就诊时，患儿没有明显的不适感，反应好，体重 3020 g（P20），身长 46 cm（P25），胸围 34 cm（＞P90），头围 33 cm（P50）。未发现明显的耳廓后悬和腭弓增高。肺和心血管系统检查未发现异常。腹部柔软圆润，肠鸣音活跃，未触及肿大器官。肌肉骨骼系统检查显示双侧足背水肿，毛细血管充盈时间、股动脉和足背动脉搏动正常。双侧趾甲发育不全（图 26－2）。

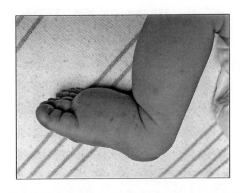

图 26－2　先天性淋巴水肿，足背和脚趾水肿；趾甲窄，凹陷

实验室检查结果：白细胞计数 7.2×10⁹/L，血红蛋白 16.9 g/dl，血细胞比容 48%，血小板计数 177×10⁹/L；血型 B 型、Rh（＋），直接抗球蛋白测试阳性；非结合胆红素 6.1 mg/dl；网织红细胞百分比 5.2%。其他一些检查提示了患儿双足背水肿的原因。

心脏超声心动图检查提示继发孔型房间隔缺损。此外，肾超声检查未显示任何异常。第一次新生儿疾病筛查结果提示先天性甲状腺功能减退症筛查阴性，耳声发射测试结果正常。

思考一下，患儿的诊断是什么？

讨论

最终诊断

特纳综合征（Turner 综合征，turner syndrome，TS）。染色体核型分析显示性染色体 X 呈单体型。

新生儿双足背水肿的鉴别诊断包括先天性淋巴水肿（Milroy 病）、充血性心力衰竭、胎儿水肿和 Turner 综合征。Milroy 病是一种罕见的常染色体显性遗传病，通常表现为双侧下肢水肿，男孩可伴有明显的下肢静脉曲张、脚趾深折痕、乳头状瘤病和鞘膜积液。该患儿没有其他部位的水肿，无气促，心脏检查未见明显异常，肝无肿大，可以排外充血性心力衰竭。胎儿水肿也应予考虑，但胎儿水肿通常出现在母婴 Rh 血型不合，并可出现心力衰竭、肝大、染色体异常或长期贫血，并出现多浆膜腔积液。

Turner 综合征是由于部分或全部体细胞内 X 染色体部分或完全缺失所致。在女性活产新生儿中的发病率约为 1/2000。有报道表明，高达 10% 的自然流产胎儿染色体核型为 45，X[1]。Turner 综合征患者的典型临床表现为身材矮小和卵巢发育不全，但其他多个器官亦可受累。儿童保健临床医师应当了解与 Turner 综合征相关的临床症状，并与专科医师共同管理患儿。

如果女性胎儿/新生儿出现囊状淋巴管瘤、胎儿水肿、手或足背水肿、左心发育异常（主动脉缩窄或左心发育不良）、后发际低、胸廓宽、乳头距宽、耳上部突出，则应考虑 Turner 综合征的可能[2]。在儿童和青少年时期，患儿会出现新生儿症状以外的其他症状，包括身材矮小、肘外翻、翼状胬肉综合征、闭经、乳腺发育落后（13 岁）、第四掌骨短和慢性中耳炎病史等[1]。

对于部分没有典型临床症状的 Turner 综合征患儿临床诊断比较困难。大多数是在高龄产妇进行绒毛膜取样或羊膜穿刺等产前诊断检查时偶然发现的。

一项对425例患儿的回顾性研究显示，Turner综合征患儿的平均诊断年龄为12岁[3]。新生儿时期，Turner综合征患儿的主要体征为淋巴水肿，而童年或青春期的主要临床表现是身材矮小[2]。

Turner综合征患儿通常智力正常，在学校中表现也正常，但是，仍有高达10%的人会有严重的智力发育障碍以致成年期不能独立生活[4]。尽管Turner综合征患儿平均智商为90，但仍会存在视觉运动、言语、注意力和非言语问题等发育延迟[5]，并可能出现难以理解他人肢体语言和面部表情等社交困难。随着年龄的增长，还可能会产生焦虑、抑郁和自卑感等心理问题。

治疗

所有诊断为Turner综合征的患儿都应进行超声心动图检查。多达40%的Turner综合征患儿可能合并以左侧病变为主的先天性心脏病[1]，比较常见的如二叶式主动脉瓣和主动脉缩窄。Turner综合征患儿还应该至少每年进行一次高血压评估，因为高血压可能是主动脉根部扩张的早期表现。部分心脏病专家建议每3年进行1次超声心动图检查来评估主动脉弓是否有病变[5]。

同时，Turner综合征患儿还应进行肾超声检查以评估肾发育是否有异常。有25%~40%的Turner综合征患儿可能会出现如马蹄肾、重肾、双输尿管、肾缺如、肾旋转不良和多囊/增生性肾脏病变等[2]。通常这些先天发育异常无临床症状，但有可能增加尿路感染、肾盂积水和全身性高血压的发生概率[1]。另外，Turner综合征患儿即使没有心脏异常，也可能出现高血压的情况。

Turner综合征患儿中眼科和耳科疾病也很常见。约有30%的Turner综合征患儿出现斜视，部分患儿还可能有弱视、上睑下垂或色盲[2,4]。超过一半的Turner综合征患儿有进行性感觉神经性听力损失[5]，约25%的患儿成年时期需要助听器。Turner 综合征患儿还更容易患慢性中耳炎，从而增加了传导性听力损失的风险。对于复发性中耳炎的患儿，建议尽早放置鼓膜造口管以降低语言发育延迟的风险[4]。

Turner 综合征患儿更容易发生自身免疫性疾病，例如炎症性肠病和乳糜泻[1]。随年龄增长，甲状腺功能减退症的发生概率增加。因此，Turner 综合征患儿应每1~2年进行1次甲状腺功能检查[1,4]。Turner 综合征患儿易出现糖耐量异常，虽罹患糖尿病的患儿并不常见，但在随访和儿童保健期间还是应鼓励患者养成合理的饮食和运动习惯。

Turner 综合征患儿应注意进行新生儿期髋关节脱位及青春期脊柱侧凸的详细评估[1,5]。Turner 综合征患儿往往身材矮小但体格健壮，可见乳头距增宽（图26-3）。内分泌学家通常建议患儿身高低于正常女性生长曲线的第5百分位时开始生长激素治疗[1,4]。当骨龄达到14岁且生长速度比前一年下降<2 cm时，停止生长激素治疗。

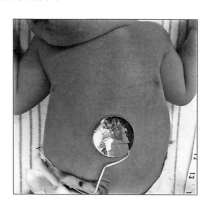

图 26-3　胸廓宽，乳头距增宽

颈蹼、后发际低和足背水肿是 Turner 综合征患儿的一些较常见临床特征（图26-4）[2]。这些症状是由于淋巴系统发育不良引起的。手和脚的淋巴水肿通常在出生时就出现，在2岁以前会逐渐消失，但仍有可能在任何年龄重新出现[1]。可以通过弹性袜或口服利尿药来控制水肿[4]。

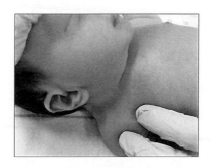

图 26 - 4　后颈蹼

超过90%的 Turner 综合征患儿有性腺发育不全，但仍有多达5%的患儿会出现月经来潮。30%的嵌合体型 Turner 综合征患儿会自发进入青春期。但是对于大多数患儿来说，雌激素治疗是必要的，这对于维持女性第二性征发育非常重要[4]。但必须知道，雌激素会导致骨骺过早闭合。因此，雌激素应与生长激素联合使用。

临床启示

女性新生儿双侧足背水肿最可能的原因是 Turner 综合征。

阿尔瓦罗·莫雷格（Alvaro Moreira），医学博士，亚历杭德罗·迭戈（Alejandro Diego），医学博士，拉斐尔·丰塞卡（Rafael Fonseca），医学博士，德克萨斯州，加尔维斯顿市，德克萨斯大学加尔维斯顿医学分校

参考文献

［1］Saenger P, Wikland KA, Conway GS, et al. Fifth International Symposium on Turner Syndrome. Recommendations for the diagnosis and management of Turner syndrome. J ClinEndocrinolMetab, 2001；86（7）：3061－3069.

［2］Jones KL. XO syndrome（Turner syndrome），In：Smith's Recognizable Patterns of

Human Malformation. 5th ed. Philadelphia, PA: Saunders, 1997; 81 - 87.

[3] Carvalho AB, Guerra Junior G, Baptista MT, et al. Turner syndrome: a pediatric diagnosis frequently made by non-pediatricians. J Pediatr (Rio J), 2010; 86 (2): 121 - 125.

[4] Doswell BH, Visootsak J, Brady AN, et al. Turner syndrome: an update and review for the primary pediatrician. ClinPediatr (Phila), 2006; 45 (4): 301 - 313.

[5] Frías JL, Davenport ML. Committee on Genetics and Section on Endocrinology. Health supervision for children with Turner syndrome. Pediatrics, 2003; 111 (3): 692 - 702.

第七部分

血液系统/肿瘤疾病

足月儿肝脾大

病例报告

患儿，女，出生后 9 天出现发热、喂养困难、呕吐、腹泻及腹膨隆。患儿为足月顺产儿，出生体重 3.5 kg，其父母均为白种人，非近亲结婚。

患儿母亲，33 岁，G2P2，销售助理。妊娠期无特殊，风疹病毒抗体阳性，其他血清学检查均阴性。其兄，21 月龄，体健。

家族史及旅行史无特殊。患儿发病前无明显异常。

体格检查：患儿面色苍白、黄疸、发热（体温：39 ℃）、呼吸急促（呼吸频率：78 次/min）、呻吟、心动过速（心率：189 次/min），现体重 3.16 kg，全身各处可见瘀斑、瘀点，肝大（右肋缘下 7 cm 处触及），脾大（左肋缘下 5 cm 处触及）。胸部、心脏、神经系统检查无异常，未见畸形。患儿烦躁不安。

完善血培养及病毒血清学检查，给予光疗，静脉补液、静脉使用抗生素以及阿昔洛韦抗病毒治疗。

实验室检查结果：血常规：白细胞（WBC）计数 6.1×10^9/L，中性粒细胞 0.7×10^9/L，血小板 13×10^9/L，血红蛋白（Hb）3.8 g/dl；C-反

应蛋白（CRP）44 g/L；血清胆红素：总胆红素 18.6 mg/dl；直接胆红素 1.7 mg/dl；丙氨酸转氨酶：870 U/L，碱性磷酸酶：400 U/L；凝血试验：血浆凝血酶原时间 14.7 s（正常值：9.6～11.8 s），活化部分凝血酶原时间 52 s（正常值 28.0～40.0 s），国际标准化比值 1.6（正常值 1.2）；Coombs 实验阴性（直接或间接）；离子：钠、钾、钙、磷，尿素氮和肌酐浓度均在正常范围内。动脉血气分析：pH 7.34；PCO_2 27 mmHg（3.6 kPa），PO_2 82.5 mmHg（11 kPa）；HCO_3 18 mmHg；碱剩余 -11；乳酸 6 mmol/L；血糖 72 mg/dl（4 mmol/L）。胸片无异常，腹部超声检查提示肝脾肿大，余无异常。

给予患儿一个治疗剂量的维生素 K 治疗，在 12 h 内输注悬浮红细胞，新鲜冰冻血浆以及血小板。

经 2 天治疗，仍不能确定患儿全血细胞减少和肝脾大的病因，症状也无缓解，进一步完善相关检查以明确诊断。

血涂片可见形态正常的成熟淋巴细胞及较大的未成熟淋巴细胞，未成熟淋巴细胞核仁突出，核质比高，同时可见全血细胞减少及少数有核红细胞。

由于不能排外急性淋巴细胞白血病，患儿行骨穿检查，骨髓象结果显示：轻度红细胞发育不良，髓系发育不良，无细胞浸润，无嗜血细胞，未见泡沫状巨噬细胞或戈谢（Gaucher）细胞。

完善相关检查结果显示：铁蛋白 390 μg/L（正常值：25～200 μg/L）；纤维蛋白原 1.0 g/L（正常值：1.70～4.0 g/L）；乳酸脱氢酶 647 IU/L（正常值：100～300 IU/L）。

血培养阴性，检查结果显示：水痘带状疱疹病毒、单纯性疱疹病毒、巨细胞病毒、EB 病毒、甲型肝炎病毒、乙型肝炎病毒、丙型肝炎病毒以及细小病毒聚合酶链式（PCR）检测均为阴性。免疫学检查（免疫球蛋白和淋巴细胞亚群）、HIV 和血生化均无异常。

讨论

临床进展

该患儿在持续光疗以及抗生素静脉滴注后，病情无改善。相反病情及实验室结果均加重，呼吸窘迫症状加重，动脉血气分析结果恶化，需予患儿气管插管及机械通气治疗。入院后第 5 天复查血常规示：Hb 5.3 g/dl，WBC 5.4 $\times 10^9$/L，中性粒细胞 0.5 $\times 10^9$/L，血小板 42 $\times 10^9$/L；胆红素：总胆红素 20.7 mg/dl，直接胆红素 1.9 mg/dl（在强光疗下）；CRP 69 mg/L；铁蛋白 2675 μg/L；纤维蛋白原 0.4 g/L；三酰甘油 89 mg/dl（1.01 mmol/L）（正常值：< 150 mg/dl = 1.85 mmol/L）

调整患儿抗生素联合方案，并输注更多的血液制品。

血液和尿液串联质谱分析阴性，排除常见的先天性代谢缺陷疾病。

根据血液学和免疫学专家的会诊建议，进一步完善检查，结果显示：可溶性白细胞分化抗原 25 受体（CD25 受体）2237 U/ml（正常值：200 ~ 1000 U/ml）；肿瘤坏死因子 α（TNF － α）106.8 pg/ml（正常值：< 10 pg/ml）；γ－干扰素 726 pg/ml（正常值：45 pg/ml）；白介素 2（IL－2）6.3 pg/ml（正常值：< 4.5 pg/ml）；IL－4 5.9 pg/ml（正常值：< 15 pg/ml）；IL－8 329 pg/ml（正常值：< 50 pg/ml）；IL－6 102 pg/ml（正常值：< 20 pg/ml）；IL－10 427 pg/ml（正常值：< 15 pg/ml）；IL－12 65 pg/ml（正常值：< 50 pg/ml）；IL－1β 7 pg/ml（正常值：< 5 pg/ml）。穿孔素表达水平正常，3.4%（参考值：0.3% ~ 5.1%）；尿 β2 微球蛋白水平：2270 μg/L（参考值：< 120 μg/L）。

思考一下，患儿的诊断是什么？

基于以下条件：发热、肝脾大、全血细胞减少、高可溶性 CD25（全身性高细胞因子血症的一部分）、铁蛋白增高以及纤维蛋白原降低，该患儿初步诊断：噬血细胞性淋巴组织细胞增生症（hemophagocytic lymphohistiocytosis，HLH）。

但骨髓穿刺结果未见嗜血现象，三酰甘油正常以及穿孔素表达正常均不支持该诊断。

依据 2004 年 HLH 治疗方案，给予患儿地塞米松（10 mg/m²），依托泊苷（150 mg/m²），环孢霉素 A（6 mg/kg）以及鞘内注射甲氨蝶呤，上述治疗后患儿临床表现明显改善。8 周化疗后患儿好转出院，等待骨髓移植。

疾病进展

组织细胞增多症指的是具有抗原提呈（树突状细胞）或抗原处理（巨噬细胞）细胞的增殖和堆积为特征的一组疾病。

噬血细胞性淋巴组织细胞增生症是最常见的巨噬细胞相关疾病，它是一种临床综合征，与多种基础疾病相关，可导致相似的临床表现和实验室检查结果。该病涉及两种不同的情况，且难以区分。原发性：存在隐性遗传性疾病（家族性 HLH1－5 型）或免疫缺陷综合征（Griscelli 综合征，Chediak-Higashi 综合征，Hermansky-Pudlak 综合征 II 型和 X 连锁淋巴组织细胞增生综合征 1 型及 2 型）；继发性：与多种潜在其他疾病有关，如感染（主要是病毒），恶性肿瘤，恶性肿瘤治疗相关的免疫抑制，肾或肝移植（伴有 EB 病毒感染淋巴细胞增生综合征）或川崎病[1]。由于以上两种类型都可能出现相同的基因突变，且除了少数例外，两种类型的临床表现和检查结果都是相同的，目前还没有特定检查能够快速识别这两种类型。

据估计 HLH 发病率约为 1/50000，且因临床诊断问题，发病率可能被低估[2]。

因新生儿时期 HLH 罕见，许多新生儿科医师对此病认识不足，且这些患儿临床表现不典型，新生儿较少进行骨髓检查，通常也不能查到标志性的噬血细胞，导致新生儿期难以诊断 HLH[3]。

本病自然病程的典型特征是间歇或持续发热、肝脾肿大和血细胞减少，在某些患者中，可能伴有早期或逐渐发展的中枢神经系统受累的症状，这些症状可能在临床病程中占主导地位，并伴有进行性脑膜病变症状，包括易怒、囟门膨胀、声调异常和抽搐。

大多数关于新生儿 HLH 的报道被纳入儿童 HLH 研究，仅有极少数研究独立描述新生儿 HLH。

病理生理学

虽然发病机制尚待阐明，高细胞因子血症是其病理生理过程的核心。自然杀伤（natural killer, NK）细胞活性降低或缺失，T 细胞活性失调，导致不同微生物或肿瘤抗原高度刺激但无效的多系统炎症反应不能被及时清除，从而导致无法控制的、致命的抗原特异性 T 细胞异常增殖[4]。

T 细胞持续增殖并产生大量细胞因子，进一步激活和招募额外的淋巴细胞和炎性细胞。

最终结果是淋巴组织细胞浸润积聚到器官，包括肝、脾、淋巴结、骨髓和中枢神经系统，除了高细胞因子血症的全身症状外，还伴有相关的器官损伤。活化的巨噬细胞非选择性地吞噬造血成分，如红细胞、白细胞、血小板以及它们的前体和细胞碎片，导致 HLH 患者骨髓或其他器官中的特征性发现[5]。

诊断

新生儿 HLH 的最初表现可能与该年龄组一些常见疾病症状相似，如呼吸窘迫综合征、脓毒症、脑膜炎和多器官衰竭综合征。

发病时常见血细胞减少，通常是血小板减少、贫血和中性粒细胞减少。

HLH 的各种临床表现和实验室结果与高水平的细胞因子和器官浸润有关[6]。根据肝受累程度，肝功能不全可能表现为转氨酶升高，高胆红素血症、低蛋白血症和（或）凝血障碍，特别是低纤维蛋白原血症，在疾病活动期间表现更显著[1]。

全身炎症状态相关的常见表现是铁蛋白升高、低钠血症、低蛋白血症以及高三酰甘油血症。

在疾病后期病程中，可在磁共振成像或计算机断层扫描中发现脑部异常，表现为曾经受累部位及现在炎症活动区域，或在脱髓鞘区域，出现出血、萎缩、水肿或钙化[3]。

脑脊液检查通常表现为中等程度的淋巴细胞增多，主要是淋巴细胞和蛋白质水平升高[4]。

治疗

HLH 的化疗方案包括依托泊苷、地塞米松和环孢素 A，在某些特定患者中，还包括甲氨蝶呤和皮质类固醇的鞘内治疗。对于存在潜在的基因突变或病情严重且持续时间长，抑或是复发的患者推荐造血干细胞移植[7]。

HLH 的诊断和治疗指南于 1994 年提出，2004 年组织细胞学会根据常见的临床症状、实验室检查和组织病理学发现进行修订[8]。

HLH‐94，是 HLH 的第一个国际前瞻性治疗研究，其诊断基于 5 个标准[发热、脾肿大、双系血细胞减少、高三酰甘油血症和（或）低纤维蛋白原血症以及噬血现象]。在 HLH‐2004 中，引入了 3 个额外的标准：NK 细胞活性低/无、高铁蛋白血症和可溶性 IL‐2 受体增高。总之，需符合以上 8 条标准中的 5 条方可诊断 HLH，除非有家族史或分子诊断符合 HLH。

HLH 诊断指南[8]

当满足以下 1 或 2 个要求时，可诊断 HLH：

1. 符合 HLH 的分子诊断

2. 符合 HLH 诊断标准（以下 8 条标准中的 5 条）：

    a. 发热

    b. 脾肿大

    c. 双系血细胞减少（累计外周血两系或三系）

       ⅰ. Hb < 100 g/L

       ⅱ. 血小板 < 100×10^9/L

       ⅲ. 中性粒细胞 < 1×10^9/L

    d. 高三酰甘油血症和（或）低纤维蛋白原血症

       ⅰ. 空腹三酰甘油 ≥3 mmol/L（265 mg/dl）

       ⅱ. 纤维蛋白原 ≤1 g/L

    e. 在骨髓、脾或淋巴结里找到噬血细胞

    f. NK 细胞活性降低或缺失

    g. 铁蛋白 ≥500 mcg/L

    h. 可溶性 CD25（IL‐2 受体）≥2400 U/ml

除了一些病例报道外，1997—2007 年的日本全国调查是唯一的新生儿 HLH 系统性研究[3]。婴儿噬血细胞性淋巴组织细胞增生症诊断有 20 例（男 10 例，女 10 例，早产 8 例，足月 12 例）。中位年龄为 6.5 天，其中 6 例患儿在出生时即被诊断为 HLH。20 例患儿中，8 例（40%）存活；7 例家族性或严重联合免疫缺陷 HLH 患儿中 2 例存活，6 例单纯疱疹病毒 HLH 患者中 2 例存活。存活者和非存活者之间的实验室结果差异没有统计学意义，其中包括乳酸脱氢酶、铁蛋白、可溶性白细胞介素‐2 受体和纤维蛋白原。尽管现有数据还不足以得出结论，但仍能突显出儿童和新生儿 HLH 之间的潜在差异，因此有必要将新生儿 HLH 作为一个独立的群体来关注。

临床启示

噬血细胞性淋巴组织细胞增生症是很难诊断的快速致死性疾病。

出现不明原因发热、肝脾大、肝功能衰竭和（或）其他情况的新生儿需要考虑噬血细胞性淋巴组织细胞增生症。

噬血细胞性淋巴组织细胞增生症尤其难以与脓毒症相区别，特别是在疾病复发时，两种情况可能共存。

HLH患者的病情会迅速恶化，出现脓毒症样的临床症状（由于细胞因子风暴）。

阿德尔·阿卜杜勒哈米德（Adel Abdelhamid），医学学士，外科学士，理学硕士，英国，布里斯托尔市，布里斯托尔大学，圣迈克尔医院新生儿科

参考文献

[1] Tang YM, Xu X-J. Advances in hemophagocytic lymphohistiocytosis: pathogenesis, early diagnosis/differential diagnosis, and treatment. Sci World J, 2011; 11: 697 – 708.

[2] Imashuku S. Advances in the management of hemophagocytic lymphohistiocytosis. Int J Hematol, 2000; 72 (1): 1 – 11.

[3] Suzuki N, Morimoto A, Ohga S, et al; HLH/LCH Committee of the Japanese Society of Pediatric Hematology. Characteristics of hemophagocytic lymphohistiocytosis in neonates: a nationwide survey in Japan. J Pediatr, 2009; 155 (2): 235 – 238.

[4] Jordan MB, Hildeman D, Kappler J, et al. An animal model of hemophagocytic lymphohistiocytosis (HLH): CD8 + T cells and interferon gamma are essential for the disorder. Blood, 2004; 104 (3): 735 – 743.

[5] Gholam C, Grigoriadou S, Gilmour KC, et al. Familial haemophagocytic lymphohistiocytosis: advances in the genetic basis, diagnosis and management. Clin Exp Immunol, 2011; 163

（3）：271－283.

［6］Fisman DN. Hemophagocytic syndromes and infection. Emerg Infect Dis, 2000；6（6）：601－608.

［7］Filipovich AH. Hemophagocytic lymphohistiocytosis and other hemophagocytic disorders. Immunol Allergy Clin North Am, 2008；28（2）：293－313.

［8］Henter J-I, Horne AC, Aricó M, et al. HLH－2004：diagnostic and therapeutic guidelines for hemophagocytic lymphohistiocytosis. Pediatr Blood Cancer, 2007；48（2）：124－13.

评论

贝斯以色列女执事医疗中心，拉达·布罗茨基博士

组织细胞学会制定的 2004 年诊断指南尚未经修订。然而，现在发现铁蛋白水平大于 10000 ng/ml（22470 pmol/L）对诊断 HLH 有较高的敏感性和特异性（分别为 90% 和 96%）[1]。最近的数据还表明，原发性和继发性 HLH 可能代表相同的疾病过程，根据风险因素表现出不同的临床症状（图 1）[2]。最近一项评估抗胸腺细胞球蛋白、地塞米松和依托泊苷联合治疗 HLH 的临床试验已经完成，结果尚未确定（ClinicalTrials. gov, NCT 01104025）。

［1］Allen CE, Yu X, Kozinetz CA, et al. Highly elevated ferritin levels and the diagnosis of hemophagocytic lymphohistiocytosis. Pedatr Blood Cancer, 2008；50（6）：1227－1235.

［2］Risma K, Jordan MB. Hemophagocytic lymphohistiocytosis：updates and evolving concepts. Curr Opin Pediatr, 2012；24（1）：9－15.

晚期早产儿"蓝莓松饼"样皮疹伴呼吸窘迫

病例报告

一名晚期早产儿出生时即出现"蓝莓松饼"样皮疹和呼吸窘迫（图 28-1）。

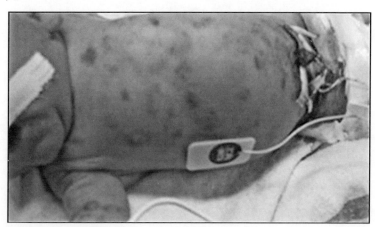

图 28-1 晚期早产儿出现"蓝莓松饼"样皮疹

产前史

- 患儿母亲，28 岁，G1，血清学检查均阴性，包括风疹免疫检查和快速血浆反应素试验
- 孕 34 周出现早产征象
- 孕 36 周出现胎膜早破（羊水清亮）
- 由于胎心减速，行剖宫产分娩

出生史和病例特点

- Apgar 评分在 1 min、5 min 时分别为 5 分、5 分
- 出生后即刻因呼吸窘迫行气管插管治疗
- 出生体重：2470 g（第 10 ~ 50 百分位）
- 身长：43 cm（第 3 ~ 10 百分位）
- 头围：32.5 cm（第 50 百分位）

病例进展

生命体征

- 体温：37.4 ℃
- 心率：140 次/min
- 呼吸频率：57 次/min
- 血压：66/36 mmHg
- 血氧饱和度：96%

体格检查

- 气管插管，机械通气中
- 面部无畸形
- 前囟未闭，轻至中度饱满
- 双肺呼吸音粗

- 腹部饱满，肝大明显，可触及脾脏
- 头皮、面部、胸部、腹部、背部、四肢以及手掌和足底皮肤可见弥漫性、无分支的蓝红色斑点、斑块和结节，通常小于 1.5 cm（图 28-1）
- 多处瘀斑，脐带部位可见渗出
- 右侧瞳孔 4 mm，左侧 2 mm，对光反射弱
- 左侧面部无力，对光反射左侧存在，右侧消失
- 下肢自主活动，左上肢刺激后活动，右上肢偶尔轻微活动
- 深腱反射为 2+，左侧腱反射灵敏，四肢肌张力减退

实验室检查

- 白细胞（WBC）计数 $225 \times 10^9/L$（原始细胞占 70%），血红蛋白 9.2 g/dl，血小板 $110 \times 10^9/L$
- 凝血酶原时间 65.1 s，部分凝血活酶时间 58.6 s，国际标准化比率 7.7
- 乳酸脱氢酶 76000 U/L，尿酸 9.1 mg/dl

鉴别诊断

蓝莓松饼皮疹（改编自 Holland 等）[1]

髓外造血

- 先天性感染：TORCH 感染（弓形虫病、风疹、巨细胞病毒、单纯疱疹）、梅毒和细小病毒
- 血液疾病：新生儿溶血性疾病（Rh，ABO）、遗传性球形红细胞增多症

肿瘤浸润性疾病

- 先天性白血病
- 转移性肿瘤：神经母细胞瘤、横纹肌肉瘤
- 组织细胞增生症

血管病变

- 血管瘤病

• 多灶性淋巴管内皮肉瘤

诊疗过程

患儿因白细胞增多给予 2 次双倍体积的换血治疗。外周血检查可见多个
幼稚细胞（图 28 - 2），髓过氧化物酶和 α -萘甲酸丁酯酯酶染色呈阳性。

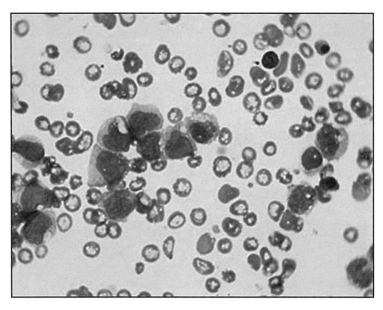

图 28 - 2　髓过氧化物酶和 α -萘甲酸丁酯酯酶染色呈阳性，可见多个幼稚细胞

流式细胞仪可见幼稚细胞，共表达分化抗原簇（cluster of differentiation，
CD）56，CD64，人类白细胞抗原 D 相关（HLA - DR）和 CD5，与骨髓祖细
胞谱系一致。染色体分析提示存在新的易位，包括 11 号和 19 号染色体 t
(11:19)，染色体微阵列显示 19 号染色体短臂 533 - kb 缺失（19p13.11）。

腹部超声显示肝大，长 8 cm，脾脏 3.6 cm；胆囊壁非特异性异常增厚，
双侧肾回声增强。出生后第 1 天颅脑超声检查显示右侧硬膜下血肿，与年龄
相符（图 28 - 3）。

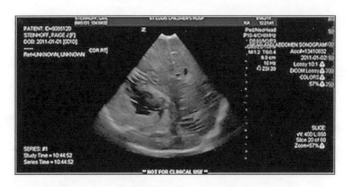

图 28-3　颅脑超声检查显示右侧硬膜下血肿

出生后第 1 天同时行头颅磁共振成像，提示右侧硬膜下大血肿（3 cm×6 cm），明显占位效应和中线移位，颞叶沟回疝形成和左侧脑室梗阻；右顶叶，枕叶和颞叶广泛损伤；双侧半球多发梗死；弥漫性前脑膜和软脑膜强化灶（图 28-4）。

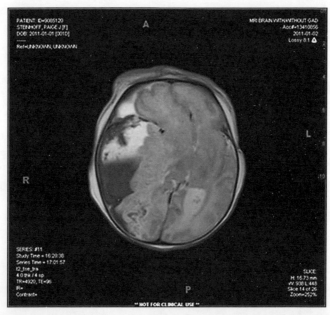

图28-4　头颅磁共振成像：右侧硬膜下大血肿，明显占位效应和中线移位

实际诊断

先天性急性髓系白血病（congenital acute myeloid leukemia，AML）

专家意见

先天性白血病是一种罕见的新生儿疾病，发病率为 4.7 例/100 万[2]。诊断标准包括：

- 在出生后 4 周内出现临床表现；
- 未成熟骨髓，淋巴细胞或红细胞的增殖；
- 未成熟细胞浸润到非造血组织；
- 无法用其他疾病解释的增殖和浸润[3,4,5]。

先天性白血病发病率，男婴比女婴常见（2:1），白种人比非裔美国婴儿更普遍（1.6:1）[6]。尽管先天性白血病在所有儿童白血病中所占比例不到 1%[2,3]，但更可能属于髓系，比儿童白血病的预后更差[7,8,9,10]。

神经母细胞瘤是最常见的先天性恶性肿瘤，但新生儿主要致死性肿瘤疾病是白血病[2,11]。在产前检查时，发现肝脾大，水肿和羊水过多[12,13,14]。先天性白血病是死产的重要原因[11,15,16,17]。

先天性 AML 的最典型特征是肝脾大和皮肤白血病，或白血病细胞浸润至真皮和皮下脂肪。病变通常出现质地硬，紫色或淡蓝色的丘疹和结节，但早期病变可能是斑疹[4]。

其他临床发现包括瘀点和瘀斑[18]。呼吸窘迫可继发于血小板减少性肺出血或广泛的白血病细胞浸润和肺不张[19,20]。囟门膨出提示脑膜浸润或颅内出血[21]。新生儿尸检，1/3 以上的脑脊液或脑膜中检出白血病细胞。先天性

AML患者中较常见的是皮肤白血病（约50%）[18,22]，而先天性急性淋巴细胞白血病（congenital acute lymphoblastic leukemia，ALL）更容易累及中枢神经系统（central nervous system，CNS）[18]。

血液系统改变，可表现为白细胞水平正常或明显增高、贫血和血小板减少，外周血中经常检出白血病幼稚细胞[7]。白细胞增多可导致高黏滞血症和心脏、肺部白细胞瘀滞以及中枢神经系统受损[7]。其他异常实验室结果包括乳酸脱氢酶和尿酸升高，肝脏广泛浸润时肝功能异常[7]。确诊主要依据是流式细胞术，皮肤活检和（或）骨髓涂片及活检。

先天性白血病通常起源于骨髓，最常见分型是急性粒细胞型（M4）和急性单核细胞型（M5）[18]。在患有AML或ALL的新生儿中大约一半可检测到11q23号染色体（MLL基因）易位。如同本例患儿，先天性AML和高白细胞计数的男性通常可见t（11：19）易位。

尚未观察到婴儿白血病的家族性聚集现象，也未发现易感基因[24]。据报道，在子宫内，双胞胎之间可通过胎盘发生转移性白血病[25,26]。

初步治疗是对症支持，包括输血以纠正贫血、血小板减少和凝血障碍。如果WBC计数超过100×10^9/L或出现高黏滞血症的症状和体征，可能需要进行白细胞清除术或换血疗法[27]。先天性白血病几乎是致命的，如果不使用化疗，病情迅速恶化，可死于出血或感染[11,28,29,30]。

高白细胞计数和髓外浸润，及中枢神经系统浸润提示预后不良[18]。据报道，先天性AML可自行缓解，但很罕见[11,31,32,33,34]。在一项对新生儿白血病（AML和ALL）的研究中，3年总生存率为26%，AML（35%）的预后优于ALL（9%）[7]。

凯瑟琳·法雷尔（Kathryn Farrell），医学博士，罗伯特·J.哈亚西（Robert J. Hayashi），医学博士，詹尼弗·A.万巴赫（Jennifer A. Wambach），医学博士，密苏里州，圣路易斯，华盛顿大学医学院

参考文献

［1］Holland KE, Galbraith SS, Drolet BA. Neonatal violaceous skin lesions: expanding the differential of the "blueberry muffin baby." AdvDermatol, 2005; 21: 153 – 192.

［2］Bader JL, Miller RW. US cancer incidence and mortality in the first year of life. Am J Dis Child, 1979; 133 (2): 157 – 159.

［3］Pierce MI. Leukemia in the newborn infant. J Pediatr, 1959; 54 (5): 691 – 706.

［4］Resnik KS, Brod BB. Leukemia cutis in congenital leukemia. Analysis and review of the world literature with report of an additional case. Arch Dermatol, 1993; 129 (10): 1301 – 1306.

［5］Bresters D, Reus AC, Veerman AJ, et al. Congenital leukaemia: the Dutch experience and review of the literature. Br J Haematol, 2002; 117 (3): 513 – 524.

［6］Curney JG, Smith MA, Ross JA. Cancer among infants. In: Ries LAG, Smith MA, Gurney JG, et al. Cancer Incidence and Survival among Children and Adolescents: United States SEER Program 1975 – 1995. Bethesda, MD: National Cancer Institute, 1999; 149 – 156.

［7］Sande JE, Arceci RJ, Lampkin BC. Congenital and neonatal leukemia. Semin Perinatol, 1999; 23 (4): 274 – 285.

［8］Pui CH, Raimondi SC, Murphy SB, et al. An analysis of leukemic cell chromosomal features in infants. Blood, 1987; 69 (5): 1289 – 1293.

［9］Pui CH, Kane JR, Crist WM. Biology and treatment of infant leukemias. Leukemia, 1995; 9 (5): 762 – 769.

［10］Lampert F, Harbott J, Ritterbach J. Cytogenetic findings in acute leukaemias of infants. Br J CancerSuppl, 1992; 18: S20 – S22.

［11］Isaacs H Jr. Congenital and neonatal malignant tumors. A 28-year experience at Children's Hospital of Los Angeles. Am J Pediatr Hematol Oncol, 1987; 9 (2): 121 – 129.

［12］Gaedicke G, Kleihauer E, Terinde R. Acute non-lymphocytic leukaemia versus transient leukaemoi dreaction in fetuses with Down syndrome. Lancet, 1990; 335 (8693): 857.

[13] Foucar K, Friedman K, Llewellyn A, et al. Prenatal diagnosis of transient myeloproliferative disorder via percutaneous umbilical blood sampling. Report of two cases in fetuses affected by Down's syndrome. Am J Clin Pathol, 1992; 97 (4): 584 – 590.

[14] Donnenfeld AE, Scott SC, Henselder-Kimmel M, et al. Prenatally diagnosed non-immune hydrops caused by congenital transient leukaemia. Prenat Diagn, 1994; 14 (8): 721 – 724.

[15] Las Heras J, Leal G, Haust MD. Congenital leukemia with placental involvement. Report of a case with ultrastructural study. Cancer, 1986; 58 (10): 2278 – 2281.

[16] Gray ES, Balch NJ, Kohler H, et al. Congenital leukaemia: an unusual cause of stillbirth. Arch Dis Child, 1986; 61 (10): 1001 – 1006.

[17] Greenbaum BH, Steinfeld J, Obermeyer-Imaizumi S, et al. Congenital monoblastic leukemia as a cause of third-trimester fetal loss: the role of monoclonal antibody testing. J Perinatol, 1996; 16 (3 Pt 1): 202 – 204.

[18] Isaacs H Jr. Fetal and neonatal leukemia. J Pediatr Hematol Oncol, 2003; 25 (5): 348 – 361.

[19] Litz CE, Davies S, Brunning RD, et al. Acute leukemia and the transient myeloproliferative disorder associated with Down syndrome: morphologic, immunophenotypic and cytogenetic manifestations. Leukemia, 1995; 9 (9): 1432 – 1439.

[20] Isaacs H Jr. Perinatal (congenital and neonatal) neoplasms: a report of 110 cases. Pediatr Pathol, 1985; 3 (2 – 4): 165 – 216.

[21] Broadbent V. Malignant Disease in the Neonate. 2nd ed. Edinburgh, Scotland: Churchill Livingstone, 1992.

[22] Hanada T, Ono I, Minosaki Y, et al. Translocation t (8; 16) (p11; p13) in neonatal acute monocytic leukaemia. Eur J Pediatr, 1991; 150 (5): 323 – 324.

[23] Huret JL, Brizard A, Slater R, et al. Cytogenetic heterogeneity in t (11; 19) acute leukemia: clinical, hematological and cytogenetic analyses of 48 patients—updated

published cases and 16 new observations. Leukemia, 1993; 7 (2): 152 - 160.

[24] Biondi A, Cimino G, Pieters R, et all. Biological and therapeutic aspects of infant leukemia. Blood, 2000; 96 (1): 24 - 33.

[25] Mahmoud HH, Ridge SA, Behm FG, et al. Intrauterine monoclonal origin of neonatal concordant acute lymphoblastic leukemia in monozygotic twins. Med Pediatr Oncol, 1995; 24 (2): 77 - 81.

[26] Bayar E, Kurczynski TW, Robinson MG, et al. Monozygotic twins with congenital acute lymphoblastic leukemia (ALL) and t (4; 11) (q21; q23). Cancer Genet Cytogenet, 1996; 89 (2): 177 - 180.

[27] Lampkin BC. The newborn infant with leukemia. J Pediatr, 1997; 131 (2): 176 - 177.

[28] Miller RW, Dalager NA. U. S. childhood cancer deaths by cell type, 1960 - 68. J Pediatr, 1974; 85 (5): 664 - 668.

[29] Isaacs H Jr. Leukemia. In: Tumors of the Fetus and Newborn. Vol 35. Philadelphia, PA: Saunders, 1997; 150 - 168.

[30] Kaneko Y, Shikano T, Maseki N, et al. Clinical characteristics of infant acute leukemia with or without 11q23 translocations. Leukemia, 1988; 2 (10): 672 - 676.

[31] Lampkin BC, Peipon JJ, Price JK, et al. Spontaneous remission of presumed congenital acute nonlymphoblastic leukemia (ANLL) in a karyotypically normal neonate. Am J Pediatr Hematol Oncol, 1985; 7 (4): 346 - 351.

[32] Mayer JL, Seashore MR, Hajjar FM. Translocation (5; 6) associated with spontaneously remitting congenital leukemia. Cancer Genet Cytogenet, 1995; 81 (1): 38 - 41.

[33] Sainati L, Bolcato S, Cocito MG, et al. Transient acute monoblastic leukemia with reciprocal (8; 16) (p11; p13) translocation. Pediatr Hematol Oncol, 1996; 13 (2): 151 - 157.

[34] Dinulos JG, Hawkins DS, Clark BS, et al. Spontaneous remission of congenital leukemia. J Pediatr, 1997; 131 (2): 300 - 303.

病例 29

新生儿上肢肿胀

病例报告

患儿，男，足月儿，因左上肢肿胀就诊。

产前史

患儿母亲，35 岁，G2P1001，白种人

胎龄：38^{+1}周

妊娠期无特殊，妊娠 22 周超声检查无异常

相关检查示：血型 A^{+}，快速血浆反应素试验、HBsAg、B 组链球菌筛查均为阴性，风疹抗体阳性

分娩前 9 h 胎膜自然破裂，羊水清

出生史及病例报告

该患儿为顺产，头先露，无高危因素；分娩中出现左肩难产；由于婴儿哭声弱、呼吸困难，予面罩正压通气约 1 min，并联系儿科医师会诊。Apgar 评分在 1 min、5 min 时分别为 3 分，7 分；出生体重为 3.7 kg。

体格检查还可有哪些发现？

需要完善哪些实验室检查？

对于该患儿应予哪些治疗措施？

病情进展

生命体征

心率：120 次/min

呼吸：44 次/min

血压：58/32 mmHg

体温：98.6 ℉（37 ℃）

体格检查

头颅：头颅正常，前囟未闭；五官无畸形，无唇腭裂，鼻通畅

肺部：双肺呼吸音清，无增强及减弱

心脏：听诊心律齐，S1、S2 正常，未闻及心脏杂音，外周脉搏对等；毛细血管再充盈时间 3 s

腹部：质软；右肋缘下 1 cm 触及肝；脾未触及；脐带含 3 根血管

泌尿生殖系统：正常男性

四肢：左上肢手腕至肩部肿大，皮肤发红，触诊质硬（图 29 - 1），余未见异常

神经系统：左上肢活动减少；左手抓力可

皮肤：除左上肢外，皮肤苍白；胸腹部和腹股沟区可见进行性增多的瘀点（图 29 - 2）

给予患儿 0.1 L/min 鼻导管吸氧，FiO_2 1.0；给予脐动脉和静脉置管，输注生理盐水，静脉注射维生素 K 治疗。实验室检查显示：

- 血红细胞比容 33%（0.33）
- 血小板计数 $23 \times 10^3/\mu l$（$23 \times 10^9/L$）

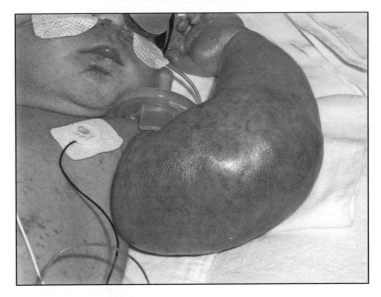

图 29-1　新生儿伴左上肢肿胀

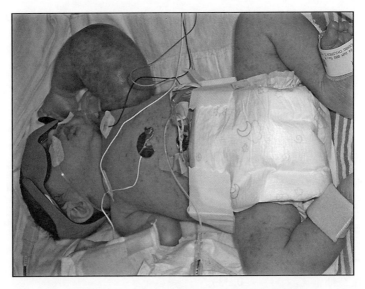

图 29-2　新生儿面色苍白伴广泛瘀点及左上肢肿胀

- 凝血功能异常，国际标准化比值 2.8
- 代谢性酸中毒，碱剩余（BE）：-11 mEq/L

随后给患儿输注血小板、新鲜冰冻血浆和悬浮红细胞，并准备转到转诊中心。

鉴别诊断

足月新生儿出现左上肢肿胀

动静脉畸形

巨大血管瘤

止血带综合征

神经母细胞瘤

肱骨骨折

是什么样的原因导致患儿出现瘀点及凝血异常？

思考一下，患儿的诊断是什么？

讨论

诊断

巨型血管瘤伴 Kasabach-Merritt 现象

上肢 X 线片检查未见骨折（图 29-3）。综合血液学组和整形外科意见，认为该患儿左臂有巨型血管瘤，无骨筋膜室综合征，且有证据表明出现消耗性凝血障碍，符合 Kasabach-Merritt 现象。超声心动图检查示心功能良好，头颅超声检查结果正常。

婴儿转至转诊中心后，给予甲泼尼龙 3 mg/（kg·d）治疗；用弹性绷带

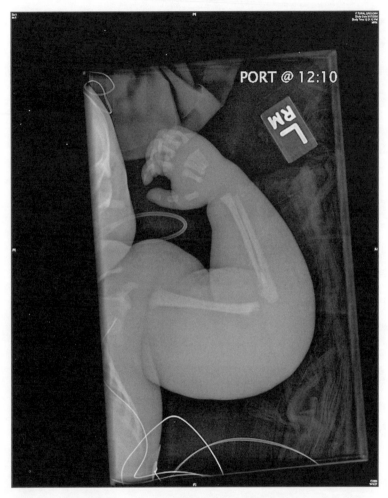

图 29 - 3 新生儿左臂 X 线平片，无骨折迹象

缠绕左上肢加压处理，间断性松解绷带评估患处。持续给予患儿输注血液制品，包括血小板，悬浮红细胞和冷沉淀。初始治疗目标是血小板计数大于 $50 \times 10^3/\mu l$（$50 \times 10^9/L$），血红细胞比容大于 30%（0.30）和纤维蛋白原大于 $100 \sim 150$ mg/dl（$1.0 \sim 1.5$ g/L）。尽管予上述治疗，婴儿左上肢仍继续增大。出生后 9 天开始每日给予 α - 2b 干扰素治疗，继续使用糖皮质激素，并

加用氨基己酸。

由于需要持续静脉输液，出生后 11 天行中心静脉置管。第 13 天行磁共振血管成像（MRA）提示血管瘤局限于左上肢，从左腋直至肘部，未蔓延至胸部。

在住院治疗期间，患儿手臂逐渐缩小，静脉输液量也随之减少。出生后约 3.5 周给予最后一次输注血小板，出生后第 5 周给予最后一次输注冷沉淀。随着病情的好转，逐渐停用糖皮质激素，干扰素调整为隔天 1 次。给予患儿泼尼松龙每日 1 mg/kg，干扰素隔日 1 次和氨基己酸治疗后，患儿出生后第 6 周出院。

专家意见

血管瘤是最常见的婴儿软组织肿瘤，1 岁儿童的发生率为 5% ~ 10%。传统认为，血管瘤一词适用于各种血管病变。不同类型的病变可能有相似的表现，但它们可能表现出不同的生长方式，对治疗有不同的反应，甚至预后也会不同。血管瘤有 3 个不同的特征阶段：增殖期，自行退化期和消退完成期。根据其临床表现，组织病理学特征和疾病病程，1982 年提出对血管病损进行生物学分类。如今，将此病变分为两类：血管瘤和血管畸形。

血管瘤是典型的血管性肿瘤，其典型表现为内皮细胞增殖和增生，自行退化期以及消退完成期。已知的婴儿血管肿瘤有血管外皮细胞瘤，化脓性肉芽肿，簇状血管瘤和卡波西型血管内皮瘤。相反，血管畸形是毛细血管、静脉、淋巴管、动脉结构异常，例如动静脉畸形。

血管瘤的临床表现差异很大。可以出现在不同深度、位置，并且有不同的演化过程。在新生儿中，它们通常表现为白斑，伴毛细血管扩张。最终，它们变成鲜红色且皮温稍高。如果血管瘤位置表浅，则出现压之不褪色斑块。皮肤深处血管瘤，质软，皮温稍高，色稍蓝。通常，它们具有浅深两部分，直径从几毫米到几厘米不等。通常，血管瘤是单发，但 20% 婴儿是多发病灶。女性患血管瘤的概率是男性的 3 倍，早产儿发病率增加。大约 55% 的血管瘤在出生时即出现，其余则在出生后的第 1 周内出现[1]。

血管瘤增殖期持续时间难以预测。浅表血管瘤在 6 ~ 8 个月达到最大；深部血管瘤在 12 ~ 14 个月达到最大。自行退化期的出现则更难预测。在退化之前，部分血管瘤从鲜红色变为紫色或灰色。巨大的面部血管瘤在消退后会留下毁容性瘢痕[1]。

影像学检查可协助诊断血管瘤。如果存在大的先天性病变和肝占位，则诊断不能明确。鉴别诊断包括神经母细胞瘤，白血病，甚至肝母细胞瘤。多普勒超声显示与实体瘤和血管畸形不同的特征性血流模式。计算机断层扫描显示均质性肿块，伴大血管及持续的对比度增强。磁共振成像显示边界清楚，伴密集小叶的肿块，具有特定的信号强度[1]。

巨大或多个血管瘤可引发多种并发症。皮肤血管瘤可导致皮肤功能受损或永久性毁容。溃疡可能导致难以忍受的疼痛，并使婴儿面临感染、出血和瘢痕形成的风险（溃疡通常由自行退化过程中出现的局部缺血和坏死引起，在患儿中可能表现为烦躁，进食减少和无法入睡）[1]。其他并发症包括高心排量心衰和 Kasabach-Merritt 综合征或现象。

血管瘤的治疗充满争议。部分专家主张对所有血管瘤患儿治疗，也有部分专家认为若患儿无活动性并发症，则动态观察即可。即使未给予患儿任何治疗措施，针对患儿家属，也应提供积极的心理情感支持[1]。

治疗方案的选择取决于血管瘤的大小、位置以及主管医师。治疗措施包括：放射线照射（如今已非常罕见），手术切除（针对血管病变实施非常困难），激素治疗（全身性与病灶处，高剂量与低剂量），α-干扰素（2a 与 2b），激光（脉冲染料与连续波），冷冻疗法（主要在欧洲和南美试用），栓塞，甚至使用血管生成抑制剂。

Kasabach-Merritt 综合征

1940 年首次提出 Kasabach-Merritt 综合征（Kasabach-Merritt syndrome，KMS）[2]。卡萨巴赫（Kasabach）和梅里特（Merritt）报道了一例新生儿男婴，发生的血小板减少性紫癜与毛细血管瘤的迅速扩大有关。给予患儿红细胞输注，深部射线治疗和镭疗近 3 个月，婴儿存活。KMS 是巨大血管瘤的并发症，典型的三联征为：溶血性贫血，血小板减少和凝血障碍。与血管瘤一样，其治疗仍存在争议。

KMS 非常罕见（血管瘤的患者发病率 < 0.5%），并且血管瘤的大小和位置均不能预测 KMS 的预后。KMS 患者死亡率达 30% ~ 40%[3]。尽管有很多推测，但其发病机制尚不清楚。一些专家推测血管瘤本身的增殖是其病因，或是当增殖速率超过某个阈值时则会引起 KMS[4]。推测病理生理发病机制是由血管瘤内异常增殖的血管内皮细胞捕获血小板，促使血小板活化和继发性凝血因子消耗[5]。可导致 KMS 患者严重的血小板减少 [< 20 × 10³/μl（20 × 10⁹/L）]，且血小板半衰期缩短至 1 ~ 24 h[6]。也有推测认为血管瘤中血小板与内皮下或异常内皮细胞的接触和黏附可能导致血小板聚集和活化。血流速度过快和剪切率增加可加速此过程，导致持续的血小板和凝血因子消耗，最终引发纤维蛋白溶解和凝血障碍[4]。

临床上，当新生儿出现红细胞破裂（溶血性贫血）、血小板减少和凝血障碍时，则诊断为 KMS。通常，血管瘤发生在皮肤表面，但有时在患有贫血，血小板减少和凝血障碍的新生儿中也发现了隐匿性/内脏性血管瘤。尽管 KMS 的治疗目标很明确，但治疗却很困难。首先，必须确保患者生命体征平稳，其次，必须切除或消融血管瘤。

输注血液制品（必要时输注悬浮红细胞，血小板，新鲜冰冻血浆和冷沉淀），维持生命体征。多年来，一直在尝试不同的方法根除血管瘤，但疗效均不佳。治疗方式包括放疗（由于会导致发育畸形，除极端紧急情况外，已不再使用），外科手术（单发于皮肤的病变行切除术，脾多发病变行脾切除，肝病变行楔形切除/肝切除，局部广泛切除或截肢），激素治疗，压迫疗法（尤其适用于肢体受累，通常用于辅助治疗），血管栓塞（适用于易识别供血血管的病变），使用吸收性明胶海绵，聚乙烯醇和金属线圈。新兴的方法包括 α-干扰素疗法（2a、2b），化疗（通常每周使用 1 次长春新碱），抗凝血酶Ⅲ，抗血小板药（噻氯匹定，己酮可可碱），抗纤溶药［氨基己酸，氨甲环酸（与其他药物联用疗效更好；当凝血障碍的主要表现是纤维蛋白溶解时使用）］和激光疗法（适用于迅速扩散的浅表皮肤血管瘤，尤其是溃疡性皮肤血管瘤）。目前正在发展和试验中的药物治疗方案包括两种抗血管新生药和聚乙二醇化重组人巨核细胞生长及发育因子（Peg-rHuMGDF）。

尽管目前治疗存在分歧，但大多数专家以每日 2～5 mg/kg 的剂量使用糖皮质激素药物治疗 KMS。使用泼尼松治疗后，30% 的儿童有反应，40% 的儿童产生不确定反应，而 30% 的儿童无效[7]。不幸的是，目前不清楚是哪一类型的 KMS 患者对激素治疗有效。针对 KMS 患儿，给予每日 30 mg/kg 泼尼松龙的大剂量治疗方案，连用 3 日，在 4～5 周内停药，虽然对这种治疗方案存在争议，但该方法取得了一定的效果[8,9]。

如果经激素治疗 1～2 周后，患儿对激素仍无反应，则应增加剂量或使用其他推荐方案[4]。二线疗法通常是 α-干扰素（2a/2b），其作用机制可能是抗增殖/抗血管生成。其用途与减少血管源性碱性成纤维细胞生长因子（basic fibroblast growth factor，bFGF）尿排泄有关。这可能表明抑制了 bFGF 诱导的血管生成[10]。α-干扰素的起效比激素慢，标准剂量为每天 300 万单位/m²。多达 50% 的患儿接受治疗后，通常在 1 周至 2 个月内可能会产生疗效[11]。联合治疗难以确定 α-干扰素有助于血管瘤的消失抑或是患儿本身已处于自行消退期。最近有关报道令人担忧，据估计，接受 α-干扰素（2a 和 2b）治疗的患儿中，2%～20% 可发生痉挛性双瘫[12,13,14,15,16]。

尽管通常认为一线和二线治疗药物是激素和 α-干扰素，仍有部分机构最初给予患儿化疗药物长春新碱[17]。还有一些医师将长春新碱作为激素治疗无效后的二线用药[7,18]。总的来说，必须权衡化疗药物的不良反应与 KMS 的死亡风险。长春新碱常见并发症包括腹痛，短暂性深腱反射消失和烦躁不安。大多数专家认为，通常长春新碱安全且有效。实际上，在治疗 KMS 时，大多数专家会选择他们认为最有经验和最适宜的治疗方案。

乔舒亚·希夫曼（Joshua Schiffman），医学博士，亨利·C. 李（Henry C. Lee），医学博士，加利福尼亚州，斯坦福，斯坦福大学医学中心

参考文献

[1] Drolet BA, Esterly NB, Frieden IJ. Hemangiomas in children. N Engl J Med, 1999; 341 (3): 173 - 181.

[2] Kasabach HHM, Merritt KK. Capillary hemangioma with extensive purpura. Report of a case. Am J Dis Child, 1940; 59: 1063 - 1070.

[3] el-Dessouky M, Azmy AF, Raine PA, et al. Kasabach-Merritt syndrome. J PediatrSurg, 1988; 23 (2): 109 - 111.

[4] Hall GW. Kasabach-Merritt syndrome: pathogenesis and management. Br J Haematol, 2001; 112 (4): 851 - 862.

[5] Gilon E, Ramot B, Sheba C. Multiple hemangiomata associated with thrombocytopenia: remarks on the pathogenesis of the thrombocytopenia in this syndrome. Blood, 1959; 14 (1): 74 - 79.

[6] Koerper MA, Addiego JE Jr, deLorimier AA, et al. Use of aspirin and dipyridamole in children with platelet trapping syndromes. J Pediatr, 1983; 102 (2): 311 - 314.

[7] Enjolras O, Mulliken JB, Wassef M, et al. Residual lesions after Kasabach-Merritt phenomenon in 41 patients. J Am Acad Dermatol, 2000; 42 (2 Pt 1): 225 - 235.

[8] Ozsoylu S. Megadose methylprednisolone therapy for Kasabach-Merritt syndrome. J Pediatr, 1996; 129 (6): 947 - 948.

[9] Ozsoylu S. Megadose methylprednisolone for Kasabach-Merritt syndrome. Pediatr Hematol Oncol, 1993; 10 (2): 197 - 198.

[10] Ezekowitz RAB, Mulliken JB, Folkman J. Interferon alfa - 2a therapy for life-threatening hemangiomas of infancy. N Engl J Med, 1992; 326 (22): 1456 - 1463.

[11] Chang E, Boyd A, Nelson CC, et al. Successful treatment of infantile hemangiomas with interferon alpha-2b. J Pediatr Hematol Oncol, 1997; 19 (3): 237 - 244.

[12] Wörle H, Maass E, Köhler B, et al. Interferon alpha-2a therapy in haemangiomas of infancy: spastic diplegia as a severe complication. Eur J Pediatr, 1999; 158 (4): 344.

[13] Barlow CF, Priebe CJ, Mulliken JB, et al. Spastic diplegia as a complication of interferon Alfa-2a treatment of hemangiomas of infancy. J Pediatr, 1998; 132 (3 Pt 1): 527 - 530.

[14] Dubois J, Hershon L, Carmant L, et al. Toxicity profile of interferonalfa-2b in children: A prospective evaluation. J Pediatr, 1999; 135 (6): 782 - 785.

[15] Greinwald JH Jr, Burke DK, Bonthius DJ, et al. An update on the treatment of hemangiomas in children with interferon alfa-2a. Arch Otolaryngol Head Neck Surg, 1999; 125 (1): 21 - 27.

[16] Michaud A-P, Bauman NM, Burke DK, et al. Spastic diplegia and other motor disturbances in infants receiving interferon-alpha. Laryngoscope, 2004; 114 (7): 1231 - 1236.

[17] Haisley-Royster C, Enjolras O, Frieden IJ, et al. Kasabach-Merritt phenomenon: a retrospective study of treatment with vincristine. J Pediatr Hematol Oncol, 2002; 24 (6): 459 - 462.

[18] Perez Payarols J, Pardo Masferrer J, Gomez Bellvert C. Treatment of life-threatening infantile hemangiomas with vincristine. N Engl J Med, 1995; 333 (1): 69.

评论

以色列女执事医疗中心，达拉·布罗茨基博士

2008年（本病例发表后），普萘洛尔被发现有益于新生儿血管瘤的治疗，与糖皮质激素、α-干扰素或长春新碱相比，它的不良反应更少[1]。目前关于普萘洛尔在KMS患儿中的应用报道较少，尚不清楚该药应作为单一疗法，或与其他药物联合用药，还是作为维持治疗方案[2]。

[1] L éauté-Labrèze C, Dumas de la Roque E, Hubiche T, et al. Propranolol for severe hemangiomas of infancy. N Engl J Med, 2008, 358（24）: 2649 - 2651.

[2] Kim JA, Choi YB, Yi ES, et al. Excellent outcome of medical treatment for Kasabach-Merritt syndrome: a single-center experience. Blood Res, 2016, 51（4）: 256 - 260.

病例 30

双胎新生儿呈持续性黄疸

病例报告

监护室一对双胞胎姐妹在 1 个月大时仍持续黄疸。该对患儿为双绒毛膜双胎，32 周出生，患儿母亲：29 岁，亚洲女性，第 3 次妊娠，育有 1 个 1 岁半女儿。妊娠期和分娩均无异常。生后 Apgar 评分 1 min、5 min 时分别为 8 分、9 分。双胞胎 A 体重 1333 g，双胞胎 B 体重 1469 g。病程初期患儿被置于保育箱护理，母乳鼻饲，给予鼻导管吸氧纠正呼吸困难，给予咖啡因纠正呼吸暂停和心动过缓，余未见明显异常。现置于婴儿床中，纯母乳喂养，无异常。

患儿母亲血型 O 型，Rh 阳性，患儿血型 B 型，Rh 阳性。直接 Coombs 试验阴性。双胎之一的血清胆红素，血红蛋白量和光疗开始时间如表 30-1；该双胞胎的检查指标相似。体格检查：皮肤无苍白，可见黄疸，未触及肝脾肿大，余未见明显异常。两名患儿体重及头围均在第 25～50 百分位，了解患儿病史可指导诊断，未行其他费用较高的检查。

思考一下，患儿的诊断是什么？

表 30 - 1 双胞胎之一光疗期的血清胆红素和血红蛋白

年龄（天）	血清胆红素（mg %）	血红蛋白（g/dl）（g/L）
2	6.5	15.0（150）
3	8.7（PT）	
4	4.5（PT 停止）	
5	3.1	
19	10.9	
25	13.0（PT 开始）	11.8（118）
26	10（PT 停止）	
27	7	
30	9.9	

PT：光疗；主要为间接胆红素

诊断

询问病史发现，患儿姐姐曾在母乳喂养期间有长期黄疸病史，持续 3 个月，但生长发育正常。基于此，我们主要考虑患儿诊断是母乳性黄疸。

持续性黄疸

持续性黄疸指足月或早产新生儿黄疸（血清胆红素 > 10 mg %）超过 2 周，需进一步评估。直接或间接高胆红素血症的病因和评估方法均不同。

高直接胆红素血症的病因包括：肠外营养；脓毒症，包括尿脓毒血症；肝内和肝外胆道解剖异常（胆道闭锁）。由肠外营养引起的黄疸可根据病史诊断。尿脓毒血症导致的黄疸，可根据血培养和尿培养诊断。腹部超声检查、放射性核素扫描和肝组织活检可用于诊断解剖异常所致黄疸。对于出现肝脾大、小头畸形、脉络膜视网膜炎和颅内钙化的小于胎龄儿（可各种疾病同时出现），多怀疑先天性宫内感染。

高间接胆红素血症可由溶血和非溶血性疾病引起。血型不合，红细胞膜结构异常，红细胞酶缺陷和血红蛋白病均可导致溶血性贫血和溶血性黄疸。

先天性甲状腺功能减退、半乳糖血症、肠梗阻、便秘和母乳性黄疸是导致高间接胆红素血症的非溶血性病因。Crigler-Najjar 综合征是一种罕见的非溶血性高间接胆红素血症。

病例中的双胞胎患有高间接胆红素血症。血红蛋白值平稳，无肝脾大，网织红细胞轻度增多（1 月龄时为 6%）使溶血性贫血和溶血性黄疸的可能性降低。作为常规全血细胞计数的一部分，外周血涂片正常，未发现红细胞形态异常。检查结果正常，排除了半乳糖血症和甲状腺功能减退。母乳性黄疸的家族史和无家族性溶血性疾病（特别是由于其亚洲血统）均指向母乳性黄疸的诊断。无相关检查结果可确诊，但是第 32 天的母乳试验具备典型的母乳性黄疸表现（表 30-2）。

表 30-2 母乳试验的实验结果

年龄（天）	血清胆红素（mg%）
32	11.4（停止母乳喂养，无 PT）
35	7.5（再次母乳喂养）
37	7.3

PT：光疗

概述

母乳性黄疸，由阿里亚斯（Arias）及团队在 1963 年首次提出，发病机制不明确。其产生的假设机制包括如下几种：

人乳中含有脂蛋白脂酶，它能释放游离脂肪酸，从而抑制葡萄糖醛酸转移酶的活性。

母乳中的黄体酮代谢产物（5α-孕烷-3β，20β-二醇和其他孕烷醇），可抑制葡萄糖醛酸转移酶的活性。

母乳中β-葡糖苷酸酶活性增加，导致胆红素双葡萄糖醛酸酯向单葡萄糖醛酸酯的转化，进而引起胆红素的再吸收与肠肝循环。

母乳中存在一种或多种成分，可能会导致具有UGT1A1基因缺陷的婴儿发生黄疸。此类突变与Gilbert综合征患者检测到的突变相同。

所有这些机制都没有得到一致的证明，且体内观察和体外实验结果之间相互矛盾阻碍了对其发病机制的阐明[1]。

纽曼（Newman）和格罗斯（Gross）[2]于1963年证实停止母乳喂养可致血清胆红素下降，再次喂养母乳后血清胆红素出现反弹。反弹的胆红素水平通常不会超过停止母乳喂养之前水平。母乳性黄疸对长期的神经系统发育无影响。

母乳性黄疸不同于与母乳喂养或早期母乳喂养有关的黄疸[3]。首次母乳喂养的母亲在刚开始提供母乳期间，纯母乳喂养婴儿的摄入量可能不足。婴儿会出现脱水、体重减轻、便秘、黄疸，并可能发展为高钠血症。鼓励母乳喂养，同时补充一定的配方奶，可消除黄疸。根据血清胆红素水平和脱水的严重程度，必要时需光疗和静脉补液治疗。美国儿科学会光疗指南应加以完善，以决定光疗的适应证[4]。建议主诊儿科医师对母乳喂养婴儿出院后随访评估，识别和制定母乳喂养并发症的治疗措施。

临床启示

母乳性黄疸是排除性诊断，但兄弟姐妹有类似病史以及无家族性溶血性疾病，可作为该诊断的合理指标，并可避免患儿行其他昂贵的检查。

阿克沙亚·J. 瓦赫哈拉贾尼（Akshaya J. Vachharajani），医学博士，密苏里州，圣路易斯，圣路易斯华盛顿大学和圣路易斯儿童医院儿科，新生儿科

参考文献

［1］Arias IM, Gartner LM, Seifter S, et al. Prolonged neonatal unconjugated hyperbilirubinemia associated with breast feeding and a steroid, pregnane-3 (alpha), 20 (beta) -diol, in maternal milk that in hibits glucuronide formation in vitro. J Clin Invest, 1964; 43 (11): 2037 - 2047.

［2］Newman AJ, Gross S. Hyperbilirubinemia in breast fed infants. Pediatrics, 1963; 32: 995 - 1001.

［3］Hannam S, McDonnell M, Rennie JM. Investigation of prolonged neonatal jaundice. Acta Pediatr, 2000; 89 (6): 694 - 697.

［4］American Academy of Pediatrics Clinical Practice Guideline. Management of hyperbilirubinemia in the newborn infant 35 or more weeks of gestation. Pediatrics, 2004; 114 (1): 294 - 316.

第八部分

先天性代谢异常

病例 31

新生儿持续性严重代谢性酸中毒

病例报告

患儿，女，因胎儿宫内生长受限、羊水过少、母亲转氨酶升高紧急剖宫产出生，出生胎龄 28 周。母亲为 G3P2A1，近亲结婚。第一次妊娠在孕 12 周时不明原因流产，第二次妊娠期间合并妊娠急性脂肪肝（acute fatty liver of pregnancy，AFLP）和急性肾损伤，胎儿在孕 30 周时胎死宫内，胎盘病理活检可见绒毛周围大量纤维蛋白样物质沉积。此次妊娠为自然受孕。母亲孕前有甲状腺功能减退症，一直口服甲状腺素治疗。自上一次妊娠开始服用阿司匹林治疗，并在此次孕 27 周时接受了一个疗程的产前激素治疗。此次入院时母亲血压为 140/90 mmHg。此次妊娠亦合并 AFLP，血清谷丙转氨酶为 586 u/L，乳酸脱氢酶为 863 u/L。患儿出生体重 960 g，出生时予面罩复苏 30 s，1 min Apgar 评分 5 分，5 min 时为 7 分，但复苏后患儿出现呼吸窘迫（Silverman Andersen 评分为 8 分），在 T 组合复苏器辅助呼吸支持下转至新生儿重症监护病房，出生后 15 min 开始持续气道正压通气，设置呼气末正压为 5 cmH_2O，吸入氧浓度为 50%。胸片提示新生儿肺表面活性物质缺乏。由于患儿持续的呼吸窘迫和氧需求量的增加，分别在出生后 2 h 和 6 h 进行了气管插管、肺表面活性物质经气管导管注入和拔管等操作。从出生后 2 h 开始，患儿出现循环不良，皮肤苍白，毛细血管灌注增加。给予液体复苏及多巴胺和多巴酚丁胺增加心肌收缩力。血气分析显示持续性代谢性酸中毒（表31-1），并且通过补液、正性肌力药物、输注悬浮红细胞、改善通气、碳酸氢钠纠酸滴注或（最后）换血等治疗均无改善。患儿出生后 6 h 开始进行呼吸机机械通气。之后患儿仍存在持续性呼吸窘迫、休克和代谢/呼吸性酸中毒，改为高频振荡通气治疗。

表31-1 出生后血气分析结果

时间（h）	6	10	17	22	30	36	51	62	70	74
pH	7.006	7.061	7.107	7.17	6.962	7.014	7.00	7.23	7.121	7.106
PCO_2，mmHg	66.3	47.1	32.4	41.5	59.8	28.3	84.5	21.3	39	40.1
PO_2，mmHg	43	50	58	48	50	60	67	73	71	49
BE	-15	-17	-19	-13	-18	-24	-10	-18	-16	-17
HCO_3，mEql/L	16.6	13.3	10.2	15.2	13.5	7.2	20.9	9.1	12.9	12.6
Na^+，mEql/L	137	136	140		139	138	143	140		154
K^+，mEql/L	5.9	6.1	5.7		6.5	6.3	5.9	6.8		8.5
Cl^-，mEql/L					105			102		110
阴离子间隙					20.5			28.9		31.4

在出生后 4 天的治疗中，患儿疾病进行性加重，并伴有休克、动脉导管未闭、肾功能衰竭、惊厥和持续性代谢性酸中毒。患儿随之出现多器官功能衰竭，并于出生后 87 小时死亡。实验室检查提示：白细胞总数（2 h）25.3 × 10^9/L；血小板（2 h）260 × 10^9/L；C-反应蛋白（22 h）0.6 mg/dl；血糖（2 h）54～146 mg/dl；血细胞比容（2 h）41.3%～28.4%（10 h）；尿素（31 h）121 mg/dl；肌酐（31 h）1.8～2.3（58 h）mg/dl；钾（6 h）5.9～8.5（74 h）mEq/L；血氨（21 h）120.1 μm/dl；血乳酸（67 h）15.8 mmol/

L；脑脊液乳酸（70 h）16.1 mEq/L。肾超声检查和尿酮体正常。出生后76 h
的头颅超声检查显示颅内出血（Ⅱ期）。血培养阴性。患儿住院期间的一项检
查报告证实了最后诊断。

思考一下，患儿的诊断是什么？

讨论

　　早产、极低出生体重儿的持续性代谢性酸中毒可能是由于休克、缺氧、
贫血、呼吸窘迫、败血症和先天性代谢异常引起。在临床上，对于持续性代
谢性酸中毒的患儿，当所有改善酸中毒的措施都失败时，应该首先考虑到先
天性代谢异常的可能。患儿阴离子间隙增高，血乳酸升高，首先应考虑原发
性乳酸性酸中毒，但患儿脑脊液乳酸水平正常，不支持这一诊断。患儿的新
生儿疾病筛查中有机酸检测也呈阴性，加上存在持续性代谢性酸中毒、阴离
子间隙增高和尿酮体阴性，临床上应考虑到脂肪酸氧化缺陷的可能。母亲有
AFLP病史，患儿有高氨血症，脑脊液乳酸正常，尿有机酸检测无异常，酰基
肉碱谱证实诊断为长链-3-羟酰基辅酶A脱氢酶（long-chain 3 - hydroxyacyl-
coenzyme A dehydrogenase, LCHAD）缺乏症。酰基肉碱谱显示3-羟基棕榈羟
酰基肉碱（C16-OH）显著升高，为2.94 μmol/L（0.02~0.11 μmol/L）；3-
羟基豆蔻羟酰基肉碱（C14-OH）升高，为0.30 μmol/L（0.02~0.11 μmol/
L）；3-羟基棕榈羟烯酰基肉碱（C16：1-OH）升高，为0.51 μmol/L
（0.04~0.16 μmol/L）；3-羟基十八碳烯酰肉碱（C18：1-OH）升高，
0.30 μmol/L（0.02~0.10 μmol/L）；与长链-3-羟酰基辅酶A脱氢酶代谢相
关产物的比值显著升高，为13.5（0.23~0.79），这些检测结果均支持脂肪酸
氧化缺陷（LCHAD缺乏症）的诊断。根据临床表现可将LCHAD缺乏症分为
3种类型：新生儿期出现严重心脏受累型，婴儿期出现的肝型和合并轻度神经

肌肉病变的晚发型。发病年龄从新生儿到几岁不等，平均发病年龄为 5.8 个月。约有 15% 的病例出现在新生儿期[1]。本病例中，患儿为新生儿期的严重类型，伴有难治性休克，而且对高剂量正性肌力和激素类药物治疗效果差，最终死于肾功能衰竭、肺出血等多器官功能障碍。

疾病概述

极长链酰基辅酶 A 脱氢酶缺乏症（VLCAD deficiency）是一种脂肪转化为能量障碍的疾病，尤其是禁食期间更容易发病。极长链酰基辅酶 A 脱氢酶缺乏症发病率约为 1/（40000 ~ 120000）。该病属于常染色体隐性遗传病，编码基因位于常染色体 2p23.3，患者的 2 个基因位点都有突变，而父母双方为无临床表型的突变基因位点携带者。自 1992 年首次报道以来，已经积累了越来越多的极长链酰基辅酶 A 脱氢酶缺乏症的临床诊疗经验[2,3]。长链-3-羟基酰基辅酶 A 脱氢酶是构成线粒体内膜三功能蛋白复合体的 3 种酶之一，患者通常在 6 个月左右出现临床症状。少数患儿（超过 15%）在新生儿期就出现临床症状。胎儿期长链-3-羟酰辅酶 A 脱氢酶缺乏可使孕妇出现溶血、肝酶升高、血小板减少（HELLP 综合征）和 AFLP 等妊娠并发症。患儿通常表现为低酮性低血糖、心肌病、低血压和肝大。这些代谢危象在婴儿期和幼儿期更为明显。一些患者表现为外周感觉运动神经病、肌红蛋白尿和进行性视力障碍。少部分患儿在婴儿期会出现急性胆汁淤积性黄疸或大面积肝坏死[1]。影响线粒体三功能蛋白的分子缺陷可降低 LCHAD 的活性。LCHAD 缺乏症的热点突变基因为 1528 位点的鸟嘌呤突变为胞嘧啶的纯合子，导致 LCHAD 活性编码区的线粒体三功能蛋白 α 亚基结构异常。气相色谱-质谱法尿液中 3-羟基二羧酸增高或串联质谱法血浆中 3-羟基酰基肉碱增高可诊断 LCHAD 缺乏症[4]。通过淋巴细胞、成纤维细胞、肌肉或肝组织中的 LCHAD 活性检测[5]，并结合基因突变分析结果，可以明确诊断。在大多数 LCHAD 缺乏症患儿中，至少有一个等位基因携带 1528G > C 点突变[6]。LCHAD 缺乏症的主要治疗是避免空腹。大多数患者可通过使用生玉米淀粉和中链三酰甘油补充能量而避免空腹。口服二十二碳六烯酸乙酯可以改善视力。如果游离肉碱降低，则给予左卡尼汀补充。但在急性发作期间应避免补充，以免引起心律失常[7]。

临床启示

　　所有表现为持续性代谢性酸中毒的新生儿都应考虑到先天性代谢异常的可能。持续性代谢性酸中毒伴阴离子间隙增高、尿酮体阴性以及母体AFLP 或母体 HELLP 综合征则提示可能是脂肪酸氧化缺陷。

迪帕克·夏尔马（Deepak Sharma），医学博士，斯里尼瓦·默基（Srinivas Murki），医学博士，奥利蒂·特约普拉塔普（Oleti Tejopratap），医学博士，瓦西里·马达维（Vasikarla Madhavi），医学博士，印度，安得拉邦，海得拉巴市，费尔南德斯医院胎儿遗传学研究所新生儿科

参考文献

[1] den Boer MEJ, Wanders RJA, Morris AAM, et al. Longchain 3 - hydroxyacyl-CoA dehydrogenase deficiency: clinical presentation and followup of 50 patients. Pediatrics, 2002; 109（1）: 99 - 104.

[2] Aoyama T, Souri M, Ushikubo S, et al. Purification of human very-long-chain acylcoenzyme A dehydrogenase and characterization of its deficiency in seven patients. J Clin Invest, 1995; 95（6）: 2465 - 2473.

[3] Mathur A, Sims HF, Gopalakrishnan D, et al. Molecular heterogeneity in very-long-chain acylCoA dehydrogenase deficiency causing pediatric cardiomyopathy and sudden death. Circulation, 1999; 99（10）: 1337 - 1343.

[4] Millington DS, Terada N, Chace DH, et al. The role of tandem mass spectrometry in the diagnosis of fatty acid oxidation disorders. Prog Clin Biol Res, 1992; 375: 339 - 354.

[5] Wanders RJA, IJlst L, Poggi F, et al. Human trifunctional protein deficiency: a new

disorder of mitochondrial fatty acid beta-oxidation. Biochem Biophys Res Commun, 1992; 188 (3): 1139 – 1145.

[6] IJlst L, Ruiter JPN, Hoovers JMN, et al. Common missense mutation G1528C in long-chain 3 – hydroxyacyl-CoA dehydrogenase deficiency. Characterization and expression of the mutant protein, mutation analysis on genomic DNA and chromosomal localization of the mitochondrial trifunctional protein alpha subunit gene. J Clin Invest, 1996; 98 (4): 1028 – 1033.

[7] Gillingham M, Van Calcar S, Ney D, et al. Dietary management of long-chain 3 – hydroxyacyl-CoA dehydrogenase deficiency (LCHADD). A case report and survey. J Inherit Metab Dis, 1999; 22 (2): 123 – 131.

评论

佛罗里达大学医学院；约瑟夫·诺伊博士

注意本案例与病例 32 之间的相似之处。

病例 32

5 日龄新生儿嗜睡

病例报告

患儿，男，5 天，出生后第一次随访。诉近 2 天出现嗜睡、吃奶差。

患儿胎龄 38 周，因母亲瘢痕子宫、羊水少剖宫产出生。出生体重是 2950 g，1 min 和 5 min 时 Apgar 评分均为 9 分。与母亲住院期间患儿无异常，出生后 2 天出院。

就诊时，体检发现患儿嗜睡状，四肢肌张力低，脱水征明显。体温34 ℃，心率 120 次/min，呼吸 60 次/min，室温下血氧饱和度 93% ～ 96%，血糖 73 mg/dl（4.1 mmol/L）。立即开始给予静脉输液，并转至儿科急诊进一步就诊。到达时，患儿出现了 2 次惊厥发作和心动过缓，给予气管插管和呼吸机机械通气支持治疗。在重症监护病房，完善了脓毒症相关检查后开始使用静脉抗生素和多巴胺治疗。通过完善相关实验室检查，对疾病进行了诊断。

讨论

患儿电解质检查结果提示多种代谢紊乱：

血钠 160 mEq/L（160 mmol/L）

血钾 7.2 mEq/L（7.2 mmol/L）

血氯 128 mEq/L（128 mmol/L）

二氧化碳水平 <5 mEq/L（5 mmol/L）

阴离子间隙 27 mEq/L（27 mmol/L）

动脉血气 pH 6.98，PCO_2 13 mmHg，PO_2 163 mmHg，HCO_3^- 3.0 mEq/L（3.0 mmol/L），血氨 2348 μg/dl（1676 μmol/L）

思考一下，患儿的诊断是什么？

初步诊断为先天性代谢异常，与代谢病相关专家讨论协商后转移到三级新生儿诊疗中心，并确诊为甲基丙二酸血症（methylmalonicacidemia，MMA）。

诊断

若新生儿出现四肢肌张力降低，应考虑到败血症的可能，但当实验室检测提示高氨血症、酸中毒和阴离子间隙增高时，应首先考虑先天性代谢异常的可能。尽管新生儿一般都要进行新生儿遗传代谢病筛查，但如本病例，这种检测结果可能只有在先天性代谢异常疾病急性发作时候才会出现明显的检测结果异常。

先天性代谢异常包括氨基酸代谢障碍、有机酸血症和尿素循环代谢障碍。诊断的关键除临床上高度怀疑先天性代谢障碍外，还需要结合血氨，pH 和二氧化碳检测结果综合分析。若血氨增高、阴离子间隙和 pH 正常，表明可能是尿素循环障碍；若血氨增高、阴离子间隙增高，表明可能是有机酸血症。对该患儿进行确诊的检测包括酰基肉碱谱、尿有机酸和血清同型半胱氨酸的检测。

疾病概况

虽然 MMA 可由维生素 B_{12} 缺乏引起，但最常见的还是常染色体隐性遗传缺陷，患病率约为 1/48000。目前已经报道了在基因 6p12 上的多个突变位点，而且仍不断有新的突变位点报道出来。在应激状态下，如发热或摄入高蛋白饮食可导致急性代谢紊乱。临床上起病方式包括新生儿（如本例）急性起病和婴儿期缓慢起病 2 种形式。婴儿期起病的患儿主要表现为发育迟缓和肌张力减退。部分患儿可出现特殊面容、神经系统及其他器官受累。典型的面部特征包括三角嘴和高额头。神经系统并发症包括癫痫发作、精神运动发育迟缓等。婴儿期起病患儿还可能并发胰腺炎、脂肪肝、心肌病和间质性肾炎等疾病。

治疗

早期识别和急性失代偿期及时治疗在 MMA 的管理中非常重要。若患儿出现 MMA 急性失代偿期的症状，应及时就医。临床医师应及时通过在线问诊和咨询专家进行治疗。在进行腰椎穿刺之前，应注意有机酸血症和高氨血症引起脑水肿的可能性。

应避免使用乳酸钠液体纠正脱水。如果 $pH < 7.22$ 或 $HCO_3^- < 14\ mEq/L$（14 mmol/L），可以给予碳酸氢钠缓慢纠酸，并同时纠正低血糖。液体总热卡增加 20%，以增加葡萄糖为主，可抑制分解代谢。保持大便通畅，可使用抗生素抑制肠道细菌的繁殖。部分报道提示补充左旋肉碱治疗对疾病治疗有效，但仍存在争议。胰岛素是一种有效的促进合成代谢药物，尽管其在抑制分解代谢方面的作用尚未明确，但也被认为是一种有效的辅助治疗方法。严重的病例如顽固性酸中毒、高氨血症或昏迷患者，可能需要血液透析治疗。

临床启示

　　新生儿危重症或婴幼儿生长发育迟缓，应考虑先天性代谢异常的可能。血氨、pH 和二氧化碳值有助于诊断。急性失代偿期的早期识别和治疗是非常重要的。若有必要，可邀请代谢疾病相关专家一起参与急性代谢异常患儿的诊治。

米莱娜·奥克里奥（Milena Osorio），医学博士，罗丝安·T. 斯皮奥塔（Roseann T. Spiotta），医学博士，纽约市，牙买加区，阿尔伯特·爱因斯坦医学院牙买加医院医学中心

参考文献

[1] Leonard JV, Morris AA. Inborn errors of metabolism around the time of birth. Lancet, 2000; 356: 583-587.

[2] Levy PA. Inborn errors of metabolism: part 1: overview. Pediatr Rev, 2009; 30 (4): 131-138.

[3] Lindor NM, Karnes PS. Initial assessment of infants and children with suspected inborn errors of metabolism. Mayo Clin Proc, 1995; 70 (10): 987-988.

[4] Weiner DL. Metabolic emergencies//Fleisher GR, Ludwig S, Henretig FM. Textbook of Pediatric Medicine. 5th ed. Philadelphia, PA: Lippincott, Williams & Wilkins, 2006: 1193.

评论

佛罗里达大学医学院，约瑟夫·诺伊博士

注意本案例与病例 31 之间的相似之处。

病例 33

2 日龄新生儿，低体温和低血糖

病例报告

患儿，女，足月顺产，出生体重 2160 g。母亲年龄 24 岁，G2P2，有自然流产病史。此次妊娠期合并有缺铁性贫血，妊娠晚期超声提示宫内发育迟缓；孕期单纯疱疹抗体检测阳性，但无明显临床症状，阴道 B 组溶血性链球菌（GBS）培养阳性，其他血清学检查结果均无异常。分娩前，母亲接受了伐昔洛韦和大剂量青霉素治疗。由于胎儿宫内发育迟缓，患儿在社区医院经阴道诱导分娩出生，无胎膜早破，1 min 和 5 min 时 Apgar 评分分别为 9 分和 9 分。患儿为小于胎龄儿，出生时体重 2160 g，身长 43.2 cm，均低于 P3 百分位数，头围为 33.5 cm（P15）。其他检查未发现异常。

在出生后第 2 天，患儿出现低体温（33.9 ℃）和低血糖，转至社区医院的新生儿重症监护室（NICU），并完善败血症相关检查，包括血液、尿液培养和病毒检测。因临床败血症不能排外，给予氨苄西林、庆大霉素和阿昔洛韦抗感染治疗。之后患儿出现呼吸窘迫，并需要持续气道正压通气。完善动脉血气分析，结果提示 pH 7.1；PCO_2 9 mmHg；HCO_3^- 7 mmol/L；BE −25 mmol/L。给予 2 mEq/kg 碳酸氢钠纠酸治疗，复查动脉血气分析提示

pH 7.3，PCO_2 15 mmHg，BE - 20 mmol/L。血乳酸正常，但血氨升高 >400 μmol/L,3 h 后复查血氨进行性升高 >600 μmol/L。阴离子间隙为27。尿检结果提示酮体阳性。虽然出生时神经检查无异常，但到出生后第 2 天，患儿出现肌张力降低，表现 Moro 反射及握持反射减弱，吸吮反射消失，腱反射活跃。无特殊气味。在患儿转诊初期，考虑患儿可能仅仅是中枢神经系统疾病，但患儿出现持续性呼吸性碱中毒、代谢性酸中毒、高氨血症，神经系统状况不断加重，转至三级 NICU 病房，以便能够完成其他辅助检查及包括透析治疗在内的其他治疗。咨询服务机构提供的附加测试和建议证实了诊断。

思考一下，患儿的诊断是什么？

诊断

早期实验室检查提示患儿存在低血糖、高氨血症、代谢性酸中毒和尿酮体阳性，之后的检查提示患儿存在中性粒细胞和血小板减少，并伴有脑病、体温过低和呼吸窘迫等临床症状，表明患儿存在先天性代谢异常。患儿同时存在代谢性酸中毒和高氨血症，需考虑有机酸血症的可能，包括丙酸血症、甲基丙二酸血症、异戊酸血症和枫糖尿病等，但患儿无特殊气味，结合尿液有机酸检测结果及纽约州新生儿疾病筛查结果，确诊患儿为丙酸血症。

临床病程

患儿在转入三级 NICU 病房后开始使用静脉营养治疗。静脉营养包括 10% 葡萄糖和脂肪乳，但不含氨基酸。住院期间，患儿血氨水平最高为 806 mmol/L，但尚未达到透析治疗的指征。患儿的营养供给逐渐由不含氨基酸肠外营养过渡到足月配方奶粉/母乳及不含氨基酸奶粉的混合喂养。同时给予左卡尼汀、Ammonul（Ucyclyd Pharma Inc，Scottsdale，AZ；主要成分为苯乙酸钠和苯甲酸钠）和羟谷胺治疗。当患儿血氨水平恢复正常、确诊为丙酸血症后，停用Ammonul和羟谷胺治疗。患儿入院时存在中性粒细胞和血小板减少，输注血小板治疗。

在出生后第6天，患儿仍对刺激没有反应，并且伴有肌张力降低及双侧肢体阵挛，提示患儿存在脑病。脑电图显示与右下肢运动相关的左额叶癫痫发作，头颅超声显示左前脑室周围白质和丘脑缺血缺氧性改变。咨询儿科神经科医师后建议使用苯巴比妥治疗。

患儿临床症状逐渐改善，血氨水平降至正常，于出生后第24天出院。按照儿童遗传学专家建议，出院后继续予足月配方奶粉/母乳和部分无氨基酸奶粉的限制蛋白质摄入饮食。出院前头颅磁共振显示脑水肿和轻度小脑萎缩，但无急性脑梗死。出院后仍需要儿科遗传学科、神经学科和眼科等其他专科随访。

患儿出院之后因吃奶差、呕吐、高氨血症以及病毒感染导致的呼吸衰竭而多次入院治疗。目前，患儿仍继续使用无氨基酸配方奶粉/大豆配方奶粉喂养治疗，同时口服苯巴比妥控制癫痫发作。

讨论

先天性代谢异常的总体发病率为1/800～1/2500。先天性代谢异常遗传模式各不相同，但大多属于常染色体隐性遗传病。大多数遗传代谢病都是由于物质代谢途径特定酶的缺陷而导致前体物质的增加和下游代谢物的缺乏导致的，而这些物质可能具有重要的生理作用。遗传代谢病患儿在任何年龄均可发病，但许多症状出现在新生儿及婴幼儿时期，症状可能包括反复呕吐、精神状态变化（嗜睡、易激惹）、癫痫发作、肌张力改变、呼吸系统症状和喂养困难。体检可发现特殊的气味、皮疹、脱发和肝脾大等。

初步评估应包括感染相关的检查，如血细胞分析、血培养，如果有必要，还需要完善尿液或脑脊液培养。如果临床怀疑存在遗传代谢病，需要进一步完善血电解质、血糖、动脉血气、血乳酸、血丙酮酸、血氨、血氨基酸和尿液检测（包括有机酸、尿液分析）。如果有高氨血症，则可能是尿素循环障碍、有机酸血症、氨基酸代谢障碍、脂肪酸氧化缺陷或新生儿暂时性高氨血症。如果在高氨血症的同时存在代谢性酸中毒，则更多地需要考虑有机酸血症或脂肪酸氧化缺陷。如果存在尿酮体，则更有可能是有机酸血症。

有机酸血症的发病率约为（3.7～12.6）/10 万，多为常染色体隐性遗传病。有机酸血症是由于氨基酸的分解代谢障碍而导致血清和尿液中有机酸聚积。丙酸血症和甲基丙二酸尿症是由于支链氨基酸（异亮氨酸、缬氨酸、苏氨酸、蛋氨酸）、奇数链脂肪酸、胸腺嘧啶、尿嘧啶和胆固醇的氧化降解产物代谢障碍造成的。具体地说，丙酸血症是由于丙酰辅酶 A（CoA）羧化酶缺乏而导致无法将丙酰辅酶 A 分解为甲基丙二酰辅酶 A，从而导致柠檬酸循环中底物缺乏。目前已发现丙酸血症患者的多个基因突变，其发病率约为1/10 万。

丙酸血症可以通过气相色谱-质谱法测定尿液中的有机酸成分来诊断。尿有机酸分析结果可见丙酸和柠檬酸甲酯增加，而甲基丙二酸可能会减少，这有助于区分丙酸血症和甲基丙二酸尿症。纽约州常规的新生儿疾病筛查也可以用来诊断丙酸血症。孕期通过测定羊水细胞或绒毛细胞中丙酰 CoA 羧化酶活性可以进行产前诊断。

治疗包括维持低蛋白饮食（婴幼儿时期通常限制在 8～12 g/d）。因支链氨基酸无法在丙酰辅酶 A 羧化酶缺乏的情况下代谢，饮食中需给予不含支链氨基酸的特殊配方奶粉或蛋白粉。Ammonul 是一种代谢活性化合物，可促进含氮物质的排泄，在高氨血症的治疗中非常重要。有机酸血症患儿可能会存在相对肉碱缺乏，补充肉碱可缓冲代谢产物异常增高而带来的机体损伤。部分甲基丙二酸血症患儿是由于甲基丙二酰辅酶 A 变位酶辅酶钴胺素缺乏或减少所致，在这种情况下，补充羟钴胺素可以增强甲基丙二酰辅酶 A 变位酶的活性。

部分严重病例可能在新生儿期或婴幼儿期死于代谢紊乱、低血糖或感染。部分患儿认知发育受到影响，可有癫痫发作，头颅磁共振检查可见基底节区损害。在丙酸血症患者中，胰腺炎和骨质疏松的发生率明显增高。

临床启示

　　一般而言，新生儿出生后不久出现喂养困难、呕吐、低血糖、易激惹、嗜睡和肌张力低下等情况，需要考虑到丙酸血症和有机酸代谢障碍的可能。若同时伴有代谢性酸中毒和高氨血症，则需要重点考虑有机酸血症的可能。早期诊断及治疗可改善预后，降低死亡率。

米拉·马尔可夫（Meera Meerkov），医学博士，玛丽亚·戴尔·马尔·普拉塔（Maria del Mar Plata），医学博士，阿勒西亚·汤普森（Alecia Thompson），医学博士，杰克·D（Jack D），纽约市，布朗克斯区，阿尔伯特·爱因斯坦医学院蒙特菲奥雷医学中心

参考文献

［1］Burton BK. Inborn errors of metabolism in infancy: a guide to diagnosis. Pediatrics, 1998; 102 (6): e69.

［2］Davison JE, Davies NP, Wilson M, et al. MR spectroscopy-based brain metabolite profiling in propionic acidaemia: metabolic changes in the basal ganglia during acute decompensation and effect of liver transplantation. Orphanet J Rare Dis, 2011; 6: 19.

［3］Enns GM, Packman S. Diagnosing inborn errors of metabolism in the newborn: clinical features. NeoReviews, 2001; 2 (8): e183 - e191.

［4］Goodman SI, Greene CL. Metabolic disorders of the newborn. Pediatr Rev, 1994; 15 (9):359 - 365.

［5］Niemi AK, Enns G. Pharmacology review: sodium phenylacetate and sodium benzoate in the treatment of neonatal hyperammonemia. NeoReviews, 2006; 7 (9): e486 - e495.

[6] Pena L, Franks J, Chapman KA, et al. Natural history of propionic acidemia. Mol Genet Metab, 2012; 105 (1): 5 - 9.

[7] Ugarte M, Pérez-Cerdá C, Rodríguez-Pombo P, et al. Overview of mutations in the PCCA and PCCB genes causing propionic acidemia. Hum Mutat, 1999; 14 (4): 275 - 282.

病例 34

2 日龄足月新生儿，嗜睡、肢体僵硬、喂养困难

病例报告

患儿女，$2\frac{1}{2}$ 天，足月顺产。因拒食和频繁呼吸暂停而至急诊科就诊。母亲 33 岁，G1P1，孕期产检无异常。患儿就诊时存在严重的低血糖和脱水，经抢救治疗无效死亡。就诊前，患儿在家里出现过呕吐，呕吐物为黄色黏液状物质，并出现过几次下肢肢体僵硬的"嗜睡"情况。出生时患儿反应好（出生后 1 min 和 5 min 时 Apgar 评分均为 9 分），出生后 1~2 h 开始母乳喂养。但住院期间，患儿的喂养量并不稳定，逐渐出现吃奶差，到了婴儿室则出现了反应差的情况。在婴儿室对患儿进行了败血症相关的评估，排除了这一诊断。完善相关辅助检查（包括第二次新生儿疾病筛查和尿液有机酸检测等检查）后，患儿回家等待结果。

思考一下，患儿的诊断是什么？

讨论

　　有机酸定性检测结果显示与脂肪酸氧化障碍有关的二羧酸尿症代谢产物升高，包括辛二酸、己二酸和癸二酸。婴儿室复查的新生儿疾病筛查结果显示提示辛酰肉碱（C8）明显升高（26.37 μmmol/L），符合新生儿中链酰基酶 A 脱氢酶缺乏症（medium-chain acylcoenzyme A dehydrogenase deficiency, MCADD）的诊断。既往母亲是门诺派血统，父母双方没有应激或疾病状态下的代谢障碍或肌无力病史。DNA 的点突变分析仅发现了中链酰基辅酶 A 脱氢酶（MCAD）基因位点 c.985A > G 杂合突变。对患儿脐血进行了再次分析，以期发现 c.985A > G 以外的其他突变位点。分析结果表明，患儿存在 MCAD 基因 2 个杂合突变位点，包括遗传自父亲的 c.985A > G 和遗传自母亲的 c.395C > G，而遗传自母亲的新突变位点可能与门诺派血统有关。

疾病概述

　　中链酰基辅酶 A 脱氢酶是参与线粒体脂肪酸 β-氧化的酶之一，可促进肝的生酮作用。当在长时间禁食或能量需求增加时，肝糖原储备耗尽，酮体则是主要的能量来源。中链酰基醇酶 A 脱氢酶缺乏症是一种常染色体隐性遗传病，父母双方都是突变基因的携带者。在白人中该基因突变的携带率为 1/40 ~ 1/100，但该病总的发病率约为 1/5000 ~ 1/15000。新生儿期患儿往往没有任何症状，典型症状一般出现在 2 岁左右，部分甚至成人期才会出现临床症状。此外，一些 MCADD 患者可终身无任何症状。中链酰基辅酶 A 脱氢酶缺乏症一经早期诊断，并采取缩短喂养间隔时间的方法避免长时间饥饿，预后良好。MCADD 典型的临床表现包括低酮性低血糖、呕吐和疾病应激反应导致的嗜睡。低血糖可能引起癫痫发作，甚至导致昏迷、死亡。常可见到肝大和急性肝损伤。中链酰基辅酶A脱氢酶缺乏症也与婴儿猝死综合征有关。在诊断前，MCADD可能导致死亡或严重的神经损伤。但随着扩大新生儿筛查方案的实施，这种情况已经大大减少。

MCADD的临床症状差异较大，取决于突变类型和疾病的诱发因素。MCADD最常见的突变位点是c.985A > G。患儿父母再次生育子代患MCADD的风险为1/4。根据新生儿疾病筛查结果，约50%的患者为c.985A > G纯合突变，约40%患者为包括c.985A > G突变和其他40多个罕见突变之一的复合杂合突变。

诊断

临床上，MCADD最常见的临床表现是饥饿状态下出现低血糖昏迷、低酮性二羧酸尿症、肉碱降低、脂肪肝、脑病、呕吐。这些症状可进行性恶化，甚至危及生命。在新生儿期，因喂养间隔时间短，几乎不需要酮体供应能量而往往掩盖症状。但当患儿两次喂养间隔增长时，对酮体供能需求增加时，患儿就会出现吃奶前烦躁不安、嗜睡以及严重低血糖引起的癫痫发作等症状。在疾病等应激情况发生之前，患儿往往也无临床表现。尿有机酸检测可提示二羧酸尿症。血浆酰基肉碱检测可明确诊断。尿酮体检测阴性，可有低血糖。新生儿疾病筛查结果中，中链酰基辅酶A脱氢酶缺乏症患儿可见C8升高，这有助于患儿在出现临床症状之前进行诊断。DNA分析通常显示至少有一个c.985A > G位点突变，占MCADD基因突变的80%。其中，约52%的MCADD患者是c.985A > G的纯合突变。

鉴别诊断

患儿出现嗜睡、喂养困难、激惹或反应差等情况的鉴别诊断包括窒息、脓毒症、癫痫、先天性心脏病、先天性肾上腺功能不全和先天性代谢异常（inborn errors of metabolism，IEM）。其中，先天性代谢异常包括脂肪酸氧化障碍、氨基酸代谢障碍、尿素循环障碍，有机酸尿症、先天性乳酸性酸中毒和线粒体疾病。需要注意到的是，IEM 患儿在出生时通常是无任何症状的，而嗜睡、进食减少和呕吐等症状也均是非特异性临床表现。IEM 的其他早期临床症状包括尿液异味或头发、皮肤的异常。非酮症性或低酮性低血糖的鉴别诊断包括高胰岛素血症和脂肪酸氧化障碍。

治疗

MCADD 患儿的治疗包括在新生儿期和婴幼儿期频繁喂养，并注意任何与分解代谢相关的并发症，同时应注意监测血糖。此外，多数医师建议在饮食中补充左卡尼汀，有助于结合和排泄有毒代谢产物。避免长时间禁食、脱水和低血糖是治疗关键所在，尤其是在疾病或应激状态下。

临床启示

应高度关注新生儿吃奶差和反应差等症状，这些新生儿需要在有复苏条件的医疗机构进行更长时间的观察，这对于新生儿是有益的。

在考虑 IEM 的诊断时，医师应选择合适的诊断评估检查，如血氨基酸、尿有机酸、血酰基肉碱、血氨和血乳酸等。

患儿家族史中的关键信息，包括既往多次流产和初生新生儿死亡病史，有助于 IEM 患儿的诊断。

在 MCADD 中，新生儿疾病筛查和对遗传代谢病的早期认识已使得该病的发病率和死亡率显著降低。

尽管 MCADD 急性发病大多在新生儿期以外，但新生儿中仍有 MCADD 急性发病的情况发生。早期急性发病可能与 C8 浓度显著升高（≥ 6 μmol/L 或更高）有关。

最后，此前尚未有 c. 395C > G 位点突变的报道。这个病例证明了氨基酸 132 处保守脯氨酸序列的重要性。而所有测序检测结果在这个基因位点都有脯氨酸，突出了这个碱基位点对酶功能的重要性。

杰茜卡・B. 杜西（Jessica B. Duis），医学博士，马里兰州巴尔的摩市，约翰霍普金斯儿童中心；乔迪・马丁（Jodie Martin），医学硕士，安德烈亚・格罗普曼（Andrea Gropman），医学博士，华盛顿特区国家儿童医学中心；埃里克・波芬佰格（Erik Puffenberger），医学博士，宾夕法尼亚州，斯特拉斯堡特殊儿童诊所

参考文献

[1] Cowan TW. Neonatal screening by tandem mass spectrometry. Neo Reviews, 2005；6（12）：e539 – e548.

[2] Van Hove JL, Zhang W, Kahler SG, et al. Medium-chain acyl-coA dehydrogenase（MCAD）deficiency：diagnosis by acylcarnitine analysis in blood. Am J Hum Genet, 1993；52（2）：958 – 966.

[3] Schatz UA, Ensenauer R. The clinical manifestation of MCAD deficiency：challenges toward adulthood in the screened population. J Inherit Metab Dis, 2010；33（5）：513 – 520.

[4] Walter JH. Tolerance to fast：rational and practical evaluation in children with hypoketonaemia. J Inherit Metab Dis, 2009；32（2）：214 – 217.

[5] Yusupov R, Finegold DN, Naylor EW, et al. Sudden death in medium chain acyl-coenzyme a dehydrogenase deficiency（MCADD）despite newborn screening. Mol Genet Metab, 2010；101（1）：33 – 39.

病例 35

4 日龄足月男婴，严重腹泻

病例报告

患儿，男，足月顺产，出生体重 3015 g。母亲为加纳移民。患儿就诊时体格检查发现有一颗早生乳牙。患儿以母乳喂养为主，配以少许配方奶喂养，吃奶好。出生后第 3 天，患儿出现高胆红素血症，给予光疗。第 4 天，患儿出现严重的水样泻，考虑可能与光疗有关，但之后腹泻逐渐加重，血生化检测提示高氯性代谢性酸中毒（动脉血气显示碳酸氢盐水平 7.9 mEq/dl，剩余碱 –15）。转至新生儿重症监护室（NICU）进行进一步治疗，并出现了多动、易激惹，饥饿感明显。患儿奶量约为 120～150 ml/次，没有脱水的临床表现。体重较出生时减轻了 155 g（约为出生体重的 5%）。

家族史中，患儿家庭中另外一个孩子在婴儿时期也有腹泻，停止母乳喂养后腹泻停止。

在患儿进入新生儿重症监护室的第 5 天时给予禁食（NPO），患儿腹泻量很快减少并停止。重新母乳喂养后再次出现腹泻。再次禁食，患儿腹泻又停止了。改为深度水解蛋白奶粉（Alimentum/Pregestamil），患儿吃奶好，饥饿感明显，无呕吐，但腹泻症状却更加严重。咨询儿科胃肠病学家后，建议继

260

续禁食 1 天，之后开始服用无乳糖奶粉（Neocate），患儿耐受好，腹泻停止，体重逐渐增长，出院后继续在小儿胃肠科医师和儿科医师处随访。目前身体状况良好，体重逐渐增加，生长发育正常。实验室检测提示高氯性代谢性酸中毒（Na^+ 141 mmol/L；K^+ 4.6 mmol/L；Cl^- 120 mmol/L；CO_2 14 mmol/L）；治疗后复查：Na^+ 137 mmol/L；K^+ 3.8 mmol/L；Cl^- 117 mmol/L；CO_2 9 mmol/L；阴离子间隙 12 mmol/L（7~14 mmol/L）。腹泻期间，患儿存在高氯血症、阴离子间隙正常性代谢性酸中毒，予禁食、改为静脉输液治疗后，这种症状逐渐改善。开始使用无乳糖奶粉（Neocate）治疗后，患儿高氯性代谢性酸中毒即得到纠正：动脉血气 pH 7.31；PCO_2 16 mmHg；PO_2 138 mmHg；HCO_3 7.9 mmol/L；BE－15.4 mmol/L。粪便培养阴性，粪便潜血阴性，脂肪球 2＋，还原性物质检测阳性。血培养阴性；胰弹性蛋白酶 242（NL＞200）；血管活性肠肽 24.4 pg/ml（20~42 pg/ml）；血氨 115 mmol/L；血细胞分析：白细胞，$15.3×10^9$/L，血红蛋白，13.4 g/dl；血小板，$445×10^9$/L；葡萄糖-6-磷酸脱氢酶和肝功能检测阴性。半乳糖血症和甲状腺疾病筛查阴性。尿有机酸检测阴性。

思考一下，患儿的诊断是什么？

临床表现

根据临床表现和治疗效果，患儿可能患有先天性葡萄糖/半乳糖吸收不良（congenital glucose/galactose malabsorption，GGM）。患儿在出生后第四天开始明显的腹泻，尽管改变了喂养方式（母乳/深度水解蛋白奶粉），但腹泻症状并没有好转。腹泻随着经口喂养的停止而停止，并在重新开始经口喂养后不久再次出现，并出现了高氯血症，阴离子间隙正常性代谢性酸中毒。临床上，患儿出现了多动、易激惹，饥饿感明显，吃奶和吮吸正常。

患儿对无乳糖奶粉（Neocate）反应良好，服用后无腹泻，生长发育正常。

遗传学

葡萄糖/半乳糖吸收不良是一种常染色体隐性遗传病，由编码 Na^+-葡萄糖协同转运蛋白（SGLT）基因 SLC5A1 突变引起。目前报道的有 40 多个 SLC5A1 基因突变与 GGM 的关系[1]。

1962 年瑞典的一篇报道中记录了来自世界几个不同地区的 GGM 病例[2,3]。GGM 没有种族偏好，但血缘关系起着非常重要的作用，因为这个报告中有多个来自中东国家和阿米什人的病例。GGM 在女性中更为常见[1]。自首次报告以来，全世界已报告了 200 多例 GGM 患者[1]。

病理生理学

葡萄糖是体内正常代谢所需能量的主要来源。葡萄糖通过载体蛋白"葡萄糖转运蛋白"在细胞膜上转运。葡萄糖转运蛋白（GLUTs）分为两个家族，促易化扩散 GLUT 和 SGLT。GLUTs 和 SGLTs 都属于溶质载体基因家族（SLC1－SLC43）。

葡萄糖经上皮细胞转运是在 SGLTs（小肠/肾小管/唾液腺）的协同作用下完成的。SGLTs 可使葡萄糖通过细胞内膜进入细胞内。葡萄糖转运蛋白则可使葡萄糖通过细胞基底膜转运到细胞外。

葡萄糖/半乳糖转运由 SGLT1 完成。果糖通过果糖单糖转运体 GLUT5 和 GLUT2 在基底膜内质网被动吸收。如图 35－1 所示[4]。

葡萄糖/半乳糖吸收不良的诊断标准

1. 出生后不久出现水样腹泻。

a. 饮食中去除葡萄糖/半乳糖后临床症状好转。

b. 再次摄入葡萄糖/半乳糖症状加重或再次出现。

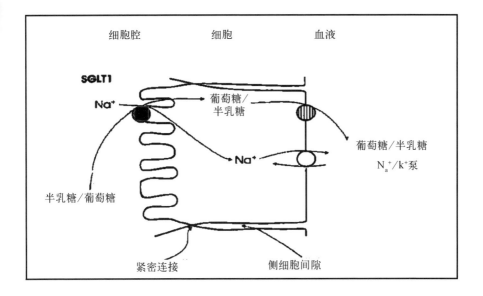

图35-1 葡萄糖/半乳糖通过小肠成熟肠细胞转运示意图

SGLT1：Na$^+$-葡萄糖协同转运蛋白；GLUT2：葡萄糖促进转运蛋白（单糖转运体）。果糖转运属于被动转运，在刷状缘由果糖单糖转运体GLUT5转运，在基底膜由GLUT2转运。图片来自Springer Science + Business Media：Cell Biochemistry and Biophysics，"Molecular basis for glucose-galactose malabsorption，" vol 36，2002，Ernest M. Wright, Eric Turk, Martin G. Martin, Figure 1.

 c. 小肠黏膜活检：双糖酶活性正常。

 d. 葡萄糖/半乳糖吸收障碍。

 2. 有家族史家庭的产前诊断结果。

 3. 禁食或葡萄糖负荷后间歇或持续性糖尿。

 4. 即使血糖降低，但若在水样泻大便或尿糖弱阳性尿液中还原物质检测阳性，应高度怀疑GGM。

 5. 间歇氢呼气试验。

263

鉴别诊断

可导致新生儿腹泻的疾病见表 35 - 1（经作者同意，引用时有所修改）。

表 35 - 1　鉴别诊断：新生儿腹泻病

诊断	临床特点
• 先天性微绒毛萎缩 • 簇状肠病 • 先天性葡萄糖半乳糖吸收不良 • 先天性乳糖酶缺乏症 • 先天性氯化物腹泻 • 先天性 Na/H 交换障碍 • 先天性胆汁酸吸收不良 • 先天性肠激酶缺乏 • 肠内分泌功能障碍（神经源素-3 突变） 其他原因： • 先天性蔗糖酶异麦芽糖酶缺乏症 • 胃泌素瘤，血管活性肠肽瘤 • 牛奶蛋白过敏	• 顽固性水样泻——低渗性脱水 • 顽固性腹泻——对禁食有部分反应 • 顽固性水样泻——高氯性代谢性酸中毒 • 酸性腹泻 • 酸性腹泻 • 顽固性水样泻——低胆红素血症/低钠血症 • 碱中毒 • 顽固性水样泻——低钠血症/代谢性酸中毒 • 脂肪泻 • 发育不良，水肿 • 高氯性酸中毒——伴随特征：禁食后呕吐、腹泻好转，重新摄入葡萄糖/氨基酸后症状再次出现 • 爱斯基摩人中，新生儿摄入含有乳糖的食物无临床症状 • 神经内分泌瘤：老年人，茶色无臭水样便-禁食无改善。低钾血症，晚期胃酸分泌减少，胃食管反流，便秘

该表的内容发表在 Nelson Textbook of Pediatrics, 18th ed. , Kliegman RM, Behrman RE, Jenson HB, Stanton BF, eds. "Diarrheal Disease Presenting in the Newborn Period", p. 1589, copyright Saunders Elsevier, 2007.

讨论

这个病例患儿的典型表现是多动、易激惹，饥饿感明显，并出现严重的水样泻和高氯性酸中毒。家族史中有一个 9 岁的孩子有相似的临床表现。患儿对无乳糖奶粉（Neocate）反应良好，服用后无腹泻，生长发育正常。母乳和 Similac 则都含有乳糖，而乳糖需要分解成葡萄糖和半乳糖才能被吸收。

另外，Alimentum 和 Pregestamil 是以牛奶为原料的深度水解蛋白奶粉。Pregestamil 含有玉米糊和变性玉米淀粉，而 Alimentum 含有蔗糖和变性木薯淀粉，这些都是葡萄糖聚合物，最终分解成双糖。相比之下，Neocate 是一种氨基酸配方奶粉（不含牛奶蛋白），糖分由果糖组成（糖类为玉米糊，主要成分为果糖）。果糖通过果糖单糖转运体 GLUT5 和 GLUT2 分别在细胞刷状缘和基底膜被动吸收。

该病典型临床表现为新生儿期母乳或配方奶喂养后不久出现危及生命的严重水样腹泻和合并代谢性酸中毒的高渗性脱水[5]。患儿通常反应很好，护理得也很好，而且吃奶好，但不管病情如何，患儿都容易出现因腹胀、肠鸣音活跃而导致烦躁不安，并出现生长缓慢。随着禁食、去除母乳和标准配方奶粉中导致腹泻的糖/乳糖（葡萄糖/半乳糖）或 Pregestamil 和 Alimentum 中的葡萄糖聚合物，腹泻会很快停止，生长发育恢复正常，但若再次在饮食中引入导致腹泻的糖或乳糖，会再次迅速出现腹泻。

通过鉴别诊断列表（表 35-1）、相似临床表现的家族史和对 Neocate（所含糖类为果糖）治疗的临床反应即可诊断 GGM。自从使用 Neocate 治疗以来，GGM 患儿的生长发育都不会受到影响。

由于患儿有类似疾病的家族史，有高氯性酸中毒的水样腹泻、食欲旺盛、多动、易激惹等临床表现，通过去除导致腹泻的糖或乳糖而腹泻好转，因此并没有进行肠黏膜活检。如果患儿对目前的治疗没有反应，则可以考虑肠黏膜活检检查。

营养管理

经过临床症状诊断后即可开始营养管理。营养管理主要是为患儿提供不含葡萄糖/半乳糖的配方奶粉。由于常规配方中含有乳糖（为葡萄糖/半乳糖的来源），因此需要使用含有玉米糊作为糖源的专用配方奶粉，例如 Neocates

或 Ross 无糖配方奶或美赞臣产品 3232A 无单糖和双糖奶粉。可通过添加果糖以满足患儿能量需求。发表的文献中有详细的饮食指南[6]。

长期预后

随着年龄的增长，患儿对含糖类饮料的耐受性会逐渐提高。尽管程度不同，但大多数患者能够耐受日常饮食的含糖类饮食。其机制仍不清楚。

临床报道的其他并发症包括肾钙质沉着症和近端肾小管功能障碍。

临床启示

新生儿腹泻是一种非常少见的疾病，但如果延误诊断则可能会致命。对临床上高度怀疑 GGM 的患儿，不需要非常复查的临床检测，可通过一些简单的实验室检查来帮助临床治疗决策。

莱斯米·P. 戈皮（Resmy P. Gopi），医学博士，S. 康纳（S. Khanna），医学博士，B. K. 拉杰戈瓦达（B. K. Rajrgowda），医学博士，纽约市布朗克斯区，林肯医学与心理健康中心儿科/新生儿科

参考文献

[1] Xin B, Wang H. Multiple sequence variations in SLC5A1 gene are associated with glucose-galactose malabsorption in a large cohort of Old Order Amish. Clin Genet, 2011; 79 (1): 86–91.

[2] Lindquist B, Meeuwisse GW. Chronic diarrhoea caused by monosaccharide malabsorption. Acta Pediatr Scand, 1962; 51: 674–685.

[3] Abdullah AMA, El-Mouzan MI, Sheikh OKE, et al. Congenital glucosegalactose malabsorption in Arab children. J Pediatr Gastroenterol Nutrition, 1996; 23 (5): 561–564.

[4] Wright EM, Turk E, Martin MG. Molecular basis of glucose-galactose malabsorption.

Cell Biochem Biophys, 2002; 36: 115 - 121.

[5] Steinhart R, Nitzan M, Iancu TC. Hypernatremic dehydration as a sign leading to the diagnosis of glucose-galactose malabsorption in breast-fed neonates. Helv Paediatr Acta, 1984; 39 (3): 275 - 277.

[6] Abad-Sinden A, Borowitz S, Meyers R, et al. Nutrition management of congenital glucosegalactose malabsorption: A case study. J Am Diet Assoc, 1997; 97 (12): 1417 - 1421.

评论

佛罗里达大学医学院，约瑟夫·诺伊博士

患儿在初次发病时很难将此病与微绒毛包涵体病区分，但后者通常对饮食疗法无反应且预后较差。

第九部分

围 生 医 学

病例 36

诊断性胎心监测

病例报告

患儿，男，因面色苍白、呼吸窘迫收住新生儿重症监护病房（NICU）。其母为 32 岁的初产妇，孕前患有 2 型糖尿病，一直口服二甲双胍治疗，妊娠后改为胰岛素治疗。妊娠头 3 个月曾有咽部感染，给予克拉霉素治疗。常规产前血清学检查、超声检查及胎儿超声心动图检查结果均正常。

孕 36^{+3} 周时其母自觉胎动减少，至医院进行了电子胎心监测（EFM）（图 36-1），然后回家。监测完后几个小时，对 EFM 记录进行了再次审核，当即召回复查，但直到第二天早上患儿母亲才返院复查了 EFM（图 36-2）。

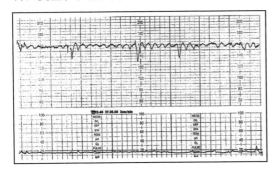

图 36-1　初始电子胎儿心检测记录

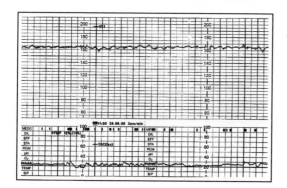

图 36 - 2 复查电子胎儿心检测记录

行急诊剖宫产。患儿出生时全身苍白，无活力，心率 80 次/min。气囊加压给氧 60 s，之后给予纯氧常压给氧，3 min 时氧饱和度为 75%。患儿出生体重 2.6 kg，Apgar 评分 1 min 时为 5 分，5 min 时为 6 分，脐静脉血气 pH 为 7.20。

入院查体：面色明显苍白，气促，轻-中度三凹征，鼻翼扇动，间断呻吟。在 NCPAP 无创辅助通气下（PEEP 5 cmH$_2$O，FiO$_2$ 35%），血氧饱和度 92%。心肺听诊无异常。脉搏细弱，毛细血管充盈时间 4 s。心率 200 次/min，血压低至测不出。肝、脾无肿大。神经系统查体患儿，易激惹，四肢肌张力正常，活动正常，前囟张力不高。

讨论

患儿血红蛋白为 2.9 g/dl（29 g/L），申请输注 O 型 Rh 阴性悬浮红细胞（PRBCs），并在等待输血的同时静脉滴注 2 次生理盐水，每次 10 ml/kg，输液速度 40 ml/h。予行脐静脉和脐动脉置管。监测平均动脉压在 44~55 mmHg。输注 O 型 Rh 阴性 PRBCs（20 ml/kg，40 ml/h）后，血红蛋白升至 7.7 g/dl（77 g/L），在 2 h 之内再次输注 20 ml/kg PRBCs。复查血红蛋白为 12.7 g/dl（127 g/L），心率为 150 次/min，并且循环灌注情况得到改善。

入院时动脉血气 pH 7.09，PO$_2$ 45 mmHg，BE - 16.3 mEq/L。动脉血乳酸

为 88.8 mg/dl（9.86 mmol/L）。没有低血容量性休克导致的肝肾功能损伤。

Kleihauer-Betke 实验示母体内胎儿红细胞呈强阳性反应，提示存在胎母输血综合征（fetomaternal hemorrhage，FMH），输血量约为 200～230 ml。患儿出生 72 h 头颅磁共振检查未见异常，第 7 天出院检查结果均正常，9 月龄时随访，患儿身体状况很好，达到其年龄发育里程碑。

患儿主要临床表现为贫血和低血容量性休克。分娩前 12 h 出现正弦胎心率模式高度提示存在胎儿贫血。新生儿贫血的原因包括多种情况（表 36 - 1），但 Kleihauer-Betke 实验阳性证实了患儿贫血的原因是 FMH。

表 36 - 1　新生儿贫血的原因

贫血类别	贫血原因
失血性贫血	1. 胎儿出血：自发性胎母输血；羊膜穿刺术后出血；胎胎输血；脐绕颈； 2. 胎盘出血：前置胎盘；胎盘早剥；多叶胎盘（前置血管）；帆状胎盘；剖宫产术中胎盘切开； 3. 脐带出血：急产脐带破裂；脐带过短或脐带缠绕； 4. 产后出血：脐出血；头颅血肿，头皮血肿；肝破裂，脾破裂；腹膜后出血。
溶血性贫血	1. 免疫系统疾病：同种免疫（Rh 和 ABO 血型不合）；母体免疫疾病（自身免疫性溶血性贫血，青霉素诱导的系统性红斑狼疮）； 2. 继发性红细胞疾病：感染（巨细胞病毒，弓形虫，梅毒，细菌性败血症）；弥漫性和局限性血管内凝血；呼吸窘迫综合征； 3. 遗传性红细胞疾病：膜缺陷（遗传性球形细胞增多症，遗传性椭圆形细胞增多症）；酶异常（葡萄糖 - 6 - 磷酸脱氢酶缺乏症，丙酮酸激酶）；血红蛋白病（α 地中海贫血综合征，γ/β 地中海贫血）。
再生障碍性贫血	Blackfan-Diamond 贫血（先天性纯红细胞再生障碍性贫血）

数据来源于 Mentzer W，Glader B. Erythrocyte disorders of infancy. In：Taeusch W，Ballard R，Gleason C，eds. Avery's Diseases of the Newborn. 8th ed. Philadelphia，PA：Elsevier Saunders，2005：1180.

疾病概述

胎母输血综合征（fetomaternal hemorrhage，FHM）是指胎儿红细胞进入母体循环。40%~50%的妊娠过程都会出现这种情况，但鲜有临床症状[1]。其确切的病理生理机制尚不清楚。输血量超过 80 ml 的 FHM 的发生率约为 1/1146，而输血量超过 150 ml 的 FHM 发生率约为 1/2813[2]。整个妊娠周期均可能发生 FHM，其中以妊娠晚期和分娩期间最常见[3]。尽管部分病例可能与胎盘早剥、前置血管、绒毛膜血管瘤、绒毛膜癌、脐静脉血栓、外伤、羊膜穿刺术和外倒转术有关，但大多数病例病因仍不清楚[4]。

整个妊娠期间均可出现胎儿急性或慢性失血。失血的程度和速度决定了胎儿或新生儿的临床表现，影响预后。在慢性胎儿失血病例中，患儿失血缓慢，可表现为严重贫血，但临床症状轻微或无症状。在急性胎儿失血病例中，患儿可能出现胎儿水肿或死胎。母亲常有自觉胎动减少或消失的病史。电子胎心监测显示胎儿窘迫，如胎心率变异性减速、晚期减速、心动过缓和正弦胎心率。1982 年，莫丹楼（Modanlou）和弗里曼（Freeman）首次提出了正弦胎心率的概念，被认为是胎儿贫血的特征性表现。新生儿可出现贫血症状（如皮肤苍白和心动过速）、低血容量性休克，甚至窒息[1,3,4]。

目前针对 FMH 患儿的随访仅限于 1 岁以下儿童，尚未见大样本随访研究。病例报告发现，大多 FMH 患儿可能合并脑卒中或脑室周围白质软化症，甚至脑瘫[4]。

产前诊断的 FMH 治疗方案与孕周密切相关。若孕周超过 34 周，并出现胎儿贫血或急性胎儿宫内窘迫，建议终止妊娠。而孕周不到 34 周的 FMH，则可根据其严重程度制定不同的治疗方案。轻症 FMH 需严密监测病情进展情况，必要时进行宫内输血；重症 FMH 则需要进行宫内输血并及时终止妊娠。[3,5]

对于不明原因的胎儿宫内窘迫、死胎或新生儿贫血，可进行 Kleihauer-Betke 实验来明确是否存在 FMH。Kleihauer-Betke 实验使用酸性缓冲液洗脱母体红细胞，并对胎儿红细胞进行染色。在酸性介质中，母体红细胞破裂呈鬼影细胞，而胎儿红细胞因抗酸能力强而被染色[6]。根据胎儿红细胞占成人红细胞的比例来估计从胎儿到母亲的输血量[7]。每1000个成人红细胞中发现1个胎儿红细胞，相当于胎儿向母亲输注了5ml的血液[3]。

Kleihauer-Betke 实验缺乏一定的准确性，因为孕妇体内胎儿血红蛋白含量在怀孕期间会增加。此外，若母亲患有使 HbF 升高的疾病（如地中海贫血、镰状细胞性贫血），该实验会出现假阳性结果，而在有母婴 ABO 血型不合和胎儿已经接受宫内输血的情况下，则可出现假阴性结果[4]。

其他检测方法也可用于诊断 FMH，如玫瑰花环试验、微量脱氧尿苷试验、凝胶凝集试验和流式细胞技术等，但这些检测依赖于对 Rh（D）＋红细胞的检测，故仅在母亲血型为 Rh－血而胎儿血型为 Rh＋时适用，且只有流式细胞术才能给出定量结果。母亲甲胎蛋白水平也显示出与 FMH 有相关性，但这项检测因受胎儿甲胎蛋白水平影响而假阳性率较高。而荧光原位杂交和 DNA 扩增技术因其高敏感性而具有广阔的应用前景[6]。

临床启示

如果有胎动减少伴 EFM 显示正弦胎心率模式，提示新生儿贫血可能性大，需要做好复苏准备，同时申请输注 O 型 Rh－悬浮红细胞治疗。对于任何不明原因的死胎、胎儿贫血和胎儿宫内窘迫，都需要母亲完善 Kleihauer-Betke 实验。对因急性失血而导致低血容量性休克的患儿，应立即给予悬浮红细胞扩容。最后，因 FMH 会对患儿神经系统发育产生严重不良影响，故及时诊断至关重要。

艾哈迈德·穆萨（Ahmed Moussa），医学博士，约翰·史密斯（John Smyth），医学博士，加拿大，不列颠哥伦比亚，温哥华，不列颠哥伦比亚大学，不列颠哥伦比亚妇女和儿童健康中心新生儿科

参考文献

[1] Siemer J, Wendler A, Schild RL, et al. Massive fetomaternal hemorrhage and severe anemia in the newborn-two case reports. Ultraschall Med, 2008; 31 (2): 192 - 194.

[2] de Almeida V, Bowman JM. Massive fetomaternal hemorrhage: Manitoba experience. Obstet Gynecol, 1994; 83 (3): 323 - 328.

[3] Boudier E, Langer B, Martinez C, et al. Massive feto-maternal transfusion. Report of 3 cases with review of the literature [Article in French]. J Gynecol Obstet Biol Reprod (Paris), 1999; 28 (5): 456 - 461.

[4] Giacoia GP. Severe fetomaternal hemorrhage: a review. Obstet Gynecol Surv, 1997; 52 (6):372 - 380.

[5] Thomas A, Mathew M, Unciano Moral E, et al. Acute massive fetomaternal hemorrhage: case reports and review of the literature. Acta Obstet Gynecol Scand, 2003; 82 (5): 479 - 480.

[6] Duguid JK, Bromilow IM. Laboratory measurement of fetomaternal hemorrhage and its clinical relevance. Transfus Med Rev, 1999; 13 (1): 43 - 48.

[7] Mollison PL, Engelfriet CP, Contreras M. Blood Transfusion in Clinical Medicine. 10th ed. Oxford, England, Malden, MA: Blackwell Science, 1997.

病例 37

胎儿胃泡消失，羊水指数升高

病例报告

羊水过多

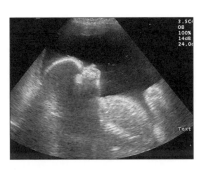

图 37－1　妊娠 34 周，胎儿超声检查提示羊水过多

母孕史

17 岁，G1P0，孕期实验室检查结果正常。

妊娠合并羊水过多。

277

估计胎龄（EGA）29周时胎儿超声检查未见胃泡，羊水指数（AFI）45 cm（正常＜24 cm），余未见异常。行羊膜穿刺术，放出羊水1400 ml，送检染色体核型分析正常，术后AFI为28 cm。

EGA30周时复查胎儿超声显示AFI为43 cm，仍未见胃泡。行羊水减量术，放出羊水1150 ml，术后AFI为35 cm。

EGA33周时胎儿超声显示AFI为43 cm（图37－1）。再次行羊水减量术放出羊水3000 ml，术后AFI为20 cm。

3天后，即EGA34周时分娩启动。

病情进展

次日上午自发破膜，宫颈口扩张至3 cm。

鉴别诊断

羊水过多，无胃泡。

消化道异常：

鼻咽肿瘤（畸胎瘤、甲状腺肿、龈瘤、上颌寄生胎畸形）。

唇裂或腭裂。

下咽部或喉部狭窄、蹼、裂。

颜面部综合征（Pierre-Robin综合征，Crouzon综合征，Treacher Collins综合征，Goldenhar综合征，无下颌-前脑无裂畸形，无下颌-小口-小耳畸形）。

气管食管瘘与食管闭锁。

神经肌肉功能障碍：

中枢神经系统疾病（无脑、无颅、脑积水、小头畸形）。

外周神经系统疾病。

神经肌肉疾病（强直性肌营养不良，Pena-Shokeir综合征）。

诊断

下颌骨发育不全/无下颌并耳畸形

外科会诊建议行子宫外分娩时治疗（ex utero intrapartum treatment, EXIT）。这种治疗技术常用于新生儿呼吸道梗阻性疾病（如严重的小下颌畸形、颈部包块等）。剖宫产术是在深度全身麻醉下进行的（以保证子宫的松弛度并为新生儿提供麻醉）。在胎儿头和颈部娩出时，胎盘继续给患儿提供血液灌注，此时先尝试气管插管，若未成功，则在胎儿娩出前行气管切开术。建立气道成功后切断脐带，立即将新生儿置于辐射台上，并进行必要的复苏治疗[1]。

在抢救过程中，手术室组成了一个复苏团队，其中还包括小儿外科和麻醉科的专家成员。胎儿的头和上胸部娩出时，因严重的下颌骨发育不全而未尝试进行气管插管（图 37-2）。

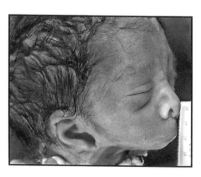

图 37-2　胎龄 34 周，新生儿严重下颌骨发育不全

立即由小儿外科医师行气管切开术，并通过气管导管进行正压通气。新生儿顺利娩出并结扎脐带。

患儿置于辐射台上，无自主呼吸，心率 > 100 次/min。尽管不断调整了气管导管的位置，但在随着正压通气压力的增加，仍未见到患儿胸廓起伏，复苏 50 min 后停止抢救治疗（图 37-3）。

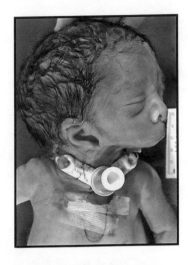

图 37-3　患儿有严重下颌骨发育不全，紧急气管切开后仍无法进行有效通气，出生后 50 min 死亡

分娩时脐动脉血气分析显示：

- pH：7. 28
- PCO_2：52 mmHg
- PO_2：26 mmHg
- HCO_3：23 mmol/L
- BE：-5 mEq/L

出生后动脉血气分析显示：

- pH：6. 67
- PCO_2：185 mmHg
- PO_2：2 mmHg
- HCO_3：21 mmol/L
- BE：-29. 2 mEq/L

尸检证实患儿存在无下颌畸形、小口畸形和舌发育不全。但从解剖学的

角度无法解释患儿无自主呼吸。可能是气道阻塞或气管的微小畸形导致气管导管的通气障碍。

专家意见

胚胎学

头和颈发生于咽器，咽器由咽弓、咽袋、咽沟和咽膜组成。第一鳃弓参与面部的形成。咽弓或鳃弓在妊娠第 4～5 周由神经嵴细胞自后脑迁移形成。第一腭弓发育成上颌突和下颌突。从下颌突发生来的 Meckel 软骨，其后端骨化成为锤骨和砧骨，而中间部分逐渐退化。Meckel 软骨的腹侧份部分消失，通过膜内骨化形成下颌骨。舌是由第 1、3 咽弓发生形成。在妊娠第 4 周，喉部出现喉气管憩室，面部出现围绕原始口腔的 5 个面部初步形状。下颌突在妊娠第 4 周愈合，形成下颌、下唇和面部的下半部。耳在第 5 周从第 1 咽沟发生形成，最初位于颈部，随着下颌骨的发育，耳的位置逐渐上移[2]。

无下颌并耳畸形

颅面发育畸形可有多种表现形式，包括从单纯的腭裂到巨大的面裂。无下颌并耳畸形是一种罕见的致死性畸形，包括下颌骨发育不全或缺失（无下颌畸形）、内侧移位和耳廓融合（并耳畸形或无下颌并耳畸形）、口腔发育不全（小口畸形）和舌发育不全（短舌）。其发生和第一鳃弓发育受阻有关，可能是由于神经嵴细胞损伤所致[3]。无下颌并耳畸形的解剖分类包括无下颌并耳畸形，无下颌并耳畸形与前脑无裂畸形，无下颌并耳畸形与内脏转位，以及无下颌并耳畸形与前脑无裂畸形和转位。

自 1717 年（Kerckring）以来，已报道的无下颌并耳畸形病例约 80 例[1]，估计患病率约为 1/70000。这些病例中均未发现染色体异常和明显的致畸因素；无下颌并耳畸形可能只是一个偶发事件。根据在绵羊身上的研究，孕期使用水杨酸盐或茶碱可能和该病的发生有一定的关系。推测该病的发生可能是由于神经嵴细胞未能在第 1 咽弓内迁移所致，但尚不完全清楚具体是细胞迁移、增殖还是分化过程中出现的问题。

在所有报道的病例中都有以下共同特点：下颌骨发育不全或缺如；中耳听小骨和面部骨骼的骨性畸形或萎缩；软组织的变化，包括唾液腺缺如和舌位置的异常以及其肌肉功能障碍。下颌骨缺如或明显发育不足是主要缺陷，亦可推测相关的软骨结构和解剖结构亦无法正常发育。

轻型无下颌并耳畸形包括 Treacher-Collins 综合征（常染色体显性遗传病，包括黄斑发育不全、下眼睑缺损、耳畸形等症状）和 Pierre-Robin 综合征（下颌骨发育不全导致舌后坠和腭愈合障碍）。

目前报道下颌完全发育不全文献的患者中仅有 1 例幸存（1985 年）[2]。文献中患儿 3 岁，行气管切开造口术和留置胃管，但未进行气道重建治疗。患儿无听力和视力障碍，可通过手语进行交流。整形外科医师选择用肋骨重建下颌骨，虽然患儿仍不能说话或咀嚼，但可以改善外观的美观性。

贝基·恩尼斯（Becky Ennis），医学博士，乔迪姆·安德森（JoDeeM. Anderson），医学博士，德克萨斯州，达拉斯市，德克萨斯大学，达拉斯西南医学中心

参考文献

[1] Kerckring T. Spicilegiumanatomicum. Observation, 1717; 60: 122 - 133.

[2] Brecht K, Johnson CM Ⅲ. Complete mandibular agenesis. Report of a case. Arch Otolaryngol, 1985; 111 (2): 132 - 134.

[3] Lawrence DL, Bersu ET. An anatomical study of human otocephaly. Teratology, 1984; 30 (2): 155 - 165.

[4] Mandell D. Syndromic and other congenital anomalies of the head and neck. Otolaryngol Clin North Am, 2000; 33: 1 - 13.

[5] Ibba RM, Zoppi MA, Floris M, et al. Otocephaly: prenatal diagnosis of a new case and etio-pathogenetic considerations. Am J Med Genet, 2000; 90 (5): 427−429.

[6] O'Neill BM, Alessi AS, Petti NA. Otocephaly or agnathia-synotia-microstomia syndrome: report of a case. J Oral Maxillofac Surg, 2003; 61 (7): 834−837.

[7] Schiffer C, Tariverdian G, Schiesser M, et al. Agnathia-otocephaly complex: report of three cases with involvement of two different Carnegie stages. Am J Med Genet, 2002; 112 (2): 203−208.

[8] Stevens GH, Schoot BC, Smets MJ, et al. The ex utero intrapartum treatment (EXIT) procedure in fetal neck masses: a case report and review of the literature. Eur J Obstet Gynecol Reprod Biol, 2002; 100 (2): 246−250.

第十部分

肾 脏 病 学

病例 38

呼吸窘迫，伴腹肌松弛和隐睾

病例报告

患儿，男，胎龄 35 周，出生时出现呼吸窘迫，伴有腹肌松弛和隐睾。

母孕史

患儿母亲 29 岁，G3P1，有流产病史 1 次，现有 1 子，8 岁，身体健康。

孕期检查提示风疹病毒抗体阴性，B 组链球菌阳性。

无药物滥用史，无吸烟、饮酒史。

无肾或泌尿生殖系统疾病家族史。

胎儿产前诊断为膀胱出口后尿道瓣膜梗阻，左肾囊肿，可疑右侧马蹄内翻足和羊水过少。

羊水穿刺染色体核型分析结果为 46XY。

妊娠 23 周时放置胎儿膀胱-羊膜腔分流器。

妊娠 31 周复查超声结果显示膀胱充盈，左肾轻度扩张，可见多个小囊肿，腹部肌肉组织不规则，羊水量正常。

妊娠 33 周再次复查超声显示羊水减少，住院静脉补液和糖皮质激素治疗。

出生史和病例情况

因胎儿反复出现胎心变异减速，妊娠 35 周时行剖宫产术

出生 1 min 时 Apgar 评分为 6 分，5 min 时为 8 分

患儿在产房即出现呼吸困难，给予气管插管

出生体重：2590g（位于第 50 百分位）

身长：47.5 cm（位于第 50～90 百分位）

头围：27 cm（＜第 3 百分位）

病情进展

生命体征

体温：36.8 ℃

心率：152 次/min

呼吸：40 次/min

血压：68/37 mmHg

体格检查

气管插管中，面色红润，循环灌注可

胸廓较小，三凹征阳性，两肺通气良好

心率和节律正常，未闻及杂音，脉搏正常

腹膨隆，腹肌张力低下，触诊腹壁松弛，压之患儿无明显哭闹，可触及肠袢

左侧腹部可触及包块

脐右侧可见膀胱引流管

阴茎正常，双侧隐睾

右侧马蹄内翻足

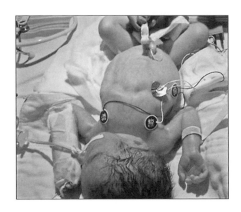

图 38 - 1 胎龄 35 周患儿，气管插管中，腹膨隆，腹部肌肉松弛

影像学检查：双肾囊性发育不良伴多发皮质小囊肿，双侧肾盂输尿管扩张，膀胱充盈。

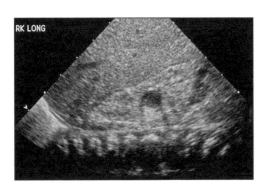

图 38 - 2 肾超声示皮质多发小囊肿

鉴别诊断

呼吸窘迫，伴腹肌松弛和隐睾

巨输尿管-巨膀胱综合征

巨膀胱-细小结肠-肠蠕动不良综合征

神经源性膀胱

后尿道瓣膜

梨状腹综合征

严重原发性膀胱输尿管反流

肾盂输尿管连接部梗阻

尿道梗阻

思考一下，患儿的诊断是什么？

诊断

梨状腹综合征（Prune Belly 综合征）。

专家意见

梨状腹综合征（prune belly syndrone，PBS），又称梅干腹综合征（Eagle-Barrett syndrome），是一种罕见的以腹壁肌肉缺损、隐睾和尿道发育异常为特点的疾病。患病率约为 3.8/10 万，男性多见。

最近从儿童住院数据库获得的流行病学数据中发现，50% 的 PBS 患者为白种人、31% 为黑种人、10% 为西班牙裔[1]。PBS 患儿多为早产儿（占43%），而这与较高的住院病死率密切相关[1]。

尽管确切的遗传模式尚不清楚，但 PBS 最有可能是受性别影响的常染色体隐性遗传病，并有一定家族聚集倾向[2]。值得注意的是，在患有 PBS 的女性患者中，具有家族性（28%）的病例比非家族性（5%）更常见[2]。PBS 与13、18 和 21 三体密切相关[3,4,5]。此外，发现 6 号染色体长臂大的缺失也与该病有关[6]。

目前关于 PBS 发病机制主要有两个假说，包括中胚层发育异常[7,8]和早期尿道梗阻[9,10]。中胚层发育异常理论认为 PBS 是由于中间中胚层和侧板中胚层的缺陷造成的，影响中肾管、旁肾管以及腹部肌肉组织和泌尿道的发育[8]。尿道梗阻理论认为，妊娠早期泌尿道远端梗阻导致膀胱和输尿管扩张、尿腹水和腹部退行病变[11,12]。

　　PBS 患者可出现多种肾和泌尿系统并发症，包括囊性肾病、肾发育不良、肾功能不全、尿道下裂、小阴茎、脐尿管畸形和输尿管膨出[1]。尿道发育异常可导致排尿障碍、膀胱输尿管反流、反复尿路感染、肾盂肾炎和儿童期瘢痕肾[13]。肾外疾病包括羊水过少引起的肺发育不全和骨骼畸形（45%），如马蹄内翻足、髋关节发育不良、脊柱后凸畸形、斜颈和漏斗胸[13]。此外，许多 PBS 患者由于相关的骨骼异常和腹肌松弛而发展为慢性呼吸功能障碍，该类患者易出现反复呼吸道感染，在全身麻醉后呼吸并发症的风险增加[14]。10% 的 PBS 患者出现心脏异常，包括室间隔缺损、法洛四联症、动脉导管未闭和房间隔缺损。[13]

　　多达 30% 的 PBS 患者会出现胃肠道并发症，包括肠旋转不良，肠道闭锁（通常为结肠）或狭窄，肠扭转和慢性便秘[12,15,16]。尽管该病中枢神经系统异常很少见（5%）[1]，但许多 PBS 儿童会出现生长发育迟缓[17]。

　　PBS 通常可在妊娠 13 周通过产前超声检查或出生时的体格检查确诊[18,19]。PBS 根据严重程度分为三级。Ⅰ级：羊水过少、肺发育不全和 Potter 面容；Ⅱ级：胎儿泌尿系统中重度受累，无肺发育不全和 Potter 面容；Ⅲ级：轻度肾损害[19]。PBS 患者的预后主要取决于肾损害的严重程度。在新生儿期存活的约 30% 的 PBS 患儿在儿童期或青春期会发展成慢性肾功能不全，需要透析治疗甚至肾移植治疗[13,20,21]。PBS 总死亡率约为 36% ~60%[1,22]，大多数患儿在新生儿期或初次住院期间死亡。

　　目前，放置膀胱-羊膜腔分流器在 PBS 治疗中应用最为广泛，尽管该治疗方法对慢性肾功能不全的长期预后的效果尚不清楚，但能有效恢复羊水量和降低新生儿病死率[23]。产后治疗包括睾丸固定术、腹壁成形术、肾移植和膀胱出口梗阻缓解术（早期行膀胱造口术，晚期行 Mitrofanoff

术)[24]。

总之，PBS 是一种主要发生于男性的罕见疾病，其特征是先天性异常（腹壁肌肉缺损、隐睾和尿道发育异常）和相关并发症。早期诊断和治疗可以改善围生期结局，但目前还没有关于慢性肾病的长期预后的数据。

摩根·B. 沃尔夫（Morgan B. Wolfe），Jr，安妮·M. 贝克（Anne M. Beck），医学博士，珍妮弗·万巴赫（Jennifer Wambach），医学博士，密苏里州，圣路易斯市，华盛顿大学医学院

参考文献

[1] Routh JC, Huang L, Retik AB, et al. Contemporary epidemiology and characterization of newborn males with prune belly syndrome. Urology, 2010; 76 (1): 44-48.

[2] Ramasamy R, Haviland M, Woodard JR, et al. Patterns of inheritance in familial prune belly syndrome. Urology, 2005; 65 (6): 1227.

[3] Beckmann H, Rehder H, Rauskolb R. Prune belly sequence associated with trisomy 13. Am J Med Genet, 1984; 19 (3): 603-604.

[4] Nivelon-Chevallier A, Feldman JP, Justrabo E, et al. [Trisomy 18 and prune belly syndrome]. [in French] J Genet Hum, 1985; 33 (5): 469-474.

[5] Baird PA, Sadovnick AD. Prune belly anomaly in Down syndrome. Am J Med Genet, 1987; 26 (3): 747-748.

[6] Fryns JP, Vandenberghe K, Van den Berghe H. Prune-belly anomaly and large interstitial deletion of the long arm of chromosome 6. Ann Genet, 1991; 34 (2): 127.

[7] Barnhouse DH. Prune belly syndrome. Br J Urol, 1972; 44 (3): 356-360.

[8] Stephens FD, Gupta D. Pathogenesis of the prune belly syndrome. J Urol, 1994; 152 (6 Pt 2): 2328-2331.

[9] Hoagland MH, Hutchins GM. Obstructive lesions of the lower urinary tract in the prune belly syndrome. Arch Pathol Lab Med, 1987; 111 (2): 154-156.

[10] Moerman P, Fryns JP, Goddeeris P, et al. Pathogenesis of the prune-belly syndrome: a

functional urethral obstruction caused by prostatic hypoplasia. Pediatrics, 1984; 73 (4):470 - 475.

[11] Wheatley JM, Stephens FD, Hutson JM. Prune-belly syndrome: ongoing controversies regarding pathogenesis and management. Semin Pediatr Surg, 1996; 5 (2): 95 - 106.

[12] Herman TE, Siegel MJ. Prune belly syndrome. J Perinatol, 2009; 29 (1): 69 - 71.

[13] Bogart MM, Arnold HE, Greer KE. Prune-belly syndrome in two children and review of the literature. Pediatr Dermatol, 2006; 23 (4): 342 - 345.

[14] Crompton CH, MacLusky IB, Geary DF. Respiratory function in the prune-belly syndrome. Arch Dis. Child, 1993; 68 (4): 505 - 506.

[15] Wright JR Jr, Barth RF, Neff JC, et al. Gastrointestinal malformations associated with prune belly syndrome: three cases and a review of the literature. Pediatr Pathol, 1986; 5 (3/4): 421 - 448.

[16] Smythe AR Ⅱ. Ultrasonic detection of fetal ascites and bladder dilation with resulting prune belly. J Pediatr, 1981; 98 (6): 978 - 980.

[17] Crankson S, Ahmed S. The prune belly syndrome. Aust N Z J Surg, 1992; 62 (12): 916 - 921.

[18] Woods AG, Brandon DH. Prune belly syndrome. A focused physical assessment. Adv Neonatal Care, 2007; 7 (3): 132 - 143. quiz 144 - 145.

[19] Papantoniou N, Papoutsis D, Daskalakis G, et al. Prenatal diagnosis of prune-belly syndrome at 13 weeks of gestation: case report and review of literature. J Matern Fetal Neonatal Med, 2010; 23 (10): 1263 - 1267.

[20] Fischbach M. Ask the expert. Is peritoneal dialysis (CAPD or APD) appropriate for small children with prune belly syndrome and terminal renal failure? Pediatr Nephrol, 2001; 16 (11): 936 - 937.

[21] Gonzalez R, Reinberg Y, Burke B, et al. Early bladder outlet obstruction in fetal lambs induces renal dysplasia and the prunebelly syndrome. J Pediatr Surg, 1990; 25 (3): 342 - 345.

[22] Druschel CM. A descriptive study of prune belly in New York State, 1983 to 1989. Arch Pediatr Adolesc Med, 1995; 149 (1): 70 - 76.

[23] Biard JM, Johnson MP, Carr MC, et al. Long-term outcomes in children treated by prenatal vesicoamniotic shunting for lower urinary tract obstruction. Obstet Gynecol, 2005; 106 (3): 503 - 508.

[24] Strand WR. Initial management of complex pediatric disorders: prunebelly syndrome, posterior urethral valves. Urol Clin North Am, 2004; 31 (3): 399 - 415.

第十一部分

神经系统疾病

病例 39

新生儿肌张力减低并关节炎

病例报告

患儿为足月男婴，因出生后 5 h 出现喂养困难和呼吸困难收住新生儿重症监护室（NICU）。母亲 35 岁，妊娠晚期产前超声检查提示羊水过少和宫内生长发育迟缓，其余孕期检查结果均正常。患儿为足月小样儿，出生体重 2215 g，Apgar 评分 1 min 时为 9 分，5 min 时为 9 分。体格检查：全身肌张力减低，吸吮欠佳，口腔分泌物多，拥抱反射正常引出，姿势对称，手腕和肘部关节挛缩。未见舌系带。其余体格检查均正常。

在新生儿重症监护室，患儿有呼吸窘迫，给予双水平气道正压通气辅助呼吸及抗生素抗感染治疗。最初尝试给患儿经口喂养，但因患儿经口喂养时出现持续的血氧饱和度降低和心动过缓而以失败告终。弓形虫、风疹、巨细胞病毒和单纯疱疹病毒抗体检测阴性；脑脊液培养、血培养阴性；抗乙酰胆碱受体抗体检测阴性。其余实验室检查结果：肌酸激酶（CK）9472 U/L，乳酸脱氢酶 891 U/L，醛缩酶 27 U/L，天冬氨酸转氨酶 98 U/L，丙氨酸氨基转移酶 137 U/L。头颅 CT 和磁共振结果正常。到 1 月龄时，患儿可离氧，耐受经口喂养，可以出院，门诊随访。

297

出院后患儿仍有发音困难和喂养困难，由于呼吸困难，患儿分别在 2 月龄和 3 月龄时再次入院治疗。4 月龄时，患儿因喂养困难和肌张力明显减低而再次入院。患儿体重仍低于第 3 百分位，且存在吞咽困难，口服 120 ml 配方奶需 45 min。患儿除了运动发育未达标，其余发育指标均达到了其年龄段发育里程碑。

思考一下，患儿的诊断是什么？

讨论

患儿行肌肉活检确诊为先天性肌营养不良（congenital muscular dystrophy，CMD），组织化学染色显示层粘连蛋白 α2 缺失。患儿无神经肌肉疾病的家族史。其母育有两个与患儿同母异父的孩子，均健康。

疾病概述

CMD 是一类遗传性疾病，出生时即可见明显肌营养不良。CMD 与多种基因的突变有关，包括 *LAMA2*，*FKRP*，*LARGE*，*COL6A1*，*COL6A2*，*COL6A3*，*SEPN*1，*FCMD*，*POMGNT*1，*POMT*1，*POMT*2，*ITGA*7 和 *LMNA*。患儿常有血清 CK 浓度升高，肌肉活检可见广泛的纤维化、肌纤维变性和再生以及脂肪和结缔组织增生等病变。

CMD 可根据神经影像学检查是否存在结构性中枢神经系统（central nervous system，CNS）异常来进一步分类。与综合征型 CMD 相比，经典型 CMD 没有脑结构性的变化，比如福山型先天性肌营养不良、Walker-Warburg 综合征和肌-眼-脑病等，但是，也有病例报道提示经典型 CMD 亦可伴有结构性 CNS 异常。

经典型 CMD 为层粘连蛋白 α-2 链基因突变所致，经典型 CMD 根据铁蛋白检测结果可分为铁蛋白阴性或阳性 CMD。CMD 为常染色体隐性遗传病，已报道的基因位点包括 6q22-q23、1q42、19q13.3 和 1p35-p36 等。

Ullrich 病和 Bethlem 肌病与多个 Ⅵ 型胶原基因（*COL6A1*，*COL6A2* 和 *COL6A3*）的突变有关。既往认为这些基因中的任何一个基因突变均导致上述相关肌病的发生，但现在认为这些基因的突变和表型并不完全一致。该类肌病为常染色体隐性遗传病，并且与基因 21q22.3 和 2q37 的突变密切相关。

福山型 CMD、肌肉-眼-脑病和 Walker-Warburg 综合征是与 CNS 发育异常相关的经典型 CMD，均为常染色体隐性遗传病。与这类疾病有关的基因位点包括 9p31-q33、1p32-p34、19q13.3、9q34.1 和 9q31-33。头颅磁共振成像可见白质低密度改变，小脑和脑发育不良，脑室扩张（伴或不伴脑积水）以及皮质发育异常，称为鹅卵石样光滑脑（也称为 Ⅱ 型光滑脑）。其他畸形包括 Dandy-Walker 囊肿，偶有后脑膨出。

诊断

任何类型 CMD 的患儿通常在新生儿期即可出现肌力、肌张力低下，且常伴有挛缩。脑磁共振成像有助于伴有 CNS 结构异常的 CMD 的诊断。眼睛检查排外眼部异常对于 CMD 的诊断也至关重要。CMD 患儿可有不同程度的血清 CK 值升高。

通过分子遗传学检测可以确诊部分因基因突变导致的 CMD，这些基因包括与 *LAMA2*、*FKRP*、*POMT1*、*POMT2*、*fukutein*、*POMGnT1* 和 *LARGE1*。肌肉活检可发现是否存在广泛的肌营养不良改变或肌病，也是 CMD 的确诊方法之一。而对于缺乏 merosin 蛋白的患儿，通过肌肉抗 merosin 抗体免疫组化检查可发现该类患儿肌肉纤维的肌膜中缺乏 merosin 蛋白。

鉴别诊断

出生后出现张力减低的患儿需要评估是否存在败血症。出生时最常见的感染是 TORCH 感染。可以通过病史采集、体格检查以及血清和尿液检查结果来确诊是否存在 TORCH 感染。

某些染色体异常引起的疾病，如唐氏综合征、Turne 综合征和 Prader-Willi 综合征，也可出现新生儿肌张力减低。围生期疾病，如缺氧缺血性脑损伤和颅内出血的患儿出生时也可出现肌张力低减低，神经影像学检查可以协助诊断。

排除了败血症和缺氧缺血性脑病后，新生儿肌张力低下并关节挛缩需要考虑是运动神经元损伤所致的疾病。各种代谢异常和多系统疾病如糖原贮积病、线粒体肌病、过氧化物酶代谢障碍、肉碱代谢异常等也可导致新生儿肌张力低下，这些疾病可通过肌肉活检与先天性肌病鉴别开来。

各种神经系统疾病，例如脊髓性肌萎缩、Charcot-Marie-Tooth 病、Dejerine-Sottas 病以及遗传性感觉和自主神经病，都可能出现类似 CMD 的症状。肌电图检查，基因检测和肌肉活检可以协助诊断。鉴别诊断时还应考虑是否为神经肌肉连接障碍类疾病，如先天性肌无力。

临床启示

CMD 表现为新生儿张力减低、关节挛缩、喂养困难和发育迟缓。经典型 CMD 通常不存在 CNS 结构异常，而综合征型 CMD 通常与脑或脊髓结构异常有关。CMD 确诊依赖于肌肉活检。对确诊患儿须进行综合治疗，包括物理治疗保护关节的活动度、防止挛缩，呼吸困难的患儿给予呼吸机辅助呼吸，骨骼相关并发症可通过外科手术治疗以及对患儿家庭的社会和情感支持等。呼吸功能障碍是 CMD 患者死亡的主要原因。

塞哈·埃贾兹（Sehar Ejaz），临床医学学士，雅各布·J. 罗森堡（Jacob J. Rosenberg），医学博士，萨蒂什·卡达基亚（Satish Kadakia），医学博士，纽约市东梅多区，拿骚大学医学中心

参考文献

［1］Amiel-Tison C, Grenier A. Neurological Assessment During the First Year of Life. New York, NY: Oxford University Press, 1986.

［2］Dubowitz V. The Floppy Infant. Philadelphia, PA: Lippincott, 1980.

［3］Mercimek-Mahmutoglu S, Stoeckler-Ipsiroglu S, Adami A, et al. GAMT deficiency: features, treatment, and outcome in an inborn error of creatine synthesis. Neurology, 2006; 67 (3): 480.

［4］Stromberger C, Bodamer OA, Stockler-Ipsiroglu S. Clinical characteristics and diagnostic clues in inborn errors of creatine metabolism. J Inherit Metab Dis, 2003; 26 (2 - 3): 299.

［5］Sue CM, Hirano M, DiMauro S, et al. Neonatal presentations of mitochondrial metabolic disorders. Semin Perinatol, 1999; 23 (2): 113.

［6］Vasta I, Kinali M, Messina S, et al. Can clinical signs identify newborns with neuromuscular disorders? J Pediatr, 2005; 146 (1): 73.

［7］Volpe JJ. Neurological examination: normal and abnormal features. In: Volpe JJ. Neurology of the Newborn. 4th ed. Philadelphia, PA: Saunders, 2001; 95 - 124.

新生儿持续无尿 2 天

病例报告

患儿，女，胎龄 40 周，顺产出生，在出生后 48 h 内持续无尿。母亲 18 岁，G1P1，既往无特殊病史，妊娠过程中无妊娠并发症。产前血清学检查和超声检查结果均无明显异常。其母血型为 O 型 Rh（D）阳性，风疹、梅毒及乙肝表面抗原筛查阴性，B 组链球菌检测阳性，出生后 Apgar 评分 1 min 时为 8 分，5 min 时为 9 分。患儿出生后转移至母婴室接受常规新生儿护理。

查体：

体重：3880 g（>第 90 百分位数）

身长：48.5 cm（位于第 25~50 百分位数）

头围：34.5 cm（位于第 50~75 百分位数）

体温：38.4 ℃（98.4 ℉）

心率：136~148 次/min

呼吸：54~60 次/min

血压：66/43 mmHg

血糖：47 mg/dl（2.6 mmol/L）

体格检查未见明显异常。除了体重超过第 90 百分位以外，患儿头部，眼睛、耳、鼻和喉检查均无异常。双肺呼吸音清，心律齐，心音有力，未闻及杂音。腹软不胀，肠蠕动正常，腹部触诊未触及肿块。泌尿系统及生殖系统均无异常。背部和肛门检查均正常，头发、骶骨窝和椎骨无异常。近端和远端张力正常，原始反射和深反射正常引出。

患儿出生后第 1 天无明显异常，生命体征平稳，血糖在 59 ~ 67 mg/dl（3.3 ~ 3.7 mmol/L）。纯母乳喂养，每 2 ~ 3 小时喂养 1 次，在出生后 24 h 内解胎便 5 次，但未解小便。

因出生后 24 h 持续无尿，给予留置尿袋，并添加配方奶加强喂养。患儿生命体征仍正常，且查体仍无明显异常。但在出生后 36 ~ 48 h，患儿出现烦躁、心动过速和喂养困难。体温 98.4 ℉（36.9 ℃），心率 160 ~ 180 次/min，呼吸 54 ~ 60 次/min。继续给予混合喂养，母乳 2 ~ 3 h 喂养 1 次并适当添加配方奶，患儿出现拒奶；患儿仍有大便排出便，仍无尿。患儿出现激惹，不易安抚，体检可见腹膨隆，肠鸣音活跃，腹部触诊柔软，耻骨联合上方可触及一巨大包块。

由于 48 h 无尿且膀胱充盈明显，留置尿管导尿。尿管插入过程受阻，尿管插入后导出 130 ml 残余尿（正常容量为 10 ~ 15 ml）。拔出导尿管后，患儿恢复平静，腹膨隆好转，耻骨联合上方未再触及肿块。患儿再次送回母婴室进行常规新生儿护理。

在出生后的第 3 天（导尿 24 h 后），患儿再次出现激惹，腹膨隆，耻骨联合上方饱满。在导尿后的 24 h 内，患儿仍为混合喂养，喂养耐受，且大便已经从胎便转变为黄色软便。但在出生后第 3 天结束时，患儿仍无尿。

第二次导尿后导出 75 ml 尿液。同时，完善了关于无尿的相关评估，揭示了最终的诊断。

思考一下，患儿的诊断是什么？

讨论

诊断

患儿送检血液和尿液相关检查结果显示钠离子和二氧化碳的浓度均略有降低，分别为 133 mEq/L（133 mmol/L）和 20 mEq/L（20 mmol/L）。血尿素氮为 11 mg/dl（3.9 mmol/L），肌酐为 0.6 mg/dl（53 μmol/L）。尿常规正常。导尿后行肾超声检查示膀胱张力，肾正常，没有肾积水征象。排尿性膀胱尿道造影（VCUG）显示无膀胱输尿管反流，但拔出造影剂导管后患儿仍无尿。

VCUG 术后的影像学检查可见巨大的无张力膀胱，提示可能是膀胱神经源性功能障碍导致的疾病。脊髓超声显示脊髓长度正常，脊髓圆锥尖端在 L1 水平，但终丝在 L3 水平异常附着于椎管后壁，在脊髓圆锥附近可见梭形囊性结构。

患儿最终的诊断是由于终丝异常和脊髓栓系而导致的隐性脊柱裂。有趣的是，该患儿无膀胱输尿管反流、输尿管积水或肾积水的迹象，因此提示患儿在宫内的泌尿功能是正常。患儿在出生后第 5 天排尿功能正常，目前正在密切监测有无复发和有无其他神经功能异常。同样值得注意的是，该患儿体格检查未发现脊髓和脊椎发育异常相关的临床症状。在大多数脊髓栓系的病例中，栓系的位置更靠近尾端，导致脊髓拉长，在 L2～L4 处终止。

然而，在该病例中，近端脊髓栓系、正常脊髓长度、暂时性排尿功能障碍与无异常临床体征之间的关系尚不清楚。神经外科医师建议患儿 6 个月大时完善磁共振成像，以进一步检查脊髓的异常程度及是否需提前进行干预。

鉴别诊断

无尿是新生儿相对少见的症状，可能是多种疾病的最初表现。约有 92% 的新生儿（包括早产儿和足月儿）在出生后 24 h 内排尿，而 99% 的新生儿在 48 h 内排尿，任何未在 24 h 内自发排尿的新生儿都需要进行进一步评估。

多种状况均可能导致新生儿出生后的 24 h 内无自发排尿，包括肾前性，肾性，肾后性因素及神经系统异常。肾前性因素包括母体使用药物、窒息、脱水和休克。肾性因素包括原发性肾发育不全、囊性肾病、继发性急性肾小管或皮质坏死以及血管血栓形成等。肾后性因素包括输尿管、膀胱或尿道的任何阻塞性疾病。神经系统疾病包括脊髓发育不良（开放性或隐匿性脊髓发育不良）、脊髓外伤性病变、中枢神经系统肿瘤，骶尾部畸胎瘤或肛门闭锁相关的解剖变异而引起神经源性膀胱功能障碍。

发病机制/发病率/自然史

隐性脊柱裂和开放性脊柱裂（脑膜膨出、脂性脊髓脊膜膨出或脊髓脊膜膨出）统称为脊髓发育异常，是由神经管发育过程中闭合缺陷引起的一组疾病。然而，小部分该类疾病可能存在脊髓轻微异常，这被称为隐性脊柱裂。这些异常包括终丝紧密、硬脊膜内脂肪瘤、脊髓栓系、脊髓纵裂和真皮窦。

胎儿约在孕 18 天时开始形成脊髓和椎骨。椎管的闭合发生在头尾方向，并在妊娠的第 35 天完成。脊柱裂虽与遗传、环境和营养因素有关，但确切原因尚不清楚。孕母在孕期叶酸缺乏，其后代神经管缺陷的发生率增加。据报道，脊柱裂的总发病率为 1/1000。隐性脊柱裂的发病率为 1/4000。

与脑膜膨出和脊髓脊膜膨出不同，隐性脊柱裂在体检中通常只有轻微的异常，没有明显的运动或感觉异常。超过 90% 的患者有下脊椎皮肤异常，如痣、多毛症、血管瘤、脂肪瘤或皮肤凹陷。评估腹部肌肉结构、下肢功能和肌张力以及肛门括约肌肌力也至关重要。此外，在腹部检查中，因隐性脊柱裂患者下尿路功能异常（包括神经性膀胱功能障碍）的发生率高达 40%，故评估肾大小、有无膀胱扩张及扩张的程度非常重要。

患有脊髓发育异常，特别是隐性脊柱裂的患者泌尿系疾病发病率较高。脊髓发育异常可能导致排尿障碍、尿路感染（UTIs）、膀胱输尿管反流和肾瘢痕形成。在新生儿中，神经源性膀胱的初步影像学诊断包括肾超声、残余尿量测定、VCUG 和尿动力学检查。

治疗

包括隐性脊柱裂在内的脊髓发育异常的患儿可能会出现许多需密切监测的问题。因此，患儿从新生儿期开始就需要经过经验丰富的医师组成的医疗小组进行广泛、积极、跨学科的治疗。通常涉及新生儿科、神经外科、泌尿外科、骨科、神经内科和心理科。

隐性脊柱裂在生后不久即可进行修复，如果患儿放置了脑室-腹腔分流管，则必须严密监测是否合并脊髓栓系或分流管故障。神经外科修复术后，需对膀胱、胃肠功能、肌力和关节活动度进行检查。尤其是泌尿系统的评估，建立泌尿外科随访评估表，以防止反复的尿路感染，并认识和治疗肾积水或其他原因引起的肾损害，以期延长寿命。通常需要咨询神经内科医师以确定神经系统缺陷并监测症状变化。如果出现明显的骨骼异常，可能需要咨询骨科医师。此外，需密切随访患儿并提供物理治疗、系列发展评估和心理支持。

临床启示

虽然无自发排尿并不常见，但这一症状往往令人担忧，也是新生儿存在潜在疾病的线索。诊断过程中，同时考虑肾和非肾原因是非常重要的，并系统评估患者的异常状况，以便可以得到及时治疗及预防并发症的发生。

玛丽亚·N. 凯利（Maria N. Kelly），医学博士，美国儿科学会会员，罗伯特·S. 霍基（Robert S. Hoki），医学博士，佛罗里达州，盖恩斯维尔市，佛罗里达大学医学院

参考文献

［1］Fernandes E, Reinberg Y, Vernier R, et al. Neurogenic bladder in children: review of pathophys-iology and current treatment. J Pediatr, 1994; 124: 1−7.

［2］Kaufman BA. Neural tube defects. Pediatr Clin North Am, 2004; 51 （2）: 389−419.

［3］Snodgrass WT, Adams R. Initial urologic management of myelomeningocele. Urol Clin North Am, 2004; 31 （3）: 427−434.

足月儿呼吸暂停和心动过缓

病例报告

患儿，女，胎龄 35 周，剖宫产出生，母亲系 G1P1，妊娠合并高血压、妊娠合并糖尿病且伴有双相情感障碍，有自杀倾向。双相情感障碍目前已经停药治疗，但具体停药时间不详。母亲血型为 A 型 Rh（D）阳性，血清学检查包括 B 组链球菌检测在内结果均为阴性。分娩前 12 h 出现胎膜早破，并伴有不同程度胎心减速。给予酒石酸布托啡诺镇痛后分娩，出生后 Apgar 评分 1 min 时为 8 分，5 min 时为 9 分。

患儿出生体重 2995g（位于第 50 百分位数），身长 48.5 cm（位于第 55 百分位数），头围 33.5 cm（位于第 55 百分位数）。其余体格检查均正常。出生几小时后患儿出现呼吸暂停和心动过缓。给予纳洛酮治疗无好转，后加用抗生素治疗。完善血常规、胸片和脑脊液检查结果均正常。血培养、脑脊液培养和尿培养均阴性。脑电图和心电图结果正常。头颅 CT 结果显示左颅中窝蛛网膜下腔少量出血。在持续气道正压通气及氨茶碱治疗后呼吸暂停无好转，后给予气管插管机械通气。患儿出生后 24 h，临床医师见到了患儿父亲，且在患儿父亲提供简要家族史后，得出初步诊断。

讨论

患儿的初步鉴别诊断包括因母亲服用酒石酸布托啡诺或使用阿片类制剂、感染、早产儿呼吸暂停、癫痫发作或颅内出血引起的呼吸抑制，但当患儿父亲来探望患儿时，医师发现该患儿父亲做了气管切开术，并安装了膈肌起搏器。当临床医师进一步询问后，该父亲回答说："我患有先天性中枢性低通气综合征，你觉得我女儿也可能患有该病吗？"

疾病概述

先天性中枢性低通气综合征（congenital central hypoventilation syndrome，CCHS）又称为 Ondine's curse 综合征，是一种罕见的自主呼吸控制障碍性疾病，发病率约 1/200000。该病患者在清醒状态下通气正常，睡眠时出现低通气伴高碳酸血症和低氧血症。严重的病例的患者清醒时呼吸也会受到影响。潮气量的减少和呼吸频率的降低都会降低分钟通气量。CCHS 患者对高碳酸血症或低氧血症仅有微弱的呼吸反应甚至无呼吸反应。一般来说，神经影像学检查示 CCHS 患者不存在任何中枢神经系统（CNS）异常，尤其是脑干在解剖学上是正常的，且无其他神经肌肉、肺或心脏异常的表现。

机体可以通过从外周和中枢化学感受器分别输入高碳酸血症和低氧血症的信号到脑干核团来控制呼吸。脑干核团包括 pre-Boötzinger 复合体。这种信号输入可通过调节呼吸节律来调节呼吸模式。CCHS 的患者对这两种化学感受器的反应减弱或消失。清醒时，皮质信号的输入可以替代这种调节信号。CCHS 患者可以通过适当运动增加分钟通气量，但仍不能达到正常人的水平，且老年 CCHS 患者运动后可能会出现呼吸困难。虽然

CCHS 患者大脑结构是正常的，但功能磁共振成像显示却有异常，包括各种中枢神经系统核团中基于血氧依赖性信号变化的对高碳酸血症和低氧的异常神经反应。

诊断

新生儿出现低通气，在排外原发性神经肌肉疾病、心肺疾病及异常代谢性疾病，可诊断为 CCHS。此外，还应排除引起继发性呼吸控制功能障碍的相关疾病，如缺氧缺血性脑病、感染和中枢神经系统出血或梗死。在该病例中，准确的家族史使得诊断较为容易。然而，许多 CCHS 的病例都是散发的，可能需要更全面的评估，以排外其他可能引起低通气障碍的原因。睡眠监测可能有助于确诊。也可进行基因检测。

CCHS 与神经嵴细胞迁移或分化缺陷有关。20% 的 CCHS 患者常合并有先天性巨结肠。CCHS 患者也常合并有神经嵴细胞起源的肿瘤，包括神经母细胞瘤、节神经母细胞瘤和星形胶质细胞瘤。这些发现表明 CCHS 的起源可能与神经嵴细胞异常有关，但目前还没有直接证据支持这一假说。CCHS 患者还常伴有自主神经系统功能障碍，包括心律失常、胃肠蠕动、瞳孔反射异常、排汗和体温调节功能障碍。因此，尽管低通气是 CCHS 的特征表现，但自主神经功能障碍在 CCHS 患者中更常见。

遗传学

尽管有家族性的病例报告，但大多数 CCHS 病例是散发的。也有报道称，患儿的父母虽无 CCHS 症状，但自主神经功能障碍疾病发生率增加。CCHS 为常染色体显性遗传病，最常见的基因突变是 *PHOX2B*，占已发现的基因突变的 90% 以上。*PHOX2B* 是成对同源盒基因家族的一员，其特点是具有两个聚丙氨酸重复区。最常见的突变机制是 3 号外显子中的聚丙氨酸重复序列的扩增。这种扩增相对较为稳定，但也可能存在移码、无义和错义突变。其基因型和表型是相关的，聚丙氨酸重复序列增多者症状更严重。在非聚丙氨酸重复突变中，呼吸系统症状更为严重，先天性巨结肠和神经嵴肿瘤的发生风险更大。与野生型小鼠相比，*PHOX2B* 基因的靶向突变小鼠对缺氧和高碳酸血症的反应减弱，化学感受器的发育异常。虽然不太常见，但在 CCHS 的患者中发现存在 *RET*、*GDNF*、*EDN*3、*BDNF* 和 *ASCL*1 的基因突变。

治疗

治疗的目标是预防高碳酸血症和低氧血症。需要使用多种形式的机械通气，因为仅仅补充氧气并不足以预防低通气伴高碳酸血症和肺动脉高压。若已经使用气管切开术正压通气和面罩双水平正压通气等机械通气策略，则可选择电子刺激的膈肌起搏器。膈肌起搏器具有便携性，且可以间断脱离机械通气治疗。咖啡因等呼吸兴奋剂在 CCHS 的治疗中无效。

预后

CCHS 是一种需要终生呼吸支持的疾病。经过精心护理，大多数患儿都能活到成年。患儿的神经发育结局差异很大，但大部分 CCHS 患儿均有不同程度的神经发育迟缓。这可能和间歇性低氧血症有关，但也不能排除基因突变对认知能力的影响。对 CCHS 患儿，尤其是在新生儿时期，可行胃造口术以确保足够的营养摄入。

临床启示

呼吸暂停的常见原因包括早产、感染、颅内出血和代谢紊乱。如本例所示，获取家族史在临床诊断中也至关重要。

阿克沙亚·瓦奇哈拉贾尼（Akshaya Vachharajani），医学博士，密苏里州，圣路易斯，华盛顿大学医学院；萨拉·库尔曼（Sarah Kuhlman），医学博士，密苏里州，斯普林菲尔德，考克斯健康医院；布莱恩·哈克特（Brian Hackett），医学博士，密苏里州，圣路易斯，华盛顿大学医学院

参考文献

［1］Berry-Kravis EM, Zhou L, Rand CM, et al. Congenital central hypoventilation syndrome. PHOX2B mutations and phenotype. Am J Respir Crit Care Med, 2006；174（10）：1139-1144.

［2］Dauger S, Pattyn A, Lofaso F, et al. Phox2B controls the development of peripheral chemoreceptors and afferent visceral pathways. Development, 2003；130（26）：6635-6642.

［3］Harper RM, Macey PM, Woo MA, et al. Hypercapnic exposure in congenital central hypoventilation syndrome reveals CNS respiratory control mechanisms. J Neurophysiol, 2005；93（3）：1647-1658.

［4］Macey PM, Woo MA, Macey KE, et al. Hypoxia reveals posterior thalamic, cerebellar, midbrain, and limbic defects in congenital central hypoventilation syndrome. J Appl Physiol, 2005；98（3）：958-969.

［5］O'Brien LM, Holbrook CR, Vanderlaan M, et al. Autonomic function in children with congenital central hypoventilation syndrome and their families. Chest, 2005；128（4）：2478-2484.

［6］Trang H, Dehan M, Beaufils F, et al.；French CCHS Working Group. The French Congenital Central Hypoventilation Syndrome Registry：general data, phenotype, and genotype. Chest, 2005；127（1）：72-79.

［7］Weese-Mayer DE, Berry-Kravis EM. Genetics of congenital central hypoventilation syndrome. Lessons from a seemingly orphan disease. Am J Respir Crit Care Med, 2004；170（1）：16-21.

评论

贝斯以色列女执行医疗中心，达拉·布罗茨基博士

对 CCHS 进行精准的 *PHOX2B* 基因分型，可以对这类患者进行有针对性的预期管理。例如，所有 CCHS 患者，无论基因型如何，都需要每年进行一次 Holter 监测，以评估是否存在窦性停搏，但胸部和腹部成像检查建议仅对某些特定基因型的患者进行，以评估是否存在神经嵴肿瘤。早期诊断、有针对性的预期管理和及时有效的治疗大大提高患者的神经认知功能，延长了患儿的预期寿命。

[1] Weese-Mayer DE, Rand CM, Zhou A, et al. Congenital central hypoventilation syndrome: abedside-to-bench success story for advancing early diagnosis and treatment and improvedsurvival and quality of life. Pediatr Res, 2017; 81 (1-2): 192-201.

2 月龄婴儿阵发性身体挛缩

病例报告

患儿，男，2 月龄，出生后即出现身体异常运动，此次为第 3 次住院治疗。异常运动发作时伴全身皮肤青紫。尽管使用了抗惊厥药物治疗，但仍会出现持续的异常运动。

父母诉患儿异常运动发作表现为无明显诱因出现突然惊跳，接着是强烈的全身痉挛，随后患儿变得全身僵硬，拳头紧握，手臂屈曲，脊柱强直，头略微向后倾斜，双腿伸直。这期间患儿无意识障碍，大约持续 10 s 左右后自行缓解，接着是 1~2 s 的疲软。有时伴全身皮肤青紫。声音，甚至是突然的触碰都会诱发出现异常运动，且异常运动在一天中频繁发生。紧紧抱住或拥抱患儿有时能缓解异常运动发作。

在询问病史时，患儿家属述患儿异常运动发作时双眼上翻、眨眼或牙关紧闭动作，且发作之前通常没有进食。患儿精神状况尚可，无发热，饮食情况尚可；无便秘和腹泻，身体状况良好。

回顾母孕史，其母述此次妊娠过程中患儿在宫内的活动与以往怀孕有所不同。但在整个妊娠过程中无并发症或感染。出生时，患儿有胎粪吸入伴呼吸窘迫病史。出生后 Apgar 评分 1 min 时为 7 分，5 min 时为 9 分。患儿因呼吸窘迫，收住新生儿重症监护室，给予氨苄西林联合庆大霉素抗感染治疗，但未行气管插管或输血等治疗。

脑脊液培养、血培养和尿培养结果均阴性。住院期间因 ABO 血型不合导致间接高胆红素血症，给予蓝光光疗黄疸消退。

患儿在 NICU 住院期间即出现异常运动，但脑电图（EEG）、神经超声声像图和头颅 CT 检查结果均正常。出院时给予苯巴比妥口服抗惊厥治疗。由于症状无缓解，患儿出院几天后再次入院，但脑电图、脑 CT 扫描和代谢相关检查结果均正常。出院时给予苯妥英钠联合苯巴比妥抗惊厥治疗。

患儿无惊厥家族史，父母和兄弟姐妹中也无特殊病史。

体格检查患儿精神反应可，生命体征平稳。当拍手或敲击患儿跟腱时，患儿产生过度惊吓反应。随后惊吓反应泛化至全身，表现为惊跳后的全身肌肉痉挛，双拳紧握，手臂屈曲，脊柱直立，双腿伸直。

如父母所述，患儿无牙关紧闭，无眼珠转动、眨眼等。发作一般持续数秒钟，用力使头后仰和腿部屈曲可停止。如果经过上述操作后患儿异常运动仍不停止，则会出现面色青紫。在发作过程中患儿肌张力增高。

患儿头围 34 cm，前囟平软。查体皮肤无色素沉着，无血管瘤，也无皮肤损伤。没有腭裂或特殊面容。心率正常，未闻及杂音。呼吸正常，双肺呼吸音清晰。腹软不胀，有脐疝。四肢端无发绀。有睾丸鞘膜积液。

神经超声声像图结果显示无室管膜下或颅内出血，脑室周围回声正常。头部 CT、MRI、EEG 检查结果正常。血培养 5 天后回示阴性，尿培养 48 h 后回示阴性，尿液分析结果正常。

两次检测血氨的值分别为 34.3　μg/dl（48　μmol/L）和 28.0　μg/dl（20 μmol/L），甘氨酸轻度升高，两次检测乳酸的值分别为 31　mg/dl（3.4 mmol/L）和 0.6 mg/dl（0.07 mmol/L），丙酮酸 < 0.1 mg/dl（11.4 μmol/L），总肉碱为 54 μmol/L，游离肉碱为 54 μmol/L，HIV-1 整合酶酶联免疫吸

附试验阴性，患儿血型为 B 型 Rh（D）阳性。临床表现加上常规实验室检查无异常结果提示了最终诊断。

讨论

鉴别诊断

在该病例中，肌肉僵硬提示可能为强直性癫痫发作，但脑电图无异常，且强直性癫痫发作也不是由刺激诱发的。意外刺激诱发的癫痫发作和随后出现强直期的惊厥反应提示患儿惊厥发作可能，但没有相应的脑电图异常。婴儿痉挛症时也会出现身体僵硬，但这种痉挛不是由刺激引起的。

> 思考一下，患儿的诊断是什么？

诊断

过度惊吓反应症是一种非癫痫性疾病，其特征是由感觉刺激引起的过度惊吓反应和全身性肌肉僵硬。它也被称为僵硬婴儿综合征或惊吓病。

临床表现为在妊娠早期可出现异常胎动。出生后患儿可出现肌张力增高，易出现疝气和异常运动，包括强直性痉挛和肌阵挛，也可能与呼吸暂停发作有关。临床特征性的检查是点击鼻梁诱发的屈肌痉挛。

过度惊吓反应症的病理生理机制表现为抑制性神经递质（甘氨酸/γ-氨基丁酸）功能受损，这些递质与甘氨酸氯通道突变或谷氨酸脱羧酶自身免疫介导的损伤有关。

过度惊吓反应症并不表现为痫样放电，脑组织结构正常，故脑电图、头颅 CT 扫描和头部 MRI 检查结果均正常。尽管如此，但肌电图显示几乎是持续性的肌肉活动。

并发症包括疝气、肌张力增高引起的疼痛，在强直痉挛期间出现呼吸暂停则可能危及生命。智力发育迟缓也可能与过度惊吓反应症有关。

肌张力增高可能随着年龄的增长而自发缓解，但也可能在成年后再次复发。过度的惊吓反应可持续到成年期，可导致站立不稳、运动发育迟缓。

这是一种慢性疾病，临床无法治愈，患者的生活质量明显下降。当患者异常运动发作时，可以通过口服氯硝西泮和强迫头后仰和腿部屈曲停止异常运动发作。

临床启示

过度惊吓反应症临床罕见，但是了解其临床表现的特征可使临床医师将这种疾病与其他相似的癫痫疾病区分开。对于由感觉刺激诱发异常运动或点鼻试验诱发强直痉挛的患者，需要考虑过度惊吓反应症。其他诊断依据还包括通过动作停止异常运动，例如强制强迫头后仰和腿部屈曲、脑脊液检查、脑电图、头颅 CT、头颅 MRI 结果正常以及由于肌张力增高和异常运动引起的脐疝。治疗包括了解使异常运动停止的动作，从而防止由于强直性痉挛而引起的呼吸暂停。

伊利安娜·M. 阿尔博纳（Ileana M. Arbona），医学博士，塔妮亚·迪亚斯（Tania Diaz），医学博士，赫纳罗·斯卡拉诺（Jenaro Scarano），医学博士，波多黎各，庞斯市，圣卢克纪念医院儿科

参考文献

[1] Praveen V, Patole SK, Whitehall JS. Hyperekplexia in neonates. Postgrad Med J, 2001；77（911）：570 - 572.

[2] Victor M, Ropper AH. Disorders of muscle characterized by cramp, spasm, pain, and

localized masses. In: Principles of Neurology. 7th ed. New York, NY: McGraw-Hill, 2001; 1569 - 1570.

[3] Nolte J. Drugs, diseases, and toxins can selectively affect particular parts of individual neuro-transmitter systems//Nolte J. The Human Brain: An Introduction to its Functional Anatomy. 5th ed. St Louis, MO: Mosby, 2002; 192 - 193.

病例 43

足月新生儿骶尾部包块

病例报告

足月新生儿骶尾部包块

母孕史

- 孕母，23 岁，G3P2，西班牙裔
- 估计胎龄：39^{+4} 周
- 血型 O 型 Rh（D）阳性，风疹抗体阳性、乙肝表面抗原检测阴性，性传播疾病检测阴性，衣原体阴性，B 组链球菌筛查阴性，甲胎蛋白阴性
- 妊娠合并偏头痛，给予氢可酮、对乙酰氨基酚和异丙嗪治疗
- 约分娩前 10 h 自发破膜；羊水清

出生史

患儿为阴道急产，出生体重 3540 g。出生时哭声畅，出生后置于辐射台，并擦干刺激。出生后 Apgar 评分 1 min 时为 8 分，5 min 时为 9 分。查体可见骶尾部包块，质软，皮肤覆盖完整（图 43-1）。

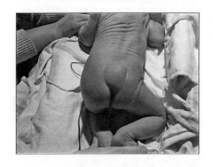

图 43 - 1 足月新生儿，骶尾部包块，皮肤覆盖完整

病情进展

生命体征

- 心率：136 次/min
- 呼吸频率：48 次/min
- 血压：58/35 mmHg
- 体温：97.9 ℉（36.6 ℃）

体格检查

- 头部：头颅外观正常，前囟平软；鼻腔通畅；无腭裂。
- 肺：呼吸音清，无呼吸暂停。
- 心血管：第一心音和第二心音听诊正常，心率齐，心音有力，未闻及杂音。
- 腹部：腹软不胀，无腹膨隆，肝脾未触及。
- 泌尿生殖系统：生殖器外观正常；双侧睾丸已降至阴囊；无肛门闭锁。
- 骨骼：骶尾部可触及约 3 cm × 5 cm × 1.5 cm 包块，质软，波动感明显。
- 皮肤：无黄染，无胎记或皮疹。
- 神经系统：精神反应可；吸吮反射存在；拥抱反射对称。
- 四肢：双下肢深反射正常引出，两侧对称。

实验室检查

- 白细胞：24.4 × 103/μl（24.4 × 10⁹/L）
- 血细胞比容：52.5%（0.525）

- 血小板：$182 \times 103/\mu l$（$182 \times 10^9/L$）
- 白细胞分类计数：分段核中性粒细胞61%

  带状核中性粒细胞1%

  淋巴细胞31%

影像学检查

- 脊柱 X 线片：12 对肋骨完整
- 骶尾部超声：有间隔的囊性包块

  婴儿随后被送往Ⅲ级诊疗中心进一步评估骶尾部包块的性质。

鉴别诊断

有骶尾部包块的足月婴儿应考虑

尾部退化综合征

先天性室管膜母细胞瘤/室管膜瘤

先天性脊柱错构瘤

骶尾部脂肪瘤

脂肪脊髓脊膜膨出

脊髓囊肿

脊髓脊膜膨出

骶尾部畸胎瘤

思考一下，患儿的诊断是什么？

最终诊断

脂肪脊髓脊膜膨出

在到达三级医疗中心后，神经外科很快会诊了婴儿并建议行 MRI 检查，同时泌尿科医师也进行了会诊。

诊断分析

● 脑磁共振成像：正常

● 脊柱磁共振钆造影成像（图 43 - 2）：脊髓向下延伸至少达骶上水平。背侧神经弓缺失，累及骶下部，脂肪瘤至少延伸至皮下。可能存在脑脊液（CSF）通道或脑膜膨出。中央管轻度突起，而非脊管纵裂或者终末池突起。

● 肾超声检查：正常

● 膀胱输尿管造影：无膀胱输尿管反流

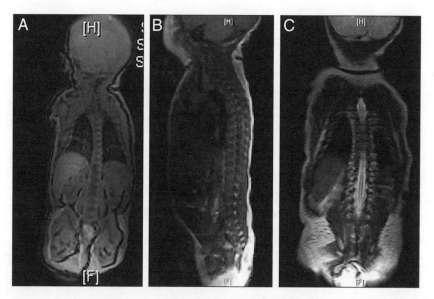

图 43 - 2　含钆脊柱磁共振成像显示脊髓成分向下延伸至骶上水平。骶骨下部背部髓弓缺失，伴有脂肪瘤

患儿在出生后 6 天出院，吃奶、大小便正常。告知出院 6 周后神经外科随访，以确定骶部包块是否需手术治疗。

专家意见

神经管闭合不全是由于外胚层、中胚层和神经外胚层组织发育缺陷引起的疾病。神经管闭合不全分为显性脊柱裂和隐性脊柱裂。脂肪脊髓脊膜膨出（也称为脊椎脂肪瘤）约占隐匿性脊柱裂的35%，其中20%为完全皮肤覆盖的腰骶部包块。

胚胎学

脂肪脊髓脊膜膨出是一种隐匿性疾病，包括部分背侧脊髓裂伴脂肪瘤与开放性脊髓背侧融合。有胚胎学理论认为，如果外胚层与神经管过早分离，间充质可以迁移到神经管的内部。通常不与间充质接触的神经管内部组织诱导间充质分化为脂肪。神经管的外侧可诱导间质组织形成正常的蛛网膜下腔和硬膜，正常的蛛网膜下腔形成神经板的腹侧。外胚层在背侧融合，下面的缺损则由皮肤覆盖。

产前诊断

超声检查可在宫内发现脊柱裂。因为这是一个闭合性的神经管缺陷，母体血清甲胎蛋白浓度可能不会升高。

超声影像下神经管缺陷有几个特征表现，包括扇形额骨形成的"柠檬"形颅骨，以及由于小脑半球扁平化和颅后窝消失而形成的"香蕉征"。然而，大多数脂肪脊髓脊膜膨出的患儿产前检查无明显异常，这使得产前诊断更具挑战性。因此，要检测这些异常，不仅要扫描胎儿头部，而且要对胎儿腰骶部脊柱进行检查。

产后表现

在产前很难区分开放性缺陷和闭合性缺陷；许多专家建议不要行阴道分娩，而是选择择期剖宫产。脂肪脊髓脊膜膨出是脊柱脂肪瘤中最常见的一种，主要见于女性，最常见于腰骶部。临床表现为皮肤覆盖的包块，或发展为缓慢进展的神经功能障碍，包括受累部位上下区域的感觉和运动障碍以及膀胱功能障碍。一些皮肤特征性改变可能提示存在隐性脊柱裂（表43-1）。

表43-1　脊柱裂的皮肤损害

相关性高的皮肤表现	相关性低的皮肤表现
多毛症	毛细血管扩张
大骶窝（距肛缘＞2.5 cm）	毛细血管畸形（葡萄酒色斑）
赘瘤/假尾/真尾	色素沉着
脂肪瘤	黑色素痣
血管瘤	小骶窝（距肛缘＜2.5 cm）
皮肤或瘢痕萎缩	畸胎瘤
皮样囊肿或窦	

改编自 Drolet BA，Conlon JD. Developmental abnormalities//Eichenfield LF，Frieden IF，Esterly NB. Textbook of Neonatal Dermatology. Philadelphia，PA：Saunders，2001：123.

治疗

有皮肤闭合不全的患儿需要仔细检查神经系统和泌尿系统。远端脊柱和脂肪瘤的超声检查能明确是否存在脂肪瘤和脊柱裂。X线片检查可显示椎体分割错误（半椎体，椎体融合），腰椎前凸增加或骶尾部分发育不全。磁共振成像检查可直接显示神经板、神经管内板的位置及其与脂肪瘤的位置关系，故可在计划手术方式时使用。

临床预后

皮肤完整的隐性脊柱裂患儿若早期给予合理治疗，其预后是非常好的。新生儿先天性脂肪瘤必须手术切除以防止脊髓栓系。若未手术治疗，则可导致不可逆转的神经损伤。一系列文献均记载了手术治疗可顺利解除脂肪瘤对脊髓的压迫的病例，且神经损伤的发病率和病死率都很低。在一份报告中提示，在新生儿期接受手术的隐性脊柱裂患儿中，有 20% 的患儿需要随访后进行二次缝合手术，故密切随访至关重要。

克里斯廷·B. 博伊尔（Kristine B. Boyle），注册护士，理学硕士，新生儿执业护师，加利福尼亚州，斯坦福市，斯坦福大学医学中心；乔迪·M. 安德森（JoDee M. Anderson），医学博士，俄勒冈州，波特兰市，俄勒冈健康与科学大学

参考文献

［1］Charney EB, Weller SC, Sutton LN, et al. Management of the newborn with myelomeningocele: time for a decision-making process. Pediatrics, 1985; 75 (1): 58 – 64.

［2］Dashe JS, Twickler DM, Santos-Ramos R, et al. Alpha-fetoprotein detec-tion of neural tube defects and the impact of standard ultrasound. Am J Obstet Gynecol, 2006; 195 (6): 1623 – 1628.

［3］Hoffman HJ, Taecholarn C, Hendrick EB, et al. Management of lipomyelomeningoceles. Experience at the Hospital for Sick Children, Toronto. J Neurosurg, 1985; 62 (1): 1 – 8.

［4］Luthy DA, Wardinsky T, Shurtleff DB, et al. Cesarean section before the onset of labor and sub-sequent motor function in infants with meningomyelocele diagnosed antenatally. N Engl J Med, 1991; 324 (10): 662 – 666.

［5］Milunsky A. Prenatal detection of neural tube defects. VI. Experience with 20, 000 pregnancies. JAMA, 1980; 244 (24): 2731 – 2735.

［6］Nicolaides KH, Campbell S, Gabbe SG, et al. Ultrasound screening for spina bifida: cranial and cerebellar signs. Lancet, 1986; 2 (8498): 72 – 74.

［7］Seeds JW, Jones FD. Lipomyelomeningocele: prenatal diagnosis and management. Obstet Gynecol, 1986; 67 (3 Suppl): 34S – 37S.

［8］Sharony R, Aviram R, Tohar M, et al. Prenatal sonographic detection of a lipomeningocele as a sacral lesion. J Clin Ultrasound, 2000; 28 (3): 150 – 152.

评论

以色列女执事医疗中心，达拉·布罗茨基博士

胎儿 MRI 检查提高了闭合性神经管畸形的产前检出率。

斯坦福大学医学中心，克里斯廷·博伊尔博士的后续评论。

患儿在出生后第 5 天出院，出院诊断为脊髓囊肿和脂肪脊髓脊膜膨出待鉴别。

第 6 周在神经外科门诊随诊，并建议至泌尿外科进行咨询随访。患儿一般情况尚可，无急性神经系统症状。四肢活动可，胃肠、膀胱形态正常。骶骨部包块大小较前无改变。

患儿在 5 个月大时至高危新生儿随访门诊就诊，发现生长发育水平符合其年龄特征，神经系统检查正常。

患儿在 5 个半月时进行脊柱磁共振成像检查，发现腰骶部脂肪脊髓脊膜膨出。可见背侧皮下脂肪瘤覆盖 S3 区域。骶尾处可见低位的圆锥尾部。脊髓成分、脂肪瘤组织和脑脊液在 S3 水平上延伸至肿块内。同时还发现小脑扁桃体位置降低。

在 7 个半月大时，患儿行手术修复，包括腰骶椎板切除术和硬膜内显微切割术，同时修复脊髓栓系和脊髓下终末硬膜囊结扎（脑脊膜膨出囊已延伸至较大的骶部脂肪瘤内）。在术后第 3 天出院，无并发症。

患儿 9 个月大时在泌尿外科门诊随诊，肾膀胱超声检查正常，身体状况良好，发育正常。虽然尿动力学检查提示存在膀胱反流，但这种现象在该年龄段并不算异常。连续的膀胱超声检查显示肾发育正常，无肾积水。

患儿在 14 个月时开始学步，除此之外，其余均达到了该年龄段的发育里程碑。并且无任何神经或泌尿系统症状，无尿路感染。

在大约 27 个月大的一次随访中，发现该患儿的语言发育严重迟缓。但听力检查正常，之后开始语言训练。

在 8 岁半时复查 MRI 检查，发现低位的小脑扁桃体位于枕骨大孔下约 6～7 mm，T3～T4 处局部小结段脊髓水肿。

患儿继续在神经外科和泌尿外科的定期随访。后被转介至整形外科进行评估，希望尽可能清除残留的脂肪瘤组织。

癫痫母亲婴儿的神经管缺陷

病例报告

患儿，女，胎龄 37 周，因"先兆子痫"剖宫产出生，母亲 26 岁，G1P1，孕期所有血清学检查结果均正常。妊娠合并原发性全身性癫痫，给予丙戊酸钠（valproic acid，VPA）抗癫痫治疗，并补充叶酸。治疗过程中出现因 VPA 导致的轻度血小板减少，孕 17 周时血清甲胎蛋白水平升高。产前胎儿超声示腰骶部脊髓脊膜膨出和 Chiari Ⅱ 畸形。

出生后体格检查发现患儿有骶骨中线区缺损，给予侧卧位。患儿有轻度呼吸困难，持续气道正压通气辅助呼吸治疗后呼吸窘迫改善。出生后 Apgar 评分 1 min 时为 7 分，5 min 时为 8 分。后在鼻导管吸氧下转入新生儿重症监护病房进一步治疗。

体格检查：出生体重 2790 g（位于第 25 百分位数），身长 51 cm（位于第 90 百分位数），头围 29.5 cm（＜第 3 百分位数）。双眼紧闭，眉间突出，内眦皱褶。耳朵大小和位置正常。前囟稍饱满，矢状骨缝开放约 1 cm。无腭裂，吮吸良好。心率齐，无杂音。脉搏正常，循环灌注可，呼吸音清晰，通气良好。腹软不胀，肝脾无肿大。双侧腰臀、膝和脚踝可见自发运动。脊柱缺损位于腰骶部上方，大小约 2 cm×1 cm，可见湿润的紫红色组织外露。病变的上外侧可见约 1 cm 的血管瘤样组织。患儿有正常的 Tanner 1 期女性生殖器。无肛门闭锁，提肛反射存在。双侧拇指较长，乳头位置低，倒置且间距增大。

讨论

诊断与治疗

产后头颅超声检查证实患儿确实存在 Chiari Ⅱ畸形，并伴有轻度脑室扩张。骨骼检查示患儿鱼际肌发育不全、腰骶部神经管闭合不全及颅骨缺损（颅盖缺裂）。超声心动图检查可见大的膜周室间隔缺损（ventricular septal defect，VSD）和一个中等大小的继发性房间隔缺损（atrial septal defect，ASD）。腹部和肾超声正常。

思考一下，患儿的诊断是什么？

患儿存在脊髓脊膜膨出伴 Chiari Ⅱ畸形、VSD、ASD 及轻微颅面部和骨骼异常，这些表现与胎儿丙戊酸钠综合征（fetal valproate syndrome，FVS）的表现一致。

疾病概述

FVS 是一种公认的、由产前暴露于丙戊酸钠（Depakote®，Abbott Laboratories，Abbott Park，IL）而引起的畸形，由主要和次要畸形构成，包括特征性面部特征、中枢神经功能障碍及体格发育异常等。丙戊酸由肝代谢，很容易通过胎盘；丙戊酸可增加大脑中 γ-氨基丁酸的水平。1982 年首次提出了宫内暴露于 VPA 与神经管缺陷（neural tube defects，NTDs）密切相关的观点[1]，1984 年则发现宫内暴露于 VPA 亦可导致其他畸形[2]。

孕期 VAP 暴露发生重大畸形（包括大多数典型的神经管缺陷 NTDs、心脏、肌肉骨骼和颅面缺陷）的风险为 10%～11%[3,4]，暴露胎儿中神经管缺陷的发生率在 1%～2%[1]，并且通常比特发性 NTDs 更严重，孕期 VAP 暴露与脑积水和中线缺损也具有较高相关性[4]。FVS 患者心脏畸形的发生率约为 1/4，最常见的心脏畸形是室间隔缺损，主动脉瓣狭窄，肺动脉狭窄和动脉导管未闭。FVS 患儿大都存在肌肉骨骼异常，且骨骼异常的表现形式多样，从指甲发育不全到更严重的桡骨和胸廓缺损。FVS 患儿手指和脚趾多表现为长、薄、重叠，但也存在挛缩和拇指畸形。颅面异常包括鼻小而宽，鼻梁低平；人中长，上唇薄；眼距宽；额头高；耳朵小而低，小下颌畸形。其他少见的畸形包括生殖器畸形（尿道下裂和隐睾）、肺发育不全、腭裂、脐疝和眼部畸形（内斜视、眼球震颤和小眼畸形）。关于患有 FVS 儿童的长期预后信息有限。婴儿期的病死率约为 10%，并伴有多种先天性缺陷，尤其是心脏相关缺陷。存活的婴儿可存在语言和运动发育迟缓（20%～28%）、认知障碍（10%）以及注意力缺陷和自闭症等疾病。

丙戊酸对大多数动物都具有致畸作用，但人类胚胎最易受影响[3]，VPA 致畸的可能机制有 3 种，包括叶酸缺乏、氧化应激和组蛋白去乙酰化酶抑制导致基因表达改变。后续再妊娠孕期继续服用 VPA 的妇女中，FVS 的复发风险为 55%[5]；这种高风险可能与母亲的遗传易感性[6] 和（或）VPA 体内代谢的个体差异有关[4]。致畸效应与孕早期服用 VAP 的剂量关系最为密切，较高的畸形风险（尤其是 NTDs）与大剂量 VPA 口服（＞800～1000 mg/d）和多药联合抗癫痫治疗相关[7]。然而，若妊娠期不能很好地控制癫痫发作，对母亲和胎儿都有危害，因此不建议在孕期停用抗癫痫药物。在孕前应改变抗癫痫的治疗，并制定孕期的抗癫痫治疗方案，尽量降低对母亲和胎儿的风险。一般来说，妊娠妇女应接受单一药物治疗，每日分 2～3 次口服，以尽量减少血清药物浓度波动，且应在怀孕前和怀孕期间补充叶酸[3,8]。

疾病进展

于出生后 2 天对患儿行了腰骶部脊髓脊膜膨出修补术。出生后 2 周放置脑室-腹腔分流管以减轻进行性的侧脑室扩张。患儿常有二便失禁。患儿的遗传咨询和检查，进一步证实了 FVS 的诊断。染色体微阵列分析显示无临床相关的基因组失衡。患儿合并有 ASD 和肌部 VSD，已接近闭合。患儿目前在脊柱裂多学科诊疗机构以及心脏和神经外科中心进行随访。

临床启示

凡有宫内 VAP 暴露的新生儿均应考虑是否患有 FVS。对于有 VPA 宫内暴露史的新生儿，应特别评估是否存在神经管缺陷，以及是否有心脏、肌肉骨骼和颅面畸形。FVS 患儿的治疗需要多学科团队共同合作。

道格拉斯·默克尔（Douglas Moeckel），医学博士，D. 凯西·格兰奇（D. Kathy Grange），医学博士，珍妮弗·A. 万巴赫（Jennifer A. Wambach），医学博士，密苏里州，圣路易斯市，华盛顿大学圣路易斯医学院和圣路易斯儿童医院

参考文献

［1］Robert E, Guibaud P. Maternal valproic acid and congenital neural tube defects. Lancet, 1982; 2 (8304): 937.

［2］DiLiberti JH, Farndon PA, Dennis NR, et al. The fetal valproate syndrome. Am J Med Genet, 1984; 19 (3): 473 - 481.

［3］Ornoy A. Valproic acid in pregnancy: how much are we endangering the embryo and fetus? Reprod Toxicol, 2009; 28 (1): 1 - 10.

［4］Kozma C. Valproic acid embryopathy: report of two siblings with further expansion of the phenotypic abnormalities and a review of the literature. Am J Med Genet, 2001; 98 (2): 168 - 175.

[5] Schorry EK, Oppenheimer SG, Saal HM. Valproate embryopathy: clinical and cognitive profile in 5 siblings. Am J Med Genet A, 2005; 133A (2): 202-206.

[6] Malm H, Kajantie E, Kivirikko S, et al. Valproate embryopathyin three sets of siblings: further proof of hereditary susceptibility. Neurology, 2002; 59 (4): 630-633.

[7] Tomson T, Battino D, Bonizzoni E, et al. EURAP Study Group. Dose-dependent risk of malformations with antiepileptic drugs: an analysis of data from the EURAP epilepsy and pregnancy registry. Lancet Neurol, 2011; 10 (7): 609-617.

[8] Delgado-Escueta AV, Janz D. Consensus guidelines: preconception counseling, management, and care of the pregnant woman with epilepsy. Neurology, 1992; 42 (4 suppl 5): 149-160.

第十二部分

耳鼻喉疾病

病例 45

口腔肿块

病例报告

患儿，女，早产剖宫产，体重 2420 g。因发现口腔肿块入院。

产前史

- 孕母 21 岁，G3P1

—规律产检，血型为 AB 型 Rh 阴性，风疹抗体阳性、无性传播疾病，乙肝表面抗原阴性，B 组链球菌未检出

- 因既往有反复流产史，补充黄体酮治疗至怀孕第 13 周，并进行了多次孕期超声检查（6 周、9 周、12 周、20 周、25 周和 34 周时正常）

- 孕期出现妊娠剧吐（给予昂丹司琼治疗）、尿路感染（给予呋喃妥因治疗）和晚发型妊娠合并高血压

- 无吸烟、饮酒史，无特殊物质接触史

出生史

- 因母亲妊娠高血压综合征于孕 36 周分娩

- 胎膜破裂时因上肢先露改为剖宫产
- 患儿出生时发现口腔中存在一个多叶的大肿块（图 45 - 1 和图 45 - 2）
- 虽然肿块存在，但患儿对刺激反应良好，没有呼吸窘迫或气道狭窄
- Apgar 评分 1 min 时为 8 分，5 min 时为 9 分
- 出生体重：2420 g

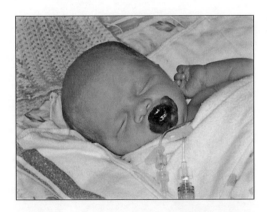

图 45 - 1　出生 2 天照片显示患儿的口腔中存在一个巨大的肿块，另外两个较小的肿块被较大的肿块所遮盖

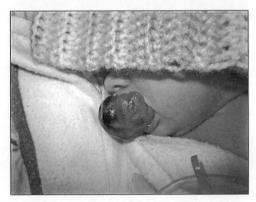

图 45 - 2　侧面观

病情进展

查体

患儿为适于胎龄儿，除了从口腔突出的巨大肿块外，未见其他畸形。口

咽检查可见源自左上颌牙槽血管干上一带蒂黏膜肿块，大小约 3 cm×4 cm，质硬，无触痛，呈分叶状（图 45 - 3）；另可见左下颌牙槽突出一孤立双叶肿块，大小 2 cm×2 cm，但没有突出口腔（图 45 - 4）；口咽后部虽被肿块遮挡，但患儿没有呼吸窘迫等气道阻塞的征象。患儿左上肢可见轻微瘀斑。余查体正常。

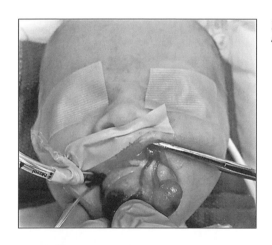

图 45 - 3　术中照片显示肿瘤通过血管柄附着于上颌牙槽

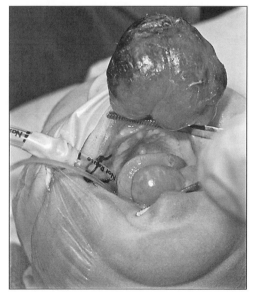

图 45 - 4　术中照片显示大肿块和一个孤立的双叶肿块均起源于下颌牙槽

给予手术治疗。术中持续静脉补液。在突出的肿块上涂上一层用盐水湿润的 Telfa™ 垫（Kendall，Mansfield，MA）以防止干燥。手术历时 1 h，术中肿块局部变暗，提示血供差，无明显出血，但以防万一，完善全血计数、凝血功能和血型。

实验室检查

白细胞计数：12.5×10^9/L，中性粒细胞 31%，杆状核粒细胞 3%，淋巴细胞 50%

血红蛋白 13.6 g/dl（136g/L）

血红细胞比容 40.4%（0.4）

血小板计数 192×10^9/L

凝血酶原时间：11.3 s

部分凝血活酶时间：40 s

纤维蛋白原：161 mg/dl（4.7 mmol/L）

国际标准化比值：1.1

患儿转入三级新生儿重症监护室给予术后监护。

鉴别诊断

口腔肿块需与以下疾病鉴别：

博恩小结

牙龈瘤

血管瘤

黏液囊腺瘤

肌纤维瘤

乳头状瘤

舌下囊肿

横纹肌瘤

肉瘤

畸胎瘤

诊断

多发性先天性牙龈瘤。

专家意见

先天性牙龈瘤是一种发生于新生儿口腔的良性肿瘤。这种疾病很少见，最初是在 1871 年由纽曼报道，2001 年亚武泽（Yavuzer），阿塔奥卢（Ataoǧlu）和萨里（Sari）的文献综述中仅报道了 186 个病例[1]。肿瘤通常为质硬、无触痛、多叶、带蒂的肉样肿块，附着于上颌或下颌牙槽嵴的血管柄上（其中上颌为主，约占 3/4）[2]。只有极其少的肿块发生在牙槽外，通常累及舌头[3]。在已报道的病例中，最大的肿块为 9 cm，其中典型的病例以孤立性的为主，但仍有 10% 的病例为多发性肿块，男女发病率约为 1∶8[4]。

口腔肿块需与多种疾病相鉴别。可以通过肿块在口腔内的位置、肿块的构成、肿块的大小和外形来缩小诊断范围。黏液囊腺瘤是常见的囊性肿块，是唾液从破裂的唾液导管中外渗到软组织所致。通常位于嘴唇内侧、脸颊、舌下或口腔底部（位于口腔底部者又称舌下囊肿）。博恩结节是常见的白色角质疹，主要分布于牙槽嵴，但几乎不会长到像该患儿的肿块大小。一个大的血管瘤可以类似于先天性牙龈瘤，但血管瘤通常发生在嘴唇，并且不带蒂。

乳头状瘤与人乳头状瘤病毒感染相关，可表现为嘴唇、脸颊或舌头在口腔内形成的带蒂肿块，但是其通常不会在产后出现，并有特征性的指状突起。其他罕见的肿瘤（如横纹肌瘤、肉瘤、肌纤维瘤、畸胎瘤）与牙龈瘤难以区分，需要通过病理检查进行鉴别。

先天性牙龈瘤的病因尚不清楚。病检示：在光镜下，肿瘤与颗粒细胞瘤非常相似，有一层大的嗜酸性多形细胞，其核小，呈嗜碱性，但是二者又有所不同。先天性牙龈瘤只影响新生儿，主要影响牙龈，无恶变可能。颗粒细胞瘤可发生于各个年龄段，很少影响牙龈，可恶变。二者的免疫组化也显著不同，颗粒细胞瘤源自神经嵴，对 S-100 蛋白染色强阳性，而先天性齿龈瘤几乎不被 S-100 蛋白染色，其无特征性免疫组化改变。虽然有学者认为先天性齿龈瘤可能源自上皮、成纤维细胞、成肌细胞、组织细胞、间质或牙源性，但尚无定论。

该病由于其好发于女性，宫内快速生长，出生后停止生长，所以有学者提出该病可能与激素有关。有意思的是，这个患儿的母亲因有流产史服用黄体酮直到孕 13 周。但在先天性齿龈瘤中并没有发现雌激素或孕激素受体，所以这种说法仍具争议。

较小的肿块可自然消退，较大的肿块若影响到呼吸或进食，则需要手术切除。该病例中，患儿未出现呼吸困难等情况，也进一步证明了新生儿的呼吸气流主要是通过鼻子而非口腔。在全身吸入麻醉下，用电烙术对患儿上颌和下颌的牙龈瘤手术切除（图 45-3、图 45-4 和图 45-5）。

由于肿块较大，选择喉镜引导气管插管。在手术过程中，在右上颚发现第三颗牙龈瘤，约 0.7 cm，因其为良性肿块及可自然消退，未给予切除。切除标本送病检，证实为先天性牙龈瘤。患儿术后第 1 天拔管并开始喂食，第 2 天出院。

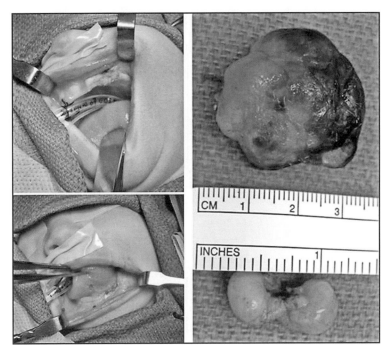

图 45 - 5　电切术后肿瘤照片。右图为切除标本

出院后 1 个月，在小儿耳鼻喉科的随访中观察其上颌牙槽嵴和下颌牙槽嵴愈合良好，两个切除的牙龈瘤没有复发。第三个未切除的右上颌牙龈瘤为 0.5 cm。

母亲在怀孕期间做了多次二维超声检查，且在 16 周、24 周和 32 周时家属还付费购买了部分三维胎儿超声图像留作纪念，但针对 32 周三维图像发现的突出的肿块（图 45 - 6），当时被告之是婴儿的手。这反映了通过二维超声识别面部异常的困难性较大（仅有 1 例在怀孕 26 周时诊断为先天性牙龈瘤）[4]。随着三维胎儿超声的日益普及，可能会在分娩前就能发现更多的面部异常。目前还没有一个成熟的标准可以准确解释超声所发现的面部异常，也无一个完善临床医师进一步确诊和随访管理的体系。

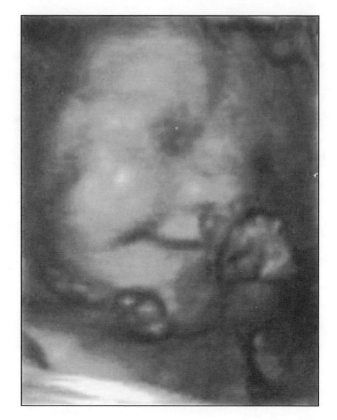

图 45-6　孕 32 周的三维超声显示，口腔左侧区域有不规则肿块

彼得·J. 科尔泰（Peter J. Koltai），温-春·吉米·蓝（Wen-Chun Jimmy Lan），医学博士，理学硕士，迪伦·K. 陈（Dylan K. Chan），医学博士，理学博士，斯蒂芬·R. 霍夫（Stephen R. Hoff），医学博士。加利福尼亚州，帕罗奥图市，斯坦福大学医学院

参考文献

[1] Yavuzer R, Ataoğlu O, Sari A. Multiple congenital epulis of the alveolar ridge and tongue. Ann Plast Surg, 2001；47（2）：199-202.

[2] Lapid O, Shaco-Levy R, Krieger Y, et al. Congenital epulis. Pediatrics, 2001；107

(2): E22.

[3] Bosanquet D, Roblin G. Congenital epulis: a case report and estimation of incidence. Int J Otolar yngol, 2009; 2009: 508 - 780.

[4] Adeyemi BF, Oluwasola AO, Adisa AO. Congenital epulis. Indian J Dent Res, 2010; 21 (2): 292 - 294.

[5] Bewley A, Bloom JD, Kherani S, et al. Congenital epulis. Ear Nose Throat J, 2010; 89 (7): 299 - 300.

[6] Chami RG, Wang HS. Large congenital epulis of newborn. J Pediatr Surg, 1986; 21 (11): 929 - 930.

[7] Eghbalian F, Monsef A. Congenital epulis in the newborn, review of the literature and a case report. J Pediatr Hematol Oncol, 2009; 31 (3): 198 - 199.

[8] Lian TS. Benign tumors and tumor-like lesions of the oralcavity. In: Cummings CW, Haughey BH, Thomas JR, et al. Cummings Otolaryngology: Head & Neck Surgery. 5thed. Philadelphia, PA: Mosby, 2010; 1287 - 1292.

病例 46

舌黑色病变

病例报告

足月女婴在舌背出现一个孤立的、边界清楚的黑色病灶，大小为 0.5 cm × 0.5 cm（图 46 - 1）

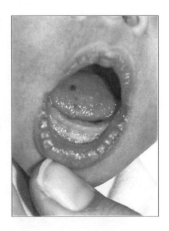

图 46 - 1

产前史

- 孕妇 20 岁，G3P1（早产 1 例，孕 20 周流产 1 例，存活 1 例），西班牙裔
  - 所有产前检验结果均正常
  - 产前超声检查未见畸形
  - 否认毒品、乙醇或毒物接触史
  - 分娩产程无特殊异常

出生史

- 患儿，女，足月（孕 39 周），院外急诊顺产，Apgar 评分 1 min 时为 7 分，5 min 时为 9 分

- 出生体重 2925 g
- 急诊入院时体温 36.2 ℃
- 患儿因院外分娩和低体温经急救车送入新生儿重症监护室

案例进展

生命体征

体温：36.9 ℃；

呼吸频率：58 次/min

心率：131 次/min

血压：77/45 mmHg

氧饱和度：99%（吸入空气下）

出生体重：2925 g（第 25 百分位）

身长：50 cm（第 50 百分位）

头围：33.5 cm（第 25 百分位）

查体

头部：头大小、形态正常，前囟平软，左侧顶叶可见一血肿 3 cm × 3 cm 毛发分布正常

面部：瞳孔等大等圆，对光反射正常，巩膜正常，耳鼻未见异常

口腔：右侧舌背可见一边界清楚的黑色病灶，0.5 cm × 0.5 cm，平坦，无牙龈瘤，无舌下囊肿，无唇、腭裂

肺部：双肺呼吸音对称，呼吸音清

心脏：心音有力，心率正常，心律齐，未闻及杂音和奔马律

腹部：腹软，肠鸣音正常，无肝脾大

泌尿、外生殖器：正常，无肛门闭锁，无骶骨凹陷或毛簇

骨骼：脊柱正常，双侧对称

神经：精神反应可，四肢活动良好，腱反射正常

皮肤：无皮疹，皮损，瘀点或黄疸

家族史

- 无恶性肿瘤史

- 无皮肤病变史

院内病情变化

- 患儿于暖箱内治疗至体温稳定，后搬至开放病房

- 按需喂养

实验室检查

- 全血细胞计数：白细胞：$13.5 \times 10^9/L$；血红蛋白：15.5 g/dl（155 g/L）；红细胞压积，45.9%（0.459）；血小板：$325 \times 10^9/L$

- 血培养：阴性

- 尿常规：正常

- 新生儿筛查正常

鉴别诊断

舌背上孤立、界限清楚的黑色病灶鉴别：

有色人种的生理性改变

血管瘤

色素痣

创伤后皮损

黑色素斑

内分泌紊乱或与其他综合征相关的色素沉着病变（如黑斑息肉综合征、神经纤维瘤病、艾迪生病）

思考一下，患儿的诊断是什么？

最终诊断

先天性舌黑色素斑。先天性舌黑色素斑是具有特征性表现的病例，可见一个或多个界限清楚的棕色病变，出生时位于舌背表面，与舌成比例生长。

专家意见

先天性舌黑色素斑的病因尚不明确。先天性病灶提示可能有黑色素细胞血肿，并伴黑色素生成和局部功能改变。有少数报告显示，获得性口腔黑斑可在创伤，辐射或药物治疗中出现。在所报道的病例中，有很多假说来解释局部黑色素增多，其中包括生理遗传变异、病毒或免疫因素，但尚无确切证明。

口腔色素沉着常见于老年人，但在新生儿也偶有出现。当出现色素沉着时，并不是所有都能及时确诊。舌先天性黑色素斑是一种罕见的疾病，文献中只报道了 7 例，均在出生时发现，此后与舌成比例增长，大小为 0.3 ~ 3 cm。

有很多词用于描述黏膜和皮肤的口腔黑色素斑，如雀斑、黑色素沉着、色素斑（尤指老人斑）、唇雀斑、黑色素斑和口腔黑色素细胞增多症等。直到 1976 年威瑟斯（Weathers）等人和 1977 年佩奇（Page）等人规范化了口腔和舌部黑色素斑特征的病变的术语。

满足下列标准时，考虑先天性舌黑色素斑：舌上单发或多发黑色素病变，出生时出现，并和舌成比例生长，无黏膜色素沉着相关疾病家族史，大小为 0.3 ~ 3 cm。

组织学特征为基底色素沉着增加和不同程度的过度角化，很少发生黑色素细胞增生和色素失禁，无有丝分裂或细胞异型性。

口腔原发性恶性黑色素瘤约占所有黑色素瘤的 0.2% ~ 8%，好发于上颌骨牙槽嵴和上腭，而舌部很少见，最常见于 40 ~ 70 岁，在成人患者中，只有

1 例有组织学记录的良性口腔黑色素瘤转化为恶性黑色素瘤。

结论

先天性舌黑色素斑与其他良性口腔黑色素斑的组织学特征相同，建议活检以明确诊断。虽然口腔黑色素斑被认为是良性的，但由于有成人口腔良性黑色素瘤转化为恶性黑色素瘤的病例，建议随访观察。

拉迪卡·纳兰（Radhika Narang），医学博士，卡维亚·普兰尼克（Kavya Puranik），医学博士，玛丽·玛伦-科温（Mary Marron-Corwin），医学博士，纽约州哥伦比亚大学，哈莱姆医学中心

参考文献

［1］ Anavi Y, Mintz S. Unusual physiologic pigmentation of the tongue. PediatrDermatol, 1992; 9 (2): 123 - 125.

［2］ Azorin D, Enriquez de Salamanca J, de Prada I, et al. Congenital melanotic macules and Sebaceous Choristoma arising on the tongue of a newborn: epidermal choristoma? J Cutan Pathol, 2005; 32 (3): 251 - 253.

［3］ Buchner A, Hansen L. Melanotic macule of the oral mucosa: a clinicopathologic study of 105 cases. Oral Surg Oral Med Pathol, 1979; 48 (3): 244 - 249.

［4］ Dohil MA, Billman G, Pransky S, et al. The congenital lingual melanotic macule. Arch Dermatol, 2003; 139 (6): 767 - 770.

［5］ Eichenfield L, Frieden I, Esterly N. Neonatal Dermatology. 2nd ed. Philadelphia, PA: Saunders, 2008; 400.

［6］ Menni S, Boccardi D. Melanotic macules of the tongue in a newborn. Clin Dermatol Pediatr, 2001; 44 (6): 1048 - 1049.

［7］ Page I, Corio R, Crawford BE, et al. The oral melanotic macule. Oral Surg Oral Med Oral Pathol, 1977; 44 (2): 219 - 226.

[8] Seoane Leston JM, Vazquez Garcia J, Aguado Santos A, et al. Dark oral lesions: differential diagnosis with oral melanoma. Cutis, 1998; 61 (5): 279 - 282.

[9] Weathers D, Corio R, Crawford BE, et al. The labial melanotic macule. Oral Surg Oral Med Oral Pathol, 1976; 42 (2): 196 - 205.

第十三部分

呼吸系统疾病

病例 47

早产儿反复呼吸窘迫

病例报告

患儿系 G2P3，胎龄 34 周，剖宫产出生，试管婴儿，三胞胎中的 C 胎。其母 29 岁，患有甲状腺功能减退症和糖尿病，分别使用甲状腺素和格列本脲口服治疗。由于孕母高血压进行性恶化，同时发现三胞胎 B 胎胎儿生理评分降低，于妊娠 34 周时行剖宫产终止妊娠。产房内给予正压通气、气管插管和肺表面活性物质治疗。患儿 Apgar 评分 1 min、5 min 时分别为 6 分、8 分。出生体重 2380 g（第 50～75 百分位），身长 46 cm（第 50～75 百分位），头围 33.4 cm（第 75～90 百分位）。数小时后，拔除气管插管改为持续气道正压通气，随后改为经鼻导管高流量吸氧。出生 4 天后开始喂养，逐渐增加奶量。每次尝试增加喂养量患儿总是出现呕吐，伴有氧饱和度降低和呼吸困难加重，需加强呼吸支持。胸片检查示肺实质斑片影进展性增多。（图 47-1 和 47-2）停止喂养后，患儿呼吸状况改善，撤机给予普通呼吸支持。胸片提示诊断线索，后续完善相关检查得以确诊。

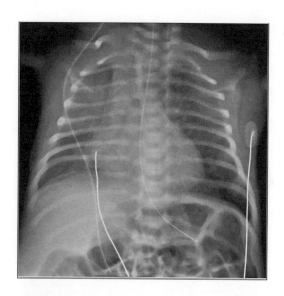

图 47 - 1　胸片示肺野清晰

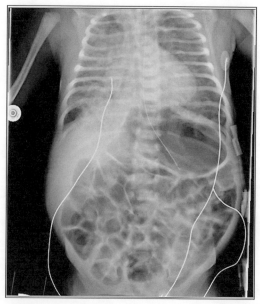

图 47 - 2　胸腹部 X 线片可见双肺野实质斑片影（右侧较左侧更明显），胃泡增大和肠管轻度扩张

思考一下，患儿的诊断是什么？

讨论

诊断

上消化道造影可见气管支气管树显影，提示有误吸或气管食管瘘（tracheoesophageal fistula，TEF）（图 47 - 3）。为避免影响患儿生长发育，暂缓行硬支气管镜检查和食管镜检查，给予鼻腔肠管喂养一段时间。后续完善硬支气管镜检查，提示隆突和左右主支气管发育正常。气管前壁未发现异常，于后壁近隆突处发现一约 2.7 cm 的瘘口，其开口大小随着通气正压而增大。通过硬性支气管镜的端口置入 2F Fogarty 导管，可顺利通过瘘口。同步行新生儿软性食管镜检查，提示患儿食管形态正常，可见留置的胃管和 Fogarty 导管。该检查证实患儿为气管食管瘘 H 型。超声心动图提示小房间隔缺损。骨骼、头颅和脊柱正常，肾超声检查正常。

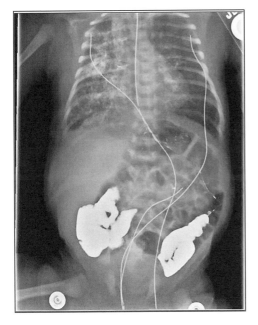

图 47 - 3　上消化道造影检查，气管支气管树显影提示有误吸或气管食管瘘

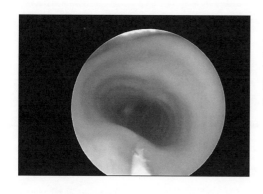

图 47-4　气管后壁可见一瘘口，直径随着正压而增大。

（图片经 Akshaya Vachharajani 医学博士许可复制转载。版权所有 2012）视频观看：http：//neoreviews. aappublications. org/content/15/5/e199.

疾病概述

气管食管瘘是气管和食管之间的异常通道。根据 Gross 分类，将其分为以下几种类型：

A 型：食管上下两段不连接，各成盲端，存在近端和远端，与气管无连通。食管中段缺失。

B 型：食管上段与气管相通，形成气管食管瘘，下段食管呈盲端。

C 型：食管上段为盲管（食管在胸骨角上方形成一个盲端），食管下段与气管相通。此型最多见，占所有 TEF 病例的 90%。

D 型：食管上下段分别与气管相通。近端食管终止于气管段或隆突，远端食管起源于隆突。

E 型：D 型的变异，食管的上下两部分相连通。因其形态与字母 H 相似，又称为 H 型瘘管。

H 型是 TEF 最不常见的类型，仅占 TEF 总数的 4%～5%。其发生的最常见部位是第 2 胸椎水平处。在所有类型的 TEF 中，该种畸形的发生率最低，预后最佳。胎儿期羊水过多比较罕见，宫内生长通常无异常。临床上的典型三联征为：进食引起反复发作的窒息和咳嗽，下呼吸道感染和空气通过瘘管进入胃部引起腹胀。

任何表现出此类症状的婴儿都应怀疑是 H 型 TEF。无论是否使用食管镜，支气管镜检查是诊断的金标准。外科治疗包括结扎和瘘管修补术，手术路径通常为颈部入路。根据瘘管的水平位置及严重程度选择胸腔镜或开胸手术。

病例进展

通过右侧颈部入路修复瘘口。术后患儿出现喘鸣，呼吸做功增加，接下来的几天内症状逐渐改善。术后第 4 天开始经口喂养，耐受良好，逐渐增加至目标奶量。术后 2 周行软性鼻咽镜检查，提示右侧声带麻痹。患儿喘鸣逐渐好转，允许出院。鼻咽镜随访显示右侧声带功能恢复。

临床启示

与喂养相关的反复发作窒息，咳嗽和呼吸窘迫可能由 H 型 TEF 引起。在各种类型的 TEF 中，H 型预后最好。

帕鲁尔·G. 扎维里（Parul G. Zaveri），医学博士，亚当·M. 沃格尔（Adam M. Vogel），医学博士，阿克沙亚·J. 瓦奇哈拉贾尼（Akshaya J. Vachharajani），医学博士，密苏里州，圣路易斯市，华盛顿大学医学院，圣路易斯儿童医院

参考文献

[1] Karnak I, Şenocak ME, Hiçsönmez A, et al. The diagnosis and treatment of H-type tracheoesophageal fistula. J Pediatr Surg, 1997; 32 (12): 1670 - 1674.

[2] Risher WH, Arensman RM, Ochsner JL. Congenital bronchoesophageal fistula. AnnThorac Surg, 1990; 49 (3): 500 - 505.

[3] Spitz L. Esophageal atresia: past, present, and future. J Pediatr Surg, 1996; 31 (1): 19 - 25.

病例 48

新生儿持续性呼吸困难

病例报告

足月女婴，出生 2 天后出现呼吸困难。患儿为 40 周足月顺产儿，出生体重 4.6 kg。患儿母亲，34 岁，G2P2，孕期患有妊娠期糖尿病，控制良好；甲状腺功能减退症，口服左甲状腺素治疗；产前实验室检查示 B 组链球菌阳性，已对该母亲进行充分治疗，余产前检查均无明显异常。患儿出生时因脐带绕颈和呼吸暂停，给予正压通气 10 s。Apgar 评分 1 min、5 min 时分别为 6 分、9 分。患儿在新生儿病房时生命体征如下：心率：128 次/min；呼吸频率：52 次/min；未吸氧下氧饱和度 89%，未给予辅助供氧氧饱和度即逐渐改善。

现患儿呼吸频率为 82 次/min，未吸氧下氧饱和度 97%。体格检查：持续性呼吸急促，轻度肋间凹陷，无呼噜声或扩张。余检查均在正常范围内。血生化，毛细血管血气和全血细胞计数结果均正常。胸片检查未见明显异常（图 48-1A）。给予患儿完善血培养，结果显示脓毒症可能性低，因此未使用抗生素。患儿因持续性呼吸急促和胸骨左下缘闻及 1/6 级收缩期杂音，请心内科医师会诊。行超声心动图检查提示双孔小型室间隔肌部缺损，一较小卵圆孔未闭和较小动脉导管未闭，均不影响血流动力学。复查胸片示轻度肺瘀

358

血（图 48 - 1B）。呼吸科医师会诊，建议完善患儿胸部高分辨率 CT 扫描。CT 扫描显示右肺纹理增粗，未见实变（图 48 - 2）。鉴于 CT 表现，专家建议进一步完善检查以明确诊断。

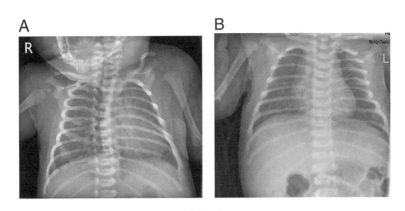

图 48 - 1
A. 日龄 2 天时胸片：未见明显的肺实变、胸腔积液、气胸或肺瘀血
B. 日龄 4 天时胸片：轻度肺瘀血，与患儿室间隔缺损有关。与既往检查相比，这是一新发现

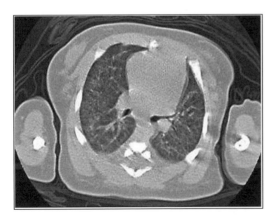

图 48 - 2　日龄 6 天时胸部高分辨率 CT 扫描示：右肺纹理增粗，尤其肺外带，未见融合浸润影，无淋巴结肿大或胸腔积液

鉴别诊断

婴幼儿间质性肺疾病可分为五大类：弥漫性肺泡发育障碍，肺表面活性

物质功能异常，肺泡生长异常，婴儿神经内分泌细胞增生症和肺间质糖原累积症（pulmonary interstitial glycogenosis，PIG；表48－1）[1]。

表48－1　儿童间质性肺疾病的鉴别诊断

类别	表现
弥漫性肺泡发育障碍	肺泡毛细血管发育不良；先天性肺泡发育不良；肺泡毛细血管发育不良伴肺静脉偏位
肺泡生长异常	肺发育不全；早产相关的慢性肺疾病；唐氏综合征；先天性心脏病
肺表面活性物质功能异常	表面活性蛋白（SP）SP－B和SP－C缺失；腺苷三磷酸结合盒转运子A3（ABCA3）缺失；甲状腺转录因子突变
婴儿神经内分泌细胞增生症	
肺间质糖原累积症（PIG）	

弥漫性肺泡发育障碍是严重的（几乎是致命的）肺泡发育疾病，包括腺泡/肺泡发育不全，先天性肺泡发育不良及肺泡毛细血管发育不良伴肺静脉偏位。后者是其中最常见的类型，但仍然很罕见。

肺泡生长异常包括肺发育不全，早产相关的慢性肺疾病，与先天性心脏病相关的异常以及与唐氏综合征相关异常。这些情况可导致不同程度的肺泡简化，死亡率各不相同（最高可达34%）。

肺表面活性物质功能障碍或代谢紊乱（ABCA3缺乏，SP B和C缺乏）可表现为出生时呼吸衰竭或儿童后期出现呼吸急促和低氧血症，且预后不一。

婴儿神经内分泌细胞增生症表现为出生后一年内出现呼吸窘迫和低氧血症。CT扫描通常可见右中叶、左舌叶有磨玻璃影，以及下叶空气潴留征。组织学证明是肺泡管和远端细支气管神经内分泌细胞增生。

肺间质糖原累积症的特征是肺间质细胞糖原累积导致继发性肺间质增宽，从而影响气体交换。在新生儿时期通常表现为呼吸困难和（或）低氧血症。

病情进展

给予患儿在手术室行视频辅助胸腔镜手术（video-assisted thoracoscopic surgery，VATS），取右下叶楔形活检，活检结果提示肺间质糖原贮积症（PIG）（图 48 - 3）。随着 VATS 的广泛使用，使得患者肺组织取材成为一种安全且耐受性好的手术，去除胸腔引流管后，患者身上仅会遗留很小的瘢痕。

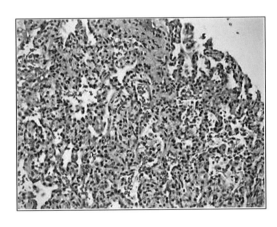

图 48 - 3　楔形活检的高倍视野下提示 PIG（苏木精-伊红染色）。值得注意的是，随后的嗜铬粒蛋白 Q1 染色未显示神经内分泌细胞增生的迹象

凯娜奇斯（Canakis）等人于 2002 年首次描述了肺间质糖原贮积症[2]。在报道的 7 例患儿中，有 5 例需要机械通气，其中 4 例为早产。虽然能在新生儿期初步诊断该病，但直至婴儿期较晚阶段才可明确诊断，1 个研究中心报道过直到婴儿 8 个月大时，组织活检才呈阳性[1]。

诊断需要行组织活检。确诊 PIG 需要电子显微镜检查，镜下经高碘酸-希夫（Schiff）染色示糖原充填间质细胞[1]。由于肺间质细胞内糖原贮积导致肺间质增宽，从而影响气体交换，相对应地新生儿的典型临床表现为呼吸困难和严重的低氧血症。该例患儿表现为呼吸困难和轻度、短暂性低氧血症，提

361

示该患儿较其他报道的 PIG 病例病情轻。

治疗

无 PIG 的治疗指南，且无关于 PIG 治疗的对照试验。在几乎所有的报道病例中，均通过糖皮质激素冲击治疗或单纯的"观察和等待"进行治疗。由于考虑 PIG 是因肺间质细胞的成熟迟缓而不是真正的肺间质炎症所致，所以认为糖皮质激素可能有助于加速成熟进程[1]。大多数患有 PIG 的婴儿预后良好，呼吸急促和相关低氧血症表现消退。

在几乎所有已报道的 PIG 病例中[2,3,4]，无论是否全身应用糖皮质激素，患者均有改善。在凯娜奇斯等人[2]的系列病例报告中，7 例患儿中有 5 例接受了糖皮质激素的治疗，其中 3 例随访至 6 岁。在随访中，3 例患儿中有 2 例在呼吸系统疾病发作期间使用了支气管扩张药和吸入性糖皮质激素，但在未发病期间，3 例患儿均无临床症状。在另一例 PIG 患儿中，在使用糖皮质激素治疗前的 10 天和治疗后的第 49 天进行了肺组织活检。经糖皮质激素治疗后，肺组织活检可见肺间质细胞的数量明显减少，许多细胞出现凋亡标志物，且细胞增殖标志物减少[5]。

由于该患儿呼吸困难已缓解，并且在住院期间及出院后的大部分时间都不需要吸氧治疗，故未使用糖皮质激素。目前患儿已近 1 岁，令人欣慰的是，在出院后的随访中她仍然没有出现该病的相关症状。

临床启示

当患儿出现难以用其他疾病解释的呼吸困难时，应进行彻底的检查，包括完整的放射学检查。

即使对于新生儿，视频辅助胸腔镜手术也是安全和简便的。

最近在儿科学里描述了间质性肺疾病新的类别；其中几种类别可能出现在新生儿时期，需要临床上做进一步的大量评估。

科林·L. 罗宾逊（Colin L. Robinson），医学博士，公共卫生硕士，彼得·周（Peter Chau），医学博士，斯塔塞·洛根（Stacey Logan），医学博士，克里斯托弗·哈罗斯（Christopher Harris），医学博士，加利福尼亚州洛杉矶市，加州大学洛杉矶分校；加利福尼亚州洛杉矶市，雪松西奈医疗中心

参考文献

［1］ Deterding RR. Infants and young children with children's interstitial lung disease. Pediatr Allergy Immunol Pulmonol, 2010; 23 （1）: 25 – 31.

［2］ Canakis A-M, Cutz E, Manson D, et al. Pulmonary interstitial glycogenosis: a new variant of neonatal interstitial lung disease. Am J RespirCrit Care Med, 2002; 165 （11）: 1557 – 1565.

［3］ Onland W, Molenaar JJ, Leguit RJ, et al. Pulmonary interstitial glycogenosis in identical twins. Pediatr Pulmonol, 2005; 40 （4）: 362 – 366.

［4］ Lanfranchi M, Allbery SM, Wheelock L, et al. Pulmonary interstitial glycogenosis. Pediatr Radiol, 2010; 40 （3）: 361 – 365.

［5］ Deutsch GH, Young LR. Histologic resolution of pulmonary interstitial glycogenosis. Pediatr Dev Pathol, 2009; 12 （6）: 475 – 480.

评论

贝斯以色列女执事医疗中心，达拉·布罗茨基博士

关于婴儿间质性肺疾病的分类系统、评估和预后的最新进展，可参看下文[1]：

［1］ Thacker PG, Vargas SO, Fishman MP, et al. Current update on interstitial lung disease of infancy: new classification system, diagnostic evaluation, imaging algorithms, imaging findings, and prognosis. RadiolClin North Am, 2016, 54 （6）: 1065 – 1076.

3 日龄婴儿持续性低氧血症和肺动脉高压

病例报告

现病史

患儿，女，3 天，白种人，因"持续性低氧血症和肺动脉高压"由社区外新生儿重症监护病房（NICU）转入我院，院外已行体外膜肺氧合（extracorporeal membrane oxygenation，ECMO）治疗。

产前史

患儿母亲 27 岁，妊娠 4 次，本次妊娠头 3 个月便开始产前检查。初始产前超声检查可见两支血管及双侧肾盂积水。高频超声检查未提示任何先天性心脏病的证据。

家族史

家族中无近亲婚育史。患儿姑妈患先天性心脏病，患儿哥哥患病因不明的脑积水和肾积水。

出生史

39 周出生，剖宫产儿，出生体重 3500 g，分娩时胎膜已破，羊水清。

患儿出生后给予常规护理，Apgar 评分 1 min、5 min 分别为 8 分、9 分。

病情进展

首发症状

患儿于出生后 4 h 出现昏睡，迅速将其从新生儿病房转至 NICU 治疗。初始的胸片提示：肺野清晰，可见心脏轮廓；全血细胞计数未见感染征象（图 49 - 1）。

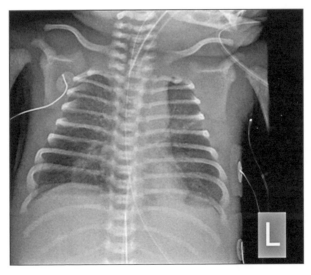

图 49 - 1 胸片示：可见气管导管，心影轮廓小，肺野清晰

给予患儿行高氧试验，未吸氧前 PaO_2 是 71 mmHg，怀疑患儿有先天性心脏病。给患儿输注前列腺素 E1 治疗后转至更高级别的医疗机构进一步评估。

外院Ⅲ级 NICU 监测发现患儿低氧血症加剧，给予患儿行高频振荡通气，平均气道压峰值为 17 cm H_2O，氧浓度 100%。行超声心动图检查未见心脏结构异常。怀疑患儿持续性肺动脉高压（persistent pulmonary hypertension, PPHN），予多巴胺和肾上腺素正性肌力药物支持治疗。针对持续性低氧血症，吸入一氧化氮（inhaled nitric oxide, iNO）治疗后，症状出现暂时好转，PaO_2 恢复至 40~50 mmHg。氧合指数为 38，将患儿转入 ECMO 中心。

ECMO 中心体格检查

患儿气管插管且处于镇静状态。头颅、五官无畸形，余体格检查无异常。

ECMO 治疗后

患儿收住 ECMO 中心后随即行静脉动脉体外膜肺氧合（ECMO）治疗。经过 5 天支持治疗，吸入一氧化氮流量降至最低，氧浓度降至 50%。完善超声心动图检查示：室间隔弓形突出，右心室高压和三尖瓣反流，提示肺动脉高压；可见 2 条肺静脉回流至左心房，未发现结构异常。治疗上加入西地那非和依前列醇。

随后几天共行 11 次超声心动图检查，评估患儿肺动脉高压，结果无改善。随后给予患儿行心导管术。

新生儿肺动脉高压鉴别诊断

功能性血管收缩

围产期窒息

胎粪吸入

脓毒症

肺炎

呼吸窘迫综合征

气漏

全肺静脉回流异常

功能性阻塞

红细胞增多症

高纤维蛋白原血症

肺血管发育不良

胎盘功能不全

胎儿动脉导管产前关闭（如母亲孕期服用非甾体类抗炎药物）。

肺血管发育不全

先天性膈疝

肺发育不全

肺泡毛细血管发育不良

思考一下，患儿的诊断是什么？

实际诊断

肺泡毛细血管发育不良。

心导管术

完善心导管检查发现不连续的主动脉管旁缩窄。未见其他结构异常。肺静脉回流至左心房，无梗阻迹象。

肺动脉压明显增高，肺血流量明显减少。远端肺动脉分支外观稀疏呈"修剪"状。

行右肺动脉楔形血管造影，观察到肺泡毛细血管"泛红"期减少。这些发现均与肺泡毛细血管发育不良（alveolar capillary dysplasia，ACD）的诊断相一致。

心导管术后

告知患儿家长检查结果，强烈怀疑 ACD，并解释该疾病是致死性疾病。患儿家属知情明白疾病转归，治疗转为给予患儿行舒适护理，拔除气管导管不久后患儿死亡。患儿家长同意行尸体检查。

尸检结果

肺肉眼观（图 49 - 2）肺肿大，标准分叶（总重量 95 g，预期 64 g + / - 27 g）。

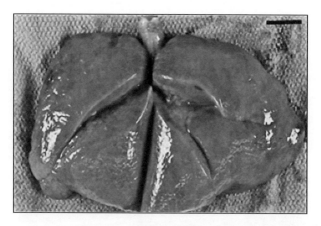

图 49 - 2 尸体解剖可见肺呈分叶状，外形较正常肺大

肺大体检查可见远端淋巴间隙明显扩张。显微镜检查证实近端和远端淋巴间隙均扩张。

在正常肺组织中，细支气管和肺小动脉走行一致，肺小静脉与其分开，与其年龄相匹配的正常对照肺组织如图（图 49 - 3）

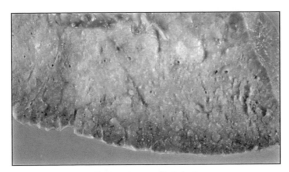

图 49 - 3　正常肺组织

在该患儿中，显微镜检查（图 49 - 4）进一步显示肺静脉分支错位，扩张的小静脉位于肺小动脉附近。除了明显的静脉和淋巴管扩张外，中、小肺腺泡内肺动脉壁肌层明显增厚。显微镜下满视野均可见这些发育不良的特征和异常的腺泡结构。

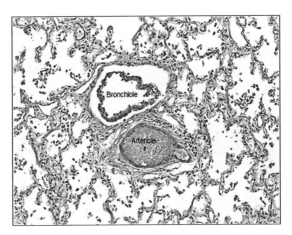

图 49 - 4　显微镜检查显示肺结构异常

在正常肺组织中，如年龄相匹配的正常对照肺组织所见（图 49 - 5），肺泡毛细血管与空腔相邻，肺泡-毛细血管交界膜薄。这种解剖结构有利于正常肺内 1.5 亿个肺泡均进行适当的气体交换，其中正常肺泡表面积的 70% 被毛细血管网覆盖。

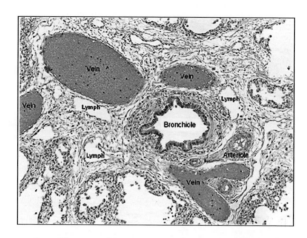

图49-5　正常肺组织示：肺泡毛细血管邻近空腔，肺泡毛细血管交界膜薄

该例 ACD 患儿（图 49-6），肺泡上皮附近的毛细血管明显减少，间质间隙弥漫性增宽，肺泡壁随之增厚。空气-肺泡液界面的肺泡毛细血管减少影响了气体的正常交换，从而导致肺动脉高压。

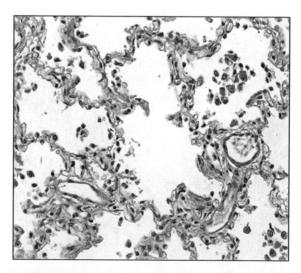

图49-6　在该肺组织检查中，由于邻近肺泡上皮的毛细血管减少，间隙增宽和肺泡壁增厚，因此可以明确诊断肺泡毛细血管发育不良

　　该患儿还存在其他内脏畸形，包括左侧盲肠和阑尾肠旋转不良，以及先天性胆囊缺失。双侧肾盂积水，肾盂入口处输尿管近端扩张。肾下极下方多个双侧滤泡性卵巢囊肿。

专家意见

　　根据一系列的临床症状及尸检结果，该患儿可诊断为 ACD。詹尼（Janney）等人于 1981 年首次报道该病，文献中很好地描述了 ACD 的特征，并认为其是 PPHN 的病因之一[1]。肺泡毛细血管发育不良属于肺血管发育异常的一种，组织学检查具有特征性，包括邻近肺泡上皮的毛细血管减少，肺静脉走形异常，肺小动脉的内膜肌化以及可见较小的未成熟肺泡[2]。损伤通常是弥漫且广泛的，尽管 14% 的病例在 2 ~ 6 周时只出现了部分损伤[3]。

　　临床上，患有该疾病的婴儿由于肺腺泡内毛细血管明显减少而出现暴发性的严重肺动脉高压[4]。他们通常刚开始时 Apgar 评分正常，随后出现失代偿，表现为呼吸窘迫[2]。需要迅速升级呼吸支持，在某些情况下，对 iNO 会有短暂反应[5]。然而，肺动脉高压并不能缓解。

　　对患有 ACD 的家庭研究表明，该病可能有遗传基础。患有 ACD 家庭的谱系显示，12% 的家庭有一个患有肺动脉高压的孩子，且许多患儿的兄弟姐妹有 ACD 病史[6]。观察到 ACD 患儿存在多处异常。心脏异常包括缩窄、三房心、房间隔缺损和房室管畸形。胃肠道异常包括旋转不良、异位症、肛门闭锁、先天性巨结肠和先天性膈疝。也可见肾盂积水和肾盂输尿管交界处梗阻、海豹肢症[6]。

　　确诊 ACD 的方法很多。已尝试行肺活检，但对于进行 ECMO 的抗凝患儿或有部分损伤的患儿来说，这往往是危险的。心导管检查术可有特征性发现。由于远端肺动脉数目稀少，以及肺泡内毛细血管数目及其血流量的明显减少，导致出现"修剪"征。肺泡毛细血管泛红期的缺失或减少是指在肺楔形血管造影中，肺段缺乏暗对比度。在 ACD 中，严重的肺动脉高压迫使进入腺泡的血液流入错位的肺静脉，而不是少数肺腺泡毛细血管，从而消除或减少了通常看到的"泛红"期[4]。

目前，还没有已知的治疗 ACD 的方法。为了减少患儿及其家属的痛苦，并更好地分配利用昂贵的医疗资源，如 ECMO，出生前确诊是非常重要的[4]。

阿南德·拉亚尼（Anand Rajani），莫妮克·T. 巴拉卡特（Monique T. Barakat），查雷·延宁（Charay Jennings），斯坦福大学医学院

参考文献

[1] Janney CG, Askin FB, Kuhn C Ⅲ. Congenital alveolar capillary dysplasia—an unusual cause of respiratory distress in the newborn. Am J ClinPathol, 1981；76（5）：722－727.

[2] Al-Hathlol K, Phillips S, Seshia MMK, et al. Alveolar capillary dysplasia. Report of a case of prolonged life without extracorporeal membrane oxygenation（ECMO）and review of the literature. Early Hum Dev, 2000；57（2）：85－94.

[3] Abdallah HI, Karmazin N, Marks LA. Late presentation of misalignment of lung vessels with alveolar capillary dysplasia. Crit Care Med, 1993；21（4）：628－630.

[4] Hintz SR, Vincent JA, Pitlick PT, et al. Alveolar capillary dysplasia：diagnostic potential for cardiaccatheterization. J Perinatol, 1999；19（6 Pt 1）：441－446.

[5] Steinhorn RH, Cox PN, Fineman JR, et al. Inhaled nitric oxide enhances oxygenation but not survival in infants with alveolar capillary dysplasia. J Pediatr, 1997；130（3）：417－422.

[6] Sen P, Thakur N, Stockton DW, et al. Expanding the phenotype of alveolar capillary dysplasia（ACD）. J Pediatr, 2004；145（5）：646－65.

评论

贝斯以色列女执事医疗中心，达拉·布罗茨基博士

关于婴儿间质性肺疾病的分类系统、评估和预后的最新进展，可在下文查阅[1]。

[1] Thacker PG, Vargas SO, Fishman MP, et al. Current update on interstitial lung disease of infancy: new classification system, diagnostic evaluation, imaging algorithms, imaging findings, and prognosis. RadiolClin North Am, 2016; 54 (6): 1065 - 1076.

病例 50

3 周龄婴儿呼吸困难和腹壁捻发感

病例报告

患儿，女，3 周龄，足月儿。突然出现呼吸困难、腹壁可触及捻发感。病史如下：

患母，24 岁，G2P1，产前患有复杂性尿路感染，实验室检查示：快速血浆反应素试验阴性；B 组链球菌、艾滋病毒检测均阴性；风疹病毒抗体阳性，单纯疱疹病毒（herpes simplex virus，HSV）检测不详。

患儿为顺产儿，出生史无特殊，Apgar 评分 1 min、5 min 时分别为 9 分、9 分。

出生后 3 天因出现进行性呼吸窘迫，诊断为肺炎。

给予常规机械通气治疗 9 天，随后撤机改为鼻导管吸氧；完善胸片示左下肺气肿。

21 天时，患儿呼吸困难突然加剧，立即行气管插管，给予高频通气治疗，体格检查发现腹壁可触及捻发感（图 50 - 1）。

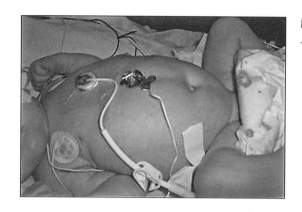

图 50 - 1 患儿 3 周龄，足月儿，行气管插管，病情危重

病情进展

逐步进展为呼吸衰竭

平均动脉压降至 25 mmHg

高频振荡通气下仍供氧困难

胸片检查（图 50 - 2）示左侧张力性气胸，左下叶可见一固定囊性透明影

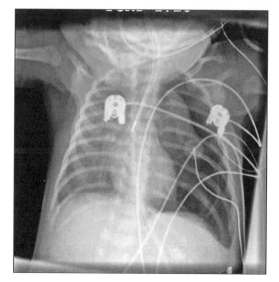

图 50 - 2 胸部后前位片示左侧气胸伴纵隔中线移位

体格检查可见腹部增大，腹壁可触及捻发感

完善胸片检查以评估胸腔导管放置位置（图 50 - 3 ~ 图 50 - 6），发现大量皮下气体积聚

为查明囊性肿物是否与感染有关，给予患儿行支气管肺泡灌洗液（bronchoalveolar lavage，BAL）检查

实验室检查示感染相关指标阳性

BAL 灌洗液培养示 HSV - 2 型阳性

血液、尿液和脑脊液培养均阴性

脑脊液 HSV 聚合酶链反应（PCR）阴性

肛周，结膜和鼻咽部呼吸道病毒直接免疫荧光抗体检查均阴性

无皮肤病变

转氨酶正常

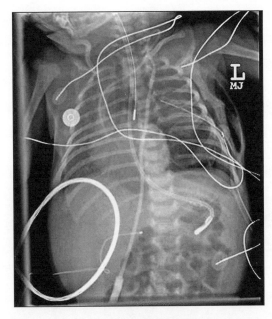

图 50 - 3 后续胸片如图

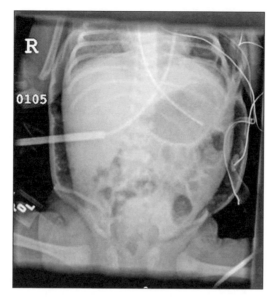

图 50-4 后续胸片如图

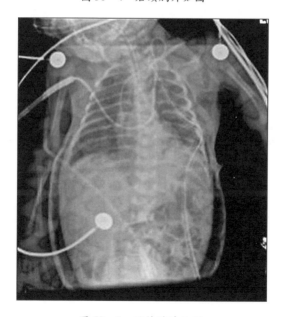

图 50-5 后续胸片如图

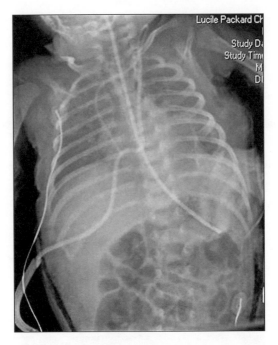

图 50－6　后续胸片如图

处理措施

　　由于胸腔置管引流后仍持续气漏，皮下气肿进行性加重，手术切除左肺下叶。随后给予患儿阿昔洛韦抗病毒治疗 21 天后，恢复良好。2 周后，皮下气肿缓慢消退。

鉴别诊断

皮下气肿：

支气管胸膜瘘（胸膜瘘）

感染

坏死性筋膜炎（组织产生气体）

创伤（气体意外进入组织）

- 食管破裂
- 支气管破裂
- 肺泡破裂导致气胸

空腔脏器自发性穿孔

思考一下，患儿的诊断是什么？

实际诊断

支气管胸膜瘘。

处理措施

行左下叶切除术，以解决持续性气漏。

专家意见

皮下气肿是指皮下组织有气体存积。可因气体意外进入皮下组织引起（例如肺内气体逸出），但该情况较少见。也可见于组织感染后产生气体，如气性坏疽。

皮下气肿体格检查表现为皮肤光滑饱满（图50-1）。触诊时当气体被推动而通过组织时，可触及不寻常脆裂感（捻发感）。

由于气体会通过间质组织向阻力小的部位扩散，检查范围应远大于受累部位。深筋膜的解剖结构可让气体从体内进入皮下组织。

从胸腔纵隔开始，气体可沿着不同路径蔓延至胸壁、颈部和面部，这些路径是由覆盖于气管、食管和大血管的筋膜之间的潜在间隙组成。新生儿气

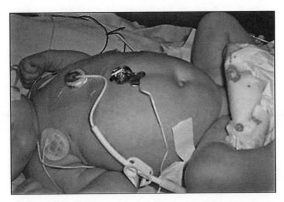

图 50-1 患儿 3 周龄，足月儿，行气管插管，病情危重

胸是由气体滞留引起的疾病之一。实验表明，肺过度膨胀通常是由于呼气时气体出口阻塞导致肺泡过度扩张引起。气体可由肺泡逸出至周围间质组织，并随血管走形扩散至肺门，导致间质性肺气肿，当气体到达纵隔时，则引起纵隔气肿。气体还可沿着血管鞘进入心包腔，引起心包积气。纵隔压力增加可引起壁层胸膜的破裂，从而导致气胸，也可扩散至皮下组织或穿过横膈膜进入腹部（气腹）。

皮下气肿治疗原则主要是去除潜在病因。纵隔气漏引起的皮下气肿病例研究表明，吸入 100% 纯氧有助于促进皮下气体吸收。由产气微生物引起的皮下气肿，如气性坏疽和坏死性筋膜炎，高压氧治疗外，还应结合外科清创和适宜抗生素抗感染治疗。

各种形式的高频通气已被用于治疗有肺气漏的婴儿，并且有建议指出高频通气比常规通气有优势。凯斯勒（Keszler）及其同事证明了高频喷射通气（high-frequency jet ventilation，HFJV）在治疗间质性肺气肿患儿中的优越性。将 HFJV 与常规机械通气进行比较，冈萨雷斯（Gonzalez）及其团队发现接受HFJV 治疗的气胸患儿气体从胸腔引流管的溢出量减少。

与常规机械通气相比，HFJV 能促进气漏愈合，但其机制尚未明确。一种可能的原因是 HFJV 在不使用高吸气峰压的情况下仍可充分氧合的能力可使破裂肺泡和胸膜间隙之间的压差减小，从而降低气体通过泄漏部位的驱动压。

此外，在吸气末正压峰值阶段，漏气部位直径可能会增加，每次 HFJV 通气时极短吸气时间和小潮气量均可尽量减少气漏部位的扩张，气漏部位直径的缩小可能会增加对气流的阻力，并促进其闭合。

亚历克西斯·戴维（Alexis Davis），医学博士，乔迪·M. 安德森（JoDee M. Anderson），医学博士，加利福尼亚州，帕洛阿托，斯坦福大学医学院

参考文献

[1] Barringer M, Meredith J, Prough D, et al. Effectiveness of high-frequency jet ventilationin management of an experimental bronchopleural fistula. Am Surg, 1982; 48: 610 - 613.

[2] Boros SJ, Mammel MC, Coleman JM, et al. Neonatal high-frequency jet ventilation: four years' experience. Pediatrics, 1985; 75: 657 - 663.

[3] Bowen AD, Zarabi M. Radiographic clues to chest tube perforation of neonatal lung. Am J Perinatol, 1985; 2: 43 - 45.

[4] Fredberg JJ, Glass GM, Boynton BR, et al. Factors influencing mechanical performance of neonatal high-frequency ventilators. J Appl Physiol, 1987; 62: 2485 - 2490.

[5] Gagnon L, Blouin A, Cormier Y. Bronchocutaneous fistula in dogs: influence of fistula size and ventilatory mode on airleak. Crit Care Med, 1989; 17: 1301 - 1305.

[6] Gonzalez F, Harris T, Black P, et al. Decreased gas flow through pneumothoraces in neonates receiving high-frequency jet versus conventional ventilation. J Pediatr, 1987; 110: 464 - 466.

[7] Harris TR, Wood BR. Physiologic principles. In: Goldsmith JP, Karotkin EH. Assisted Ventilation of the Neonate. 3rd ed. Philadelphia, PA: Saunders, 1996; 21 - 68.

[8] Hatcher D, Watanabe H, Ashbury T, et al. Mechanical performance of clinically available, neonatal, high-frequency, oscillatory-type ventilators. Crit Care Med, 1998; 26: 1081 - 1088.

[9] Heicher DA, Kasting DS, Harrod JR. Prospective clinical comparison of two methods for mechanical ventilation of neonates: rapid rate and short inspiratory time versus slow rate and long inspiratory time. J Pediatr, 1981; 98: 957 – 961.

[10] Hook B, Hack M, Morrison S, et al. Pneumopericardium in very low birth weight infants. J Perinatol, 1995; 15: 27 – 31.

[11] Jouvet P, Hubert P, Isabey D, et al. Assessment of high-frequency neonatal ventilator performances. Intensive Care Med, 1997; 23: 208 – 213.

[12] Jung AL, Nelson J, Jenkins MB, et al. Clinical evaluation of a new chest tube used in neonates. Clin Pediatr (Phila), 1991; 30: 85 – 87.

[13] Keszler M, Donn SM, Bucciarelli RL, et al. Multicenter controlled trial comparing high-frequency jet ventilation and conventional mechanical ventilation in newborn infants with pulmonary interstitial emphysema. J Pediatr, 1991; 119 (1 Pt 1): 85 – 93.

[14] Kumar SP, Belik J. Chylothorax—a complication of chest tube placement in a neonate. Crit Care Med, 1984; 12: 411 – 412.

[15] Marinelli PV, Ortiz A, Alden ER. Acquired eventration of the diaphragm: a complication of chest tube placement in neonatal pneumothorax. Pediatrics, 1981; 67: 552 – 554.

[16] Pérez Fontán JJ, Ray AO. Pressure-flow behavior of a bronchopleural fistula during mechanical ventilation with positive pressure. JAppl Physiol, 1989; 66: 1789 – 1799.

[17] Pillow JJ, Neil H, Wilkinson MH, et al. Effect of I/E ratio on mean alveolar pressure during high-frequency oscillatory ventilation. J Appl Physiol, 1999; 87 (1): 407 – 414.

[18] Pokora T, Bing D, Mammel M, et al. Neonatal high-frequency jet ventilation. Pediatrics, 1983; 72: 27 – 32.

[19] Ritz R, Benson M, Bishop MJ. Measuring gas leakage from bronchopleural fistulas during high-frequency jet ventilation. Crit Care Med, 1984; 12: 836 – 837.

[20] Sacks LM. Lung perforation by chest tubes. JPediatr, 1979; 94: 341.

[21] Thome U, Pohlandt F. Effect of the TI/TE ratio on mean intratracheal pressure in high-frequency oscillatory ventilation. J Appl Physiol, 1998; 84: 1520 – 1527.

1月龄婴儿呼吸窘迫和休克

病例报告

患儿，女，1月龄，36周顺产儿。因呼吸窘迫和休克就诊。患儿母亲，25岁，G2P2，妊娠期无特殊。患儿2周前出现咳嗽、流涕、鼻塞，2天前呼吸困难逐渐加重，出现呼吸急促及气管牵张，现发绀发作持续2 min。出生以来，体重增长正常。体格检查：肛温34 ℃，心率126次/min，血压58/31 mmHg，未吸氧状态下氧饱40%。毛细血管充盈时间延长，外周循环灌注不良，双肺呼吸音粗，可闻及干啰音，肝脾可触及肿大。胸片检查可见双肺纹理弥漫性增粗，右中叶有一透亮影（图51-1）。

完善相关实验室检查结果显示：动脉血气分析pH 7.03，PCO_2 70 mmHg，实际碳酸氢盐18 mEq/L，碱剩余-13，血清乳酸水平6.7 mmol/L。血常规：白细胞计数$25.6 \times 10^3/\mu l$（$25.6 \times 10^9/L$），中性粒细胞41%，杆状核38%。CRP 107 mg/L。肝功能：血清总胆红素1.3 mg/dl，丙氨酸转氨酶22 U/L，天冬氨酸转氨酸88 U/L。凝血功能：凝血酶原时间31.9 s（INR：3.1），活化部分凝血活酶时间51.9 s。脑脊液（cerebrospinal fluid，CSF）检查细胞计数无明显异常，蛋白质和葡萄糖含量均正常。血液、尿液、CSF和气道分泌物进行

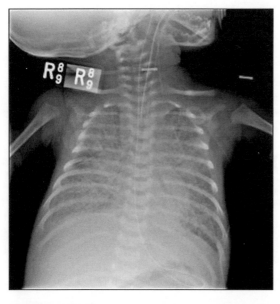

图 51-1　胸片示双肺纹理弥漫性增粗，左下叶下段呈磨玻璃影，右侧少量胸腔积液，右中叶可见一透亮影

病毒和细菌培养以及 PCR 分析，并对血清氨基酸、尿有机酸、脂肪酸氧化底物和免疫球蛋白进行定量分析。

　　随后将患儿转入重症监护室，立即行机械通气。给予患儿静脉输注广谱抗生素抗感染、升压药控制血压治疗，并使用体外肺膜氧合（extracorporeal membrane oxygenation，ECMO）。

思考一下，患儿的诊断是什么？

讨论

诊断

　　经气管导管采集呼吸道分泌物培养提示革兰阳性杆菌生长，但未能分离菌株，考虑为标本污染。重复呼吸道分泌物培养，最终发现一种特殊的革兰阳性杆菌，随后被确定为抗酸杆菌。使用分枝杆菌生长指示管培养标本，结果显示结核分枝杆菌阳性。

环境接触史：患儿父母是厄瓜多尔人，家人聚集生活。为完善流行病学调查，家庭接触者均进行了结核菌素皮肤测试，结果显示患儿母亲阳性，但无活动性症状。

鉴别诊断

对刚度过新生儿期的婴儿而言，针对呼吸衰竭和休克的鉴别诊断范围很广。全身感染性疾病，如败血症，脑膜炎和肺炎，常伴有休克和呼吸窘迫。先天性心脏病，百日咳，流行性感冒，以及少见的心肌炎，内分泌疾病和先天性代谢缺陷均会导致循环和呼吸衰竭。非意外创伤也是导致休克的原因之一。

根据实验室检查结果回报，我们对于特殊病原体产生了怀疑。当确定为结核分枝杆菌后，立即给予患儿行抗结核治疗，用药包括利奈唑胺、异烟肼、吡嗪酰胺、利福平和阿米卡星。用药后患儿症状改善。

疾病概述

通过分离培养物中的病原体，证实该患儿为结核病。但难以确定患儿为先天性结核还是围生期结核感染。由于粟粒性肺结核的发病年龄很小，且潜伏期通常超过1周，根据患儿的病情程度，考虑先天性感染。但是，由于缺乏患母其他病史资料及患儿环境接触史，无法完全满足先天性肺结核诊断标准（Cantwell's标准）。尽管患儿母亲无证据表明其有活动性肺结核支持患儿先天性肺结核的诊断，可支持先天性结核的诊断，但由于分娩时胎盘和母亲生殖道疾病的状况尚不清楚，围生期感染仍可能存在。

先天性结核很罕见。1984年之前，全球报告的病例不到300例，1946—2009年之间报告了170例。自1992年以来，美国结核病总体发病率一直在下降。这一趋势归因于对 HIV 的良好控制，从而减少了同时感染结核病的人群，并提高了对该病预防和治疗的重视。感染的危险因素包括从结核病流行地区（特别是印度、中国、墨西哥和拉丁美洲）到美国的移民数量增加，以及人与人之间的密切接触。

基于尸检结果，1935 年拜茨克（Beitzke）提出了宫内感染结核病的初步诊断标准，其中包括从婴儿体内分离出结核分枝杆菌。还包括以下条件：① 原发肝结核综合征；② 出生后几天内发现的结核性损害；③ 排除宫外感染。1993 年修订的 Cantwell 标准做了调整，包括胎盘或母亲生殖道结核感染，以及原发性肝肉芽肿的存在。

在怀孕期间，母亲患有结核分枝杆菌菌血症，可导致胎盘或生殖道感染。先天性感染途径有 3 条：① 胎盘感染，血源性分枝杆菌通过胎盘转移到脐静脉；② 吸入或吞入感染的羊水；③ 分娩时直接与子宫内膜生殖道接触。经胎盘感染结核杆菌会导致胎儿肝内形成原发复合征，继发血源性播散，而吞入则会在肺或胃肠道形成原发性结核。

鉴别宫内感染或围产期感染似乎并不重要，因为针对患儿及其母亲的治疗措施都是相似的。先天性结核的患儿通常在出生后 2~3 天出现各种不同的体征和症状，且无特异性。其症状包括（按报告频率顺序）肝脾大、呼吸窘迫、发烧、淋巴结肿大、腹胀、嗜睡或烦躁。儿童还可能出现呼吸衰竭，弥散性血管内凝血和多系统器官功能衰竭。患者病情通常无法通过抗生素治疗而改善，且易恶化。

结核菌素皮肤试验在病程的前几周假阴性率很高，但在 3 周内可转为阳性（尽管在出生后的第一年可能需要 ≥3 个月）。γ 干扰素释放实验虽已批准用于成人和大龄儿童，但并未批准用于婴儿，且经常产生模糊的结果。

为了从幼儿体内分离出结核分枝杆菌用以诊断及药敏实验，晨起时胃分泌物具有最高诊断率。通常连续 3 天抽取晨起胃内容物并送检（在儿童未清醒、不活跃及进食前获得）。在实验室中，将标本染色并接种到培养皿中。根据疾病的严重程度和部位不同，结核分枝杆菌还可从气管分泌物和骨髓活检标本、肝结节、淋巴结、CSF、胸腔积液、腹水中分离，偶尔也可从耳部分泌物中分离。结核分枝杆菌较少见于尿液和鼻咽分泌物中。

影像学检查结果无特异性，但是，胸片可发现粟粒性肺结核，超声和 CT 检查可观察到肝脾多发结节。影像学引导下的可疑肝肉芽肿或淋巴结穿刺活检通常有助于诊断。

在对怀疑先天性结核的婴儿进行诊断的过程中，对其母亲进行疾病评估是重要的。患有宫内感染结核的患儿母亲中 95% 有活动性疾病，尽管其在怀孕期间缺乏临床症状。分析发现近期一系列被确诊为宫内感染结核的患儿病例中，70% 的产妇在分娩后才被发现感染。在确诊为结核感染的女性中，无症状者占 25%。在宫内感染结核的患儿母亲中，约一半的母亲是在其孩子确诊后才诊断出肺结核。

处理措施

宫内感染结核和围生期结核感染的最佳治疗方案的拟定，需要了解感染分枝杆菌的药敏性以及对疾病严重程度进行评估，同时也需要具有治疗经验的儿科传染病专家的指导。

宫内感染或围生期结核感染的治疗需采用多药联用抗结核方案。初始方案通常为异烟肼、利福平和吡嗪酰胺联用，视具体情况选择是否加用链霉素。若出现结核耐药的情况，在获得药敏性数据之前，可经验性添加其他药物。通常，使用 4 联或 5 联药物抗结核治疗持续时间至少应 2 个月，然后再继续服用异烟肼和利福平。

应保持宫内感染结核患儿呼吸道隔离，此措施不是因为患儿具有传染风险，而是担心其父母或其他成年人接触者患有活动性结核。

预后

自 1994 年以来，宫内感染结核的死亡率为 33.9%；1994 年之前，这一比例为 52.6%。此差异可归因于早期诊断和有效的治疗措施。影响预后的因素包括颅内病变，白细胞水平降低或正常，以及患儿年龄小于 3 周。

临床启示

宫内感染结核的早期诊断充满挑战，其症状和体征多样且无特异性。影像学检查和部分实验室检查可能无法获得准确结果。

当患儿出现休克或肺炎，标准抗感染治疗无效，尤其是还伴有原因不明的肝脾肿大时，应考虑宫内感染结核。

多药联用抗结核方案治疗宫内感染结核是安全有效的。

致谢

感谢杰弗里·R. 斯塔克（Jeffrey R. Starke）博士和丹尼尔·C. 约翰森（Daniel C. Johnson）博士对该病例的审查和贡献。

苏珊·M. 斯莱特里（Susan M. Slattery），医学博士，阿龙·J. 马拉（Aaron J. Muller），医学博士，肯尼思·亚历山大（Kenneth Alexander），医学博士，哲学博士，约瑟夫·R. 哈格曼（Joseph R. Hageman），医学博士，伊利诺伊州，芝加哥市，芝加哥大学，普里茨克医学院，科默儿童医院，以及伊利诺伊州，埃文斯顿，北岸大学医疗系统

参考文献

[1] Centers for Disease Control and Prevention. Reported tuberculosis in the United States，2012. CDCWeb site. https：//www. cdc. gov/tb/statistics/reports/2012/default. htm.

Updated January 29, 2014. Accessed September 9, 2017.

[2] Connell T, Tebruegge M, Ritz N, et al. Interferon-gamma release assays for the diagnosis of tuberculosis. Pediatr Infect Dis J, 2009; 28 (8): 758 – 759.

[3] Hageman JR. Congenital and perinatal tuberculosis: discussion of difficult issues in diagnosis and management. J Perinatol, 1998; 18 (5): 389 – 394.

[4] Mazade MA, Evans EM, Starke JR, et al. Congenital tuberculosis presenting as sepsis syndrome: case report and review of the literature. Pediatr Infect Dis J, 2001; 20 (4): 439 – 442.

[5] Peng W, Yang J, Liu E. Analysis of 170 cases of congenital TB reported in the literature between 1946 and 2009. PediatrPulmonol, 2011; 46 (12): 1215 – 1224.

评论

贝斯以色列女执事医疗中心，达拉·布罗茨基博士

最近的一篇综述讨论了该疾病的诊断和治疗[1]，这种疾病仍在我们身边。

[1] Saramba MI, Zhao D. A perspective of the diagnosis and management of congenital tuberculosis. J Pathog, 2016: 8623825. doi: 10. 1155/2016/8623825.

第十四部分

骨骼系统疾病

病例 52

胎龄 36 周男婴骨骼畸形

病例报告

患儿，男，36 周顺产儿；其母，28 岁，G2P2。妊娠第 19 周时行超声检查，提示羊水过多，且发现胎儿长骨明显短而弯曲，鼻骨缺失，双侧足内翻畸形，未见颅内异常，因此建议提前终止妊娠。完善产前其他相关检查，包括超声心动图，结果未见心脏结构或功能异常；荧光原位杂交试验，未见第 13、18 和 21 号染色体数目异常；微阵列比较基因组杂交检测，未见具有临床意义的基因组失衡；α 甲胎蛋白水平正常，为中位数的 0.7 倍（参考范围，<中位数的 2.0 倍）。

患儿出生时即出现呼吸困难，立即行气管插管和机械通气治疗。Apgar 评分 1 min、5 min 分别为 5 分、6 分。体格检查明显可见：颅缝分离，骨质软，面部瘀青，双足过度跖屈及四肢挛缩，四肢远端皮肤可见深凹切迹（图 52-1）。

出生后 24 h，患儿可自主呼吸，给予撤机。行骨骼相关检查示，骨骼矿化不足，尤其是颅骨，同时可见干骺端普遍发育不良，伴肢端弓行畸形，桡骨骨刺突出和肋骨发育不良（图 52-2）。完善其他检查，超声心动图未见结

393

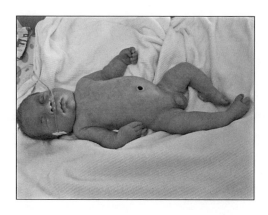

图 52-1 患儿骨骼发育不良，可见四肢弯曲、挛缩，足踝过度屈曲

构性或功能性心脏疾病，肾超声检查显示双肾肾盂轻度扩张。以下实验室结果有助于诊断：碱性磷酸酶，<20 U/L（参考范围 38~405 U/L）；钙离子，6.0 mg/dl（1.5 mmol/L）[参考范围 4.48~5.28 mg/dl（1.12~1.32 mmol/L）]；磷 6.1 mg/dl（1.97 mmol/L）[参考范围 3.6~8.2 mg/dl（11.15~25.39 mmol/L）]；维生素 D_2（1，25 二羟基维生素 D），<8 pg/ml（<21 pmol/L）[参考范围，31—87 pg/ml（81~226 pmol/L）]；甲状旁腺激素正常，14 pg/ml（14 ng/L）[参考范围为 8~72 pg/ml（8~72 ng/L）]。

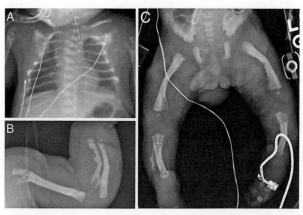

图 52-2 A. 胸片示肋骨小、短且形状不规则。B. 上肢短而弯曲，干骺端矿化低下。C. 下肢严重骨矿化不足，长骨短且弯曲

追溯家族史，发现患儿有一名长兄（姐）患有小脑扁桃体下疝畸形（Chiari 畸形）和脑积水，且行脑室-腹腔分流术治疗。因此给予本患儿行脑磁共振成像（MRI）检查，结果显示，脑回简化且未成熟，脑沟少且浅（图52-3）。同时左右双侧顶枕区可见几个扩散受限病灶（左侧较右侧明显），提示有小的急性梗死。随后，完善脑电图发现在四个象限中都有瞬时尖波活动，但无明确的癫痫样活动。

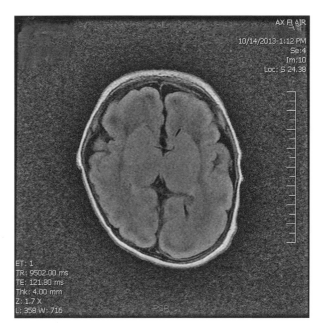

图 52-3 磁共振成像示脑回简化且未成熟，脑沟少且浅

尿有机酸分析表明磷酸乙醇胺水平升高。维生素 B_6 检测示 5-磷酸吡哆醛升高至 431 $\mu g/L$（参考范围 5~50 $\mu g/L$）。

出生后第 3 天，患儿病情恶化，以呼吸暂停和心动过缓加剧为主要表现。在第 7 天，应家属要求，未行复苏抢救等措施。第 13 天，患儿因重度窒息死亡。

讨论

诊断

将患儿血清进行分子检测，根据结果最终可确诊为家族性低磷酸酶血症佝偻病。在产前超声检查中发现胎儿骨骼异常对儿科医师和遗传学家来说都具有挑战。此外，该案例中患儿出生因出现严重的呼吸抑制，行机械通气复苏治疗，使临床情况变得复杂。完善实验室检查，结果显示血清碱性磷酸酶浓度明显降低，血清钙浓度升高，当分子检测结果为阳性时，即可诊断为家族性低磷酸酶血症佝偻病。

疾病概述

家族性低磷酸酶血症佝偻病是一种骨或牙齿矿化不全，且伴有碱性磷酸酶活性降低的疾病。由于潜在原因的不同，其临床表现多种多样。常见并发症包括牙齿疾病，骨矿化不足，高钙血症，骨折和颅缝早闭等。其中一种类型为围生期型，此类型的胎儿通常在宫内发育时即出现骨骼矿化不良，产前超声检查示长骨缩短。出生后，可发现患儿骨质脆，且有明显的 X 线表现，即骨矿化低下（图 52 - 2），实验室检查示碱性磷酸酶水平降低。低水平的碱性磷酸酶可将该病与其他相似疾病相鉴别，例如佝偻病，肾性骨病，成骨不全症或其他软骨发育不良[1]。围生期致死型可因呼吸功能不全而导致死亡，围生期良性型则仅出现骨骼异常，患儿可进展为轻度婴儿型低磷酸酶血症，婴儿型通常在 6 个月大时出现佝偻病的症状，但碱性磷酸酶水平不升高。儿童型的表现与骨矿化不良相似，伴有不明原因的骨折。在成年期，低磷酸酶血症早期可能会出现牙齿脱落和应力性骨折。一般来说，低磷酸酶血症发病越早，病情越重。

家族性低磷酸酶血症佝偻病主要由组织非特异性碱性磷酸酶（tissue-nonspecific alkaline phosphatase，TNSALP）水平低下引起，它由 1 号染色体上的 ALPL 基因编码。该疾病以常染色体隐性或显性方式遗传，但隐性遗传通常会导致更严重的表型，还发现许多病例是复合杂合子。迄今为止，已发现 270 多个不同的突变。

TNSALP 缺乏活性，磷酸盐和维生素 B_6 则积聚在细胞外，并可在血清和尿液中检出。就家族性低磷酸酶血症佝偻病的病理生理而言，主要是无机焦磷酸盐在细胞外蓄积，抑制羟基磷灰石晶体形成，并导致骨骼矿化不良。此外，由此产生的高钙血症或细胞内维生素 B_6（γ-氨基丁酸合成的辅助因子）缺乏可能是引起家族性低磷酸酶血症佝偻病患者癫痫活动发作增加的原因。高钙血症和维生素 B_6 缺乏具有重要的临床意义，因为家族性低磷酸酶血症佝偻病患者发生吡哆醇依赖性癫痫的风险更高，而维生素 B_6 则是治疗该类患儿癫痫发作的一线用药。

处理措施

虽然目前还没有治疗家族性低磷酸酶血症佝偻病的标准方案，但对症治疗对于非致命型是有效的。基尔希克（Girschick）等人[2]记录了 7 名儿童型家族性低磷酸酶血症佝偻病患儿使用非甾体类抗炎药后，疼痛症状缓解。此外，据报道，重组人甲状旁腺激素特立帕肽对患有家族性低磷酸酶血症佝偻病和自发性股骨近端骨折的女性的疼痛和骨骼愈合具有积极作用[3]。特立帕肽治疗似乎增加了 TNSALP 的水平，同时降低了细胞外无机磷酸盐的水平。然而，特立帕肽在儿科人群中使用是相对禁忌的，因为在骨骺未闭合的患儿中使用会增加其发生骨肉瘤的风险。

家族性低磷酸酶血症佝偻病未来治疗方向可能将集中在补充 TNSALP 上，而不仅仅是缓解疾病症状。2003 年，怀特（Whyte）等人[4]描述了 1 名 8 个月大患有严重婴儿型家族性低磷酸酶血症佝偻病的女婴在 21 月龄时接受了 T 细胞清除、单倍体匹配的基质细胞强化骨髓移植治疗。治疗后，虽然其相关异常生化指标未被完全纠正，但骨代谢指标大大改善，认为该方法对患儿治疗有效。最近，怀特等人[5] 使用靶向作用于骨骼的重组人 TNSALP（ENB-0040）治疗 11 例危及生命或严重的婴儿型或儿童型家族性低磷酸酶血症佝偻病患儿。怀特等人指出患儿骨骼 X 线片，生长发育情况和肺功能均有显著改善，并对这一严重疾病的未来治疗给予积极展望。

　　对这些儿童的例行监测包括从 1 岁开始每年 2 次的牙科检查，密切监测和注意由于颅缝早闭引起的颅内压增高迹象也很重要。应建议父母避免在这些婴儿中使用双膦酸盐类药物和过量的维生素 D。

临床启示

　　骨骼发育不良的鉴别诊断应包括家族性低磷酸酶血症佝偻病。

　　家族性低磷酸酶血症佝偻病实验室异常结果包括严重的碱性磷酸酶水平低下，高钙血症和尿磷酸乙醇胺水平升高。

　　家族性低磷酸酶血症佝偻病的发病越早，病程越严重。

　　密切监测颅缝早闭对于维持健康很重要。

克里斯蒂娜·特赖恩（Christina Tryon），医学博士，珍妮弗·里德（Jennifer Reed），医学博士，戴维·索姆森（David Somsen），医学硕士，苏珊娜·罗伊特（Suzanne Reuter），医学博士，南达科他州苏福尔斯，南达科他大学桑福德医学院

参考文献

［1］Rockman-Greenberg C. Hypophosphatasia. Pediatr Endocrinol Rev, 2013；10（suppl 2）：380-388.

［2］Girschick HJ, Seyberth HW, Huppertz HI. Treatment of childhood hypophosphatasia with nonsteroidal antiinflammatory drugs. Bone, 1999；25（5）：603－607.

［3］Whyte MP, Mumm S, Deal C. Adult hypophosphatasia treated with teriparatide. J Clin Endocrinol Metab, 2007；92（4）：1203－1208.

［4］Whyte MP, Kurtzberg J, McAlister WH, et al. Marrow cell transplantation for infantile hypophosphatasia. J Bone Miner Res, 2003；18（4）：624－636.

［5］Whyte MP, Greenberg CR, Salman NJ, et al. Enzyme-replacement therapy in life-threatening hypophosphatasia. N Engl J Med, 2012；366（10）：904－913.

评论

贝斯以色列女执事医疗中心，达拉·布罗茨基博士

目前已知 ALPL 基因中大约有 300 个不同的突变，现在可对高危胎儿进行产前基因诊断。2016 年，对使用 asfotase-alfa（骨靶向重组人 TNSALP）治疗的低磷酸酶血症患儿随访 5 年后，发现其骨骼状况得到改善，疼痛减轻且不良反应最小。此药物现可用于儿童型家族性低磷酸酶血症佝偻病[1]。希望未来可以通过基因疗法使患者能够产生碱性磷酸酶，从而治愈该病。

［1］Whyte MP. Hypophosphatasia—aetiology, nosology, pathogenesis, diagnosis and treatment. Nat Rev Endocrinol, 2016；12（4）：233－246.

索 引

400